白内障超声乳化手术精解

从入门到精通

主　编　蒋永祥　林浩添

编　委　（以姓氏笔画为序）

王　勇　武汉大学附属爱尔眼科医院

王　睿　西安市第一医院

卢建民　北京市第一中西医结合医院

刘　洋　黑龙江省大庆油田总医院

肖　迎　山东第一医科大学附属省立医院

张顺华　北京协和医院

陈　旭　曜影医疗

陈晓勇　北京大学第三医院

范志刚　首都医科大学附属北京同仁医院

范　玮　四川大学华西医院

林浩添　中山大学中山眼科中心

赵镇南　复旦大学附属眼耳鼻喉科医院

胡　珂　重庆医科大学附属第一医院

晋秀明　浙江大学医学院附属第二医院

梁先军　佛山爱尔卓越眼科医院

蒋永祥　复旦大学附属眼耳鼻喉科医院

赖均伟　阳江光明眼科医院

人民卫生出版社

·北京·

图书在版编目（CIP）数据

白内障超声乳化手术精解 ：从入门到精通 / 蒋永祥，林浩添主编. -- 北京 ：人民卫生出版社，2024. 9.

ISBN 978-7-117-36832-2

Ⅰ. R779.66

中国国家版本馆 CIP 数据核字第 2024UX2777 号

人卫智网	www.ipmph.com	医学教育、学术、考试、健康，购书智慧智能综合服务平台
人卫官网	www.pmph.com	人卫官方资讯发布平台

白内障超声乳化手术精解　从入门到精通

Baineizhang Chaoshengruhuashoushu Jingjie
Cong Rumen Dao Jingtong

主　　编：蒋永祥　林浩添

出版发行：人民卫生出版社（中继线 010-59780011）

地　　址：北京市朝阳区潘家园南里 19 号

邮　　编：100021

E - mail：pmph @ pmph.com

购书热线：010-59787592　010-59787584　010-65264830

印　　刷：北京盛通印刷股份有限公司

经　　销：新华书店

开　　本：787 × 1092　1/16　印张：20

字　　数：424 千字

版　　次：2024 年 9 月第 1 版

印　　次：2024 年 10 月第 1 次印刷

标准书号：ISBN 978-7-117-36832-2

定　　价：169.00 元

打击盗版举报电话：010-59787491　E-mail：WQ @ pmph.com

质量问题联系电话：010-59787234　E-mail：zhiliang @ pmph.com

数字融合服务电话：4001118166　E-mail：zengzhi @ pmph.com

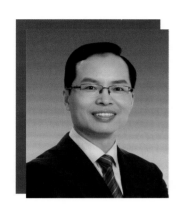

蒋永祥

教授 主任医师 博士研究生导师

　　复旦大学附属眼耳鼻喉科医院眼科副主任,白内障与晶状体疾病学科主任,上海市医学会眼科专科分会白内障学组副组长,中国康复医学会视觉康复专业委员会副主任委员。

　　研究方向:白内障的基础与临床研究,晶状体悬韧带病变的分子机制与替代修复。

　　擅长各种复杂白内障超声乳化吸除及人工晶状体植入术、晶状体与人工晶状体脱位微创修复手术、眼前节外伤修复术等。专业特色为马方综合征晶状体不全脱位的诊治。

　　主持国家自然科学基金4项,国家重点研发计划1项,上海市自然科学基金项目、上海市科学技术委员会项目7项。获省部级科学技术进步奖二等奖3项,上海市职工合理化建议优秀成果1项,国家发明专利3项。以第一作者或通信作者发表国内外论文105篇。主编《实用晶状体脱位手术学》(人民卫生出版社出版)。

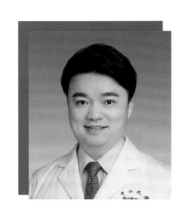

林浩添

教授 主任医师 研究员 博士研究生导师

中山大学中山眼科中心主任、院长，眼病防治全国重点实验室主任，中山大学中山医学院遗传学与生物医学信息学系主任，眼科学和生物医学工程双学科博士研究生导师。国家"万人计划"科技创新领军人才，国家卫生健康委员会突出贡献中青年专家，中国青年五四奖章获得者，中华全国青年联合会常务委员，国家重点研发计划项目首席科学家（优秀结项），兼任亚非眼科学会（Afro-Asian Council of Ophthalmology）亚洲办公室主任，全国医疗器械可靠性与维修性标准化技术归口单位副组长，国家药品监督管理局人工智能医疗器械评审专家，广东省医学会医学人工智能分会首届主任委员，中国人工智能学会智慧医疗专业委员会副主任委员，广东省青年联合会副主席，广东省青年科学家协会常务副会长兼秘书长，以第一作者及通信作者发表 SCI 收录文章 200 余篇，涵盖 *Nature*、*Nature Medicine*、*Science*、*The Lancet*、*BMJ* 等国际顶级期刊，主编专著 4 部，参与编写专著 6 部，主持研发的多项智能医疗设备和软件系统应用于临床，并申请和获得 30 余项国内外专利和软件著作权，首次提出并成功创建新型人工智能"三级诊疗"应用模式，在全国及"一带一路"沿线 35 家机构应用并完成了千万人次筛查，完成眼病筛查并牵头编制首批湾区标准 2 项（医学人工智能领域仅此 2 项），获 2021 年吴文俊人工智能科学技术进步奖一等奖、首届钟南山青年科技创新奖等。

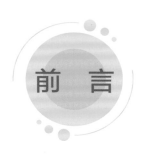

前　言

　　白内障是我国重要的致盲性眼病。随着人口老龄化的加剧,白内障的发病率逐渐上升,开展和普及微创、高效、安全的白内障摘除手术更具紧迫性。随着科学技术的发展,白内障超声乳化吸除术或飞秒激光辅助的白内障超声乳化吸除术已成为治疗白内障的主流术式。虚拟仿真培训、术中智能导航、手术机器人等新技术不断涌现,并逐步应用于手术培训及辅助操作中,助力我国防盲治盲工作高质量发展。

　　在实际工作中,我们发现一些中青年医生对超声乳化手术掌握得不够熟练,带教的诸多访问学者及专科进修医生也提出了很多问题,比如:为什么我做的切口密闭性不好? 为什么我做的切口术源性散光很大? 为什么我做的撕囊直径时大时小? 为什么我做超声乳化时核块劈不开? 为什么我做超声乳化时核块的跟随性不好? 为什么手术总是发生后囊破裂? 为什么我 12:00 位皮质老是吸不干净,等等。他们普遍反映需要一本与临床相对应的超声乳化学习教材。鉴于此,我们精心组织了国内多名手术和带教经验丰富的专家、教授编撰了这本《白内障超声乳化手术精解　从入门到精通》,他们都是这方面的佼佼者,所撰写的技术、经验与临床现行实际操作一致,编写内容具有很好的参考和学习价值。读者可以带着这些问题进行学习,也可以根据临床上碰到的问题进行有选择性的查阅。

　　针对这些问题,专家们对此的解答均以突出实用、理论与实践结合、图文与视频结合为特色,努力做到让读者看后可直接参照操作。因此,本书不只是阐述手术理论的学科专著,还更侧重于具体操作方法指导,内容囊括了大量手术医生术后笔记和心得体会。这些解答覆盖多个场景,比如:核处理,涵盖了分核、劈核以及不处理核 3 种方法;劈核包括水平劈核、垂直劈核;水平劈核包括 phaco chop /shop and chop /flip、倾斜劈核、倾斜翻转法、削梨法等临床常见的超声乳化方法,提供多种方法供读者参考、选择。希望本书能成为超声乳化手术初学者和进阶者随手翻阅的参考书。此外,书中还对手术培训及操作相关前沿技术做了简要介绍,如虚拟仿真手术培训平台、术中智能规划与导航系统、手术机器人研发进展等。相信新技术的日臻完善和落地应用将极大提高医生开展白内障超声乳化手术的安全性及手术效率。

本书得以顺利完成撰写和出版，首先感谢各位编者在本书撰写过程中付出的大量时间、精力和心血，感谢各编者单位的大力支持。同时感谢强生眼力健公司何燕女士和人民卫生出版社在本书编写、审校过程中给予的大力帮助。

本书由多位专家共同编著，从不同角度对不同问题进行解答，不同编者对不同手术方法可能存在一定的主观倾向性。如有不足之处，恳请各位读者、专家不吝批评、指正，以便今后修改完善。

蒋永祥　林浩添

2024 年 8 月

目　录

1
|第一篇|白内障手术术前规划

2 | 第二篇 | 超声乳化手术操作

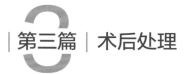

| 第三篇 | 术后处理

01 |第一篇|
白内障手术术前规划

第一章　术前器械准备

第一节　手术显微镜及其调试

1922 年由 Carl Zeiss 与 Holmgren 研制出世界上第一台双目手术显微镜,1953 年第一台手术显微镜正式投入使用,标志着显微手术时代的开始。1960 年手术显微镜应用于眼科,此后手术显微镜技术在眼科不断进步,成为眼科医生得力的帮手,不断拓展着手术新领域。

眼科手术显微镜能充分放大局部组织,使手术创伤降低到最小程度,手术并发症显著降低,成功率大大增加。熟知手术显微镜的构造和特性,根据手术需求调试显微镜的模式是眼科医生的基本能力。

一、手术显微镜的组成和特性

手术显微镜主要由 4 个系统组成:光学系统、照明系统、调节系统和支架系统。

光学系统包括目镜(主镜和助手镜)、分光器、变倍系统和物镜等,目镜的镜筒可调节高低、放大倍率和屈光度,确保术者的清晰度和舒适度。双目镜通过直式、斜式和可变式 3 种连接方式与主体相连。双目镜较短,以缩短手术者眼与被手术眼之间的距离。双目镜可调节矫正手术者的屈光不正及瞳距。物镜为单镜头,决定显微镜与被手术眼之间的距离。做眼科显微手术时,物镜焦距应在 15~20cm 之间。

助手镜的目镜可直接安装在手术显微镜主体上,与主刀镜光路相通或单独安装,放大倍率固定不变或随手术者的需要调节。有的助手显微镜具有独立光路,可实现独立变倍及调焦,使辅助工作更加灵活。

光学系统应具有良好的通光量、分辨率、一致性和景深等特性。分辨率指分辨最小细节的能力,是衡量显微镜性能高低的重要参数,由物镜的数值孔径与照明光源的波长两个因素决定,分辨率一般标注为:lin/mm。景深指当焦点对准某一物体时,该物体及其前后景物有一段清晰的范围,这个范围就叫作“景深”。景深与放大倍数及物镜的数值孔径呈反比,与光圈大小呈反比,与工作距离呈正比。景深也与人眼调节能力有关,具有主观性,景深增大,分辨率降低。有的显微镜具有智能景深增强系统,可自动根据放大倍数优化调节景深,获得更有层次感的显微镜图像。镜头的光学品质决定了显微镜图像的质量,除了精密打磨镜片,还有各种用于减少反光、增加对比度的镀膜技术和消除色差等技术。

显微镜的照明装置一般为冷光源同轴照明、斜照明及斜裂隙照明,均安装在显微镜主体上。照明系统要考虑照明角度、光源和反光情况。照明系统的光源种类包括:氙灯光源、卤素灯光源和 LED 光源。LED 光源的成本最低,而氙灯光源的色彩还原度最高。以蔡司显微镜为例,其氙灯光源的光谱范围在 400~700nm,几乎涵盖自然光的可见光范围,所以在氙灯照明下图像色彩更接近真实,色彩还原度更高。

调节系统主要指脚踏控制板,通过手动或液压的机械方式进行调节,现大多采用脚踏控制板连续或分级变倍、升降及 X-Y 轴方向移动调节。其基本功能包括光源开关、变倍、调焦、调节光亮度、X-Y 方向的调节、复位等。有些显微镜的脚踏控制板还具有附加功能,如照明模式调节、导航辅助功能开关及切换、滤光片选择、裂隙照明、角膜照明、快速调焦等。

手术显微镜的支架系统要兼顾稳定性、观察舒适性、移动灵活性和操控性。眼科手术显微镜的支架一般为立式(落地式)支架,其底座装有滑轮能移动。智能的支架系统具有自动复位-启动功能,可根据工作位置自动认证工作状态,甚至备用灯泡全自动转换,保证手术顺畅无中断。

手术显微镜的其他附件设备包括示教镜、照相机、录像机、摄影机、电视机接口和角膜曲率测定装置等。

二、手术显微镜的调试

1. 目镜图像的重合一致   手术显微镜各目镜中图像应当重合一致,其中主要是双目实体显微镜,手术者两眼所见图像的重合性要好。检测办法:用显微镜中 1 对目镜的任何 1 个,将其视度调节在 0 位,以单眼观察。在物像位置上,放一张划有"十字线"的白纸,调整后使"十字线"达至最清晰。移动白纸将"十字线"的交叉点位于目镜视场中心。在"十字线"与视场边缘的 4 个交接处,画 4 条线,再观察另一目镜应位于同一位置,双眼同时观察时,则应完全重合。

2. 视网膜保护   既往研究建议对波长小于 475nm 的蓝光和紫外线进行遮挡来减小手术中患者视网膜受到的伤害。许多显微镜配有不同功能的滤光片,实现照明安全。以蔡司显微镜为例,提供旋入式视网膜保护滤光片和固定的紫外线阻挡滤光片,不仅减小患者眼睛暴露在光线下的程度,同时也对外科医生起到保护作用;还有 485nm 荧光滤光片,使荧光区域可见;模拟卤素光源的卤素灯滤光片,以及使光源密度减少至 25%,曝光时间增加至 4 倍的灰色滤光片。这里必须注意重要的一点,滤光片的使用将会改变光线的颜色。由于这一原因,医生必须习惯颜色改变了的解剖结构。

3. 照明与清晰度   照明应聚光良好均一,照明区与显微镜的视场须重合一致。同轴照明指照明光路、反射光路与观察光路同轴,可以实现较好的红光反射。有的显微镜可以调节红光与视野照明的比例实现不同的照明模式,以蔡司显微镜为例,仅使用同轴光照明,可实现最佳红光反射,用于复杂白内障手术;也可同轴照明结合斜照明,此时会出现 3 个角膜反光点;当出现 1 个角膜映光点时,没有红光反射,用于眼表手术或玻璃体切除手术,立体感好,但禁用于白内障手术。对于白内障手术,推荐调节周围亮度,使得比中心红色反光斑暗一些。这不只是将光线损伤风险设到最低,而且还减小了患者巩膜的眩光。同轴照明不仅可在手术时排除阴影,而且可利用眼底反光来鉴别其他微小物体。

此外,显微镜的照明光线亮度必须充足,至少要清晰地分辨出 11-0 线,以及缝合后线的状况。尤其是在需要高倍放大的情况下,更需要较强的光线。目前大多采用冷光源和导光纤维来实现较强的亮度。

手术显微镜照明方式有两种:①内光源,光源组合于显微镜内,照射方向与显微镜同轴,适用于深部组织的照明。②外光源,光源位于显微镜外,分为同轴和不同轴照明系统两种。不同轴照明手术显微镜可做 360° 旋转,斜射于术野。为了使物体面具有足够的照明度,光源大多采用卤素灯或将导光纤维引入显微镜中,并通过物镜射向术野。某些手术显微镜同时具有内外两种照明系统,以及带有裂隙灯显微镜的照明系统。

4. 景深、放大倍率与视野范围 白内障手术的不同步骤对景深和放大率的要求不同,术者可以在手术中根据需要调整。例如在撕囊时,可以放大倍率,此时景深变小。选择能够变倍的显微镜,用脚踏控制板迅速放大或缩小倍率,既可节省时间,又能方便手术操作。而在超声乳化过程中,需要较好的景深,此时可以适当减少放大倍率以获得更好的景深,使手术更安全。好的手术显微镜对术中较浅或较深部位均能同时观察清楚,立体感强,故可以在深浅范围不大的情况下操作时不须调整焦距。此外手术显微镜应有较宽的视野。在 4~6 倍(×)放大率下,视野范围为 35~50mm。较大的镜下视野在缝线结扎时尤为重要。手术显微镜放大倍数越大,术野也将相应缩小。

物镜与术野的空间距离主要依赖于物镜焦距的长短。工作空间低于 150mm 时,手术器械易触碰到显微镜;高于 200mm 时,使身材较矮小的手术者操作不舒适。手术者的眼与术野一般为 350~400mm 较为合适,使手术者舒适而不易疲劳,能较长时间连续地工作。

5. 常见使用问题

(1)主刀镜不如助手镜效果好:主刀镜亮度往往不如助手镜亮,原因是摄录像系统对主刀镜的分光造成的。显微镜有光源输出连接摄录像系统接口,连接摄录像系统后占用部分主刀镜光源,导致主刀镜较助手镜偏暗。

此外,显微镜太暗还有其他原因,例如检查导光纤维是否折损,导光纤维两端是否插入到位;卤素灯是否正确安装;滤片轮是否在正确挡位,照明模块和镜组是否透明干净;检查是否有光路遮挡。

(2)红光反射不够:以蔡司显微镜为例,首先可选择照明挡位使其适当增加外围照明,调整显微镜机头的水平位置,查看患者的眼位并要求患者始终看向显微镜最亮区域,或者提高照明亮度。白内障的严重程度也影响了红光反射的情况,混浊度越高,红光反射越弱,视网膜脱离、玻璃体积血等也降低红光反射。

（3）对焦、景深和屈光补偿：在放大倍率大的情况下，调焦速度太快可导致难以寻到焦点，可设置调焦速度，如35%~45%。对于景深，放大倍率0.6~0.8挡时的景深足以完成白内障手术，有些显微镜提供景深增强设置。如果是高度近视患者，要根据需求调整焦平面。无论自认为视力如何，都应该在显微镜上调节好适合自己的屈光补偿。具体方法是先根据录像画面在大倍率下调焦至清晰，两眼分别检测屈光补偿度数，先从−8开始，缓慢转动，调节至最清晰，记下刻度，重复三次。

（陈晓勇）

第二节　超声乳化手术常用手术器械

一、显微手术器械的特殊要求

超声乳化手术非常精细，手术空间（前房、后房）狭小，需要在显微镜下进行操作。因此，受到手术空间的限制和照明的影响，显微手术器械有特殊的要求。

1. 显微手术器械总长度不宜过短以方便握持，但也不宜过长，以便能在显微镜下较小的工作空间内操作，并且防止器械触碰眼内组织，同时避免碰触显微镜而造成污染。

2. 可张开的器械不宜过宽，并且要兼顾良好的刚性和弹性，过软、过硬和不能及时回弹均不利于操作。

3. 除碎核垫板、圈套器等特殊设计的手术器械以外，其他进入眼内的器械表面一定要光滑，以免伤及眼内组织。器械表面经处理应晦暗无反光，以免反光刺激术者眼睛。

4. 眼科镊尤其是撕囊镊、持针器等器械应严密对合，非一次性使用的锐利手术器械如结膜角膜剪、囊膜剪等保存过程中需要注意咬口严密，以保持刃部锋利。

二、显微手术器械的种类

眼科显微手术器械的种类繁多，但根据术者的个人习惯所需的器械亦有所不同，现就白内障超声乳化手术合并人工晶状体植入术所需的基本器械介绍如下。

1. 开睑器　眼科手术中的拉钩，撑开眼睑。开睑器有很多种，包括有缺口（图1-2-1）、无缺口（图1-2-2）、固定式、弹簧式、平行式、遮睫式、可固定V式（图1-2-3），也有婴幼儿专用的开睑器（图1-2-4）。

2. 眼科显微镊　镊子是重要的工具，应用镊子夹取、固定和分离组织，非预装式人工晶状体、显微缝线等也必须用镊子夹持方能完成装载人工晶状体、打结等动作。根据镊子结构可分为有齿镊、无齿镊、直镊和弯镊四种类型。有齿镊（图1-2-5）的应用取决于齿的方向，主要有直角齿和成角齿两类，利用其末端的小齿来抓取较坚硬的组织。

无齿镊（图1-2-6）主要夹持脆弱娇嫩的组织，也用于打结，尖端细、光滑。直镊打结灵活

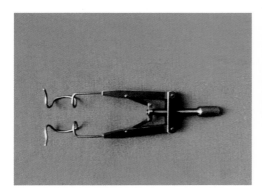

图 1-2-1 有缺口开睑器

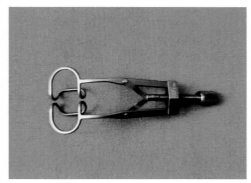

图 1-2-2 无缺口开睑器

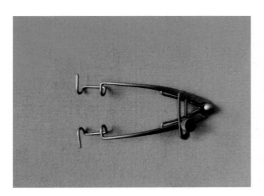

图 1-2-3 可固定 V 式开睑器

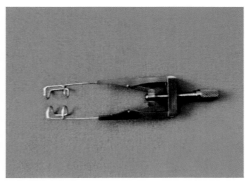

图 1-2-4 婴幼儿专用开睑器

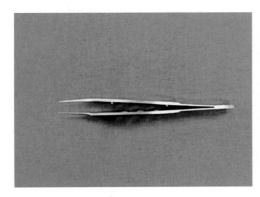

图 1-2-5 有齿镊

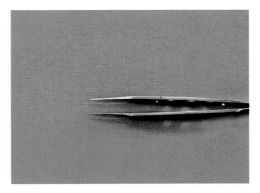

图 1-2-6 无齿镊

方便,而弯镊打结不会阻挡视线,便于操作。

　　3. 侧切刀　用于制作侧切口,有 15°(图 1-2-7)、30° 和 45°(图 1-2-8)等几种规格,术中常用 15° 侧切刀,少部分医院的术者习惯使用矛形侧切刀。

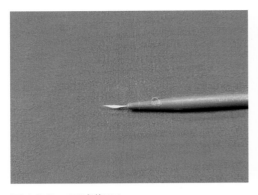

图 1-2-7   15° 侧切刀

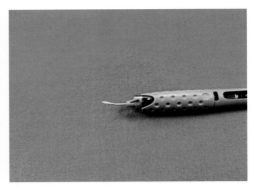

图 1-2-8   45° 侧切刀

4. 隧道刀（图 1-2-9）   用于制作超声乳化的主切口，其规格的选择一般依据超声乳化头的直径，常用规格为 2~3.2mm 的隧道刀，微切口的隧道刀可以达到 1.8mm。

5. 撕囊镊（图 1-2-10）   是进入前房的操作器械，前部纤细，对合严密，有一定角度及弧度，顶端向下有齿，以夹持前囊。

一些医生喜欢使用截囊针（图 1-2-11）。目前大多选择锋利的一次性 22 号注射针头自行制作。具体方法是：将针头斜面抵放于刀柄平面上，用示指压住针尖部向斜面反方向弯曲，使之成为约 0.5mm 长、60° ~90° 角的倾斜针尖，然后用普通持针器钳制。

6. 晶状体核处理器   有碎核器、切核器、劈核器（图 1-2-12）、核垫板（图 1-2-13）等。超声乳化术中一般用劈核器（chopper）辅助旋转晶状体核以及对核进行劈裂。

7. 人工晶状体植入镊（图 1-2-14）   目前最常用的软性人工晶状体几乎均不再需要使用人工晶状体镊，但植入硬性人工晶状体时需要使用。人工晶状体植入镊有多种，顶端通常呈鸭嘴状或圆片状者，对合十分严密，弯曲 30° ~45°。人工晶状体镊能稳定夹持人工晶状体光学部或脚襻，手术时植入人工晶状体前襻（后襻可以使用调位钩植入囊袋内）。弯曲部长度有长短之分，术者可依据自己习惯选用。

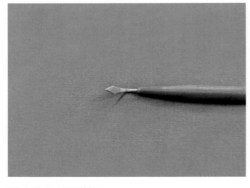

图 1-2-9   隧道刀

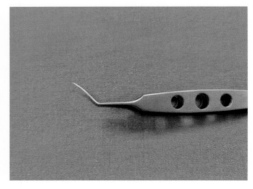

图 1-2-10   撕囊镊

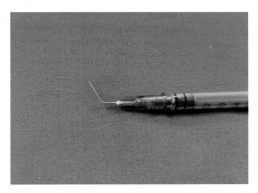

图 1-2-11 自制截囊针

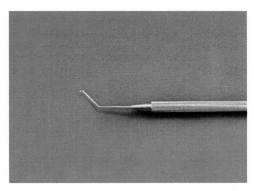

图 1-2-12 劈核器

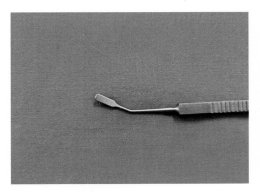

图 1-2-13 核垫板

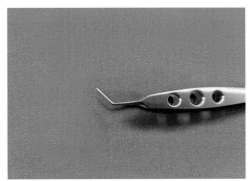

图 1-2-14 人工晶状体植入镊

8. 人工晶状体调位钩（图 1-2-15） 主要用于旋转和调整人工晶状体，有时还可用于分离粘连的虹膜等。人工晶状体调位钩的顶端直径为 0.25mm 或 0.2mm，还有一些直径更小。人工晶状体调位钩前端呈分叉 L 形、Y 字形，Y 字形钩有防止滑脱和向后压迫人工晶状体的作用，方便植入。植入无调位孔的人工晶状体时可以使用分叉 L 形钩抵住襻体连接部进行旋转和调位。

9. 注吸针头和管道 目前普遍应用的是精密的自动 I/A 注吸系统（图 1-2-16），有时也会用到弯式并列式注吸针头（图 1-2-17）。注水管为侧管，吸水管为上面开口。还有同轴式注吸针头，外头管为注水管，中轴为吸水管。还有专门为注吸 12:00 位置虹膜后皮质而设计的 U 形多注吸针头，专门用于小切口超声乳化术。

10. 其他需要准备的显微器械

（1）眼科显微剪刀：角膜剪（图 1-2-18）、结膜剪、囊膜剪（图 1-2-19）等。囊膜剪头部纤细，刃部极为锋利，主要用于眼内操作，如剪除前囊、剪除进入前房的玻璃体、剪开后囊等，有直头和弯头两种。

（2）小切口手术的相关器械：圈套器（图 1-2-20）、劈核器、10-0 手术缝线、持针器（图 1-2-21）和显微剪等。

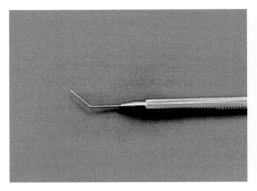

图 1-2-15　人工晶状体调位钩

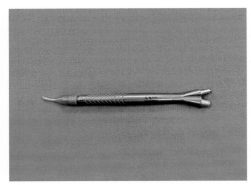

图 1-2-16　自动 I/A 注吸系统

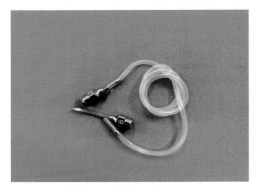

图 1-2-17　弯式并列式注吸针头

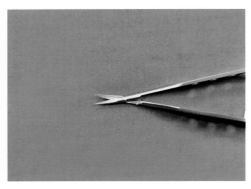

图 1-2-18　角膜剪

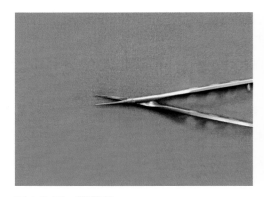

图 1-2-19　囊膜剪

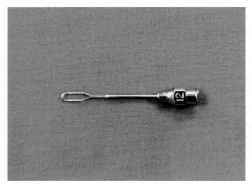

图 1-2-20　圈套器

（3）巩膜表层血管止血仪器：灼烧仪、电凝（图 1-2-22）。

（4）悬吊线、前部玻璃体切除的相关器械。

　11. 其他根据手术需要和主刀医生个人习惯需要准备的显微器械，如测度计、张力环、注水式虹膜复位器、前囊抛光器、后囊抛光器等。

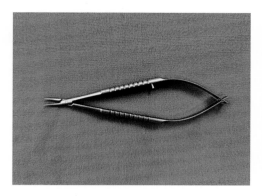

图 1-2-21　持针器

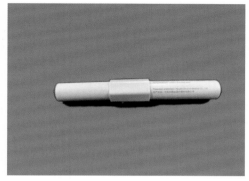

图 1-2-22　电凝

（陈晓勇）

第三节　超声乳化仪器的原理及参数设置

绝世高手必是熟识兵器性能才能练就深厚功力、无往不胜。白内障手术医生想要达到人机合一、行云流水的境界，也必要熟知超声乳化仪器的原理，即超声乳化动力学。主要包括 2 个关键因素，乳化动力学和液流动力学，两者相互关联。乳化是超声乳化的核心，用于击碎白内障；液流是超声乳化的环境，维持前房结构稳定安全。

超声乳化设备与眼球共同形成一个相对密闭的回路，超声乳化手柄、管道、泵和灌注液是实现超声乳化手术的基础。超声乳化仪由 4 个系统组成：控制系统（主机面板、参数调控）、超声乳化系统（超声乳化模块和手柄，手柄包括尾端带电源的内装换能器、前端超声乳化头、硅胶套管使超声乳化系统和液流系统对接）、液流系统（泵系统和管道系统，泵包括文氏泵和蠕动泵，泵的作用是产生吸引，同时监测压力；管道系统保障液流进出眼内，同时还要达到一定的平衡）、脚踏控制板（在脚踏不同的位置控制超声乳化不同的功能，以及功能切换）。超声乳化头将晶状体击碎，泵系统产生负压，中空针头将核碎片吸出，同时灌注液从针头外套管流入眼内维持眼压稳定，这就是超声乳化手术的基本过程。

一、乳化动力学

虽然被称为超声乳化，但这一过程与超声并无关系。只是因为乳化针头压电晶体通电后，将电能转化为机械能产生以 2 万~6 万 Hz 的高频率机械振动，达到超声波的频率，故称为超声乳化。

1. 超声乳化手柄的组成及超声乳化头　超声乳化手柄（图 1-3-1）包含一个压电晶体，用作超声传感器，与超声乳化头连接。手柄的近端通过电线连接到主机。手柄上还有 2 个连接:灌注管路和抽吸系统。

超声乳化头可提供 0°~60° 范围内的各种
角度。可用的针头角度包括 0°、15°、30°、45°
和 60°。针头锐利度与针头角度呈正比。角
度越大,晶状体握持力越小,但切割力越大。
目前最流行的针头是 30°,有足够的握持力和

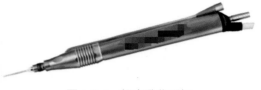

图 1-3-1　超声乳化手柄

切割力,可用于刻槽和劈核。0° 和 15° 针头的晶状体握持更好,但切割效果较差。针头的形
状和尺寸会影响输送到晶状体的液流和超声能量。针头可能呈圆形或椭圆形、弯曲或喇叭
口形。

2. 针头振动产生的效应　机械打击:针头前后运动或左右摆动,对核产生机械打击,是
碎核的关键。但机械打击中会产生一种乒乓效应,即在击打中推出核块使其远离针头,乒乓
效应是我们不需要的负效应。

空穴效应(图 1-3-2):是能量发生的重要
模式,是针头和核块之间的空间瞬时发生的
5~50μm 大小气泡,产生瞬间的空间塌陷或爆
裂而形成的一种撕扯拉力,以此击打核块呈
乳糜。

热效应:针头的机械运动产生热效应,这
也是我们不需要的负效应,会损伤角膜。乳化
动力学通过合理地设置参数,放大有用的碎核
效应,提高手术效率,同时避免无用的负效应
及其副作用。

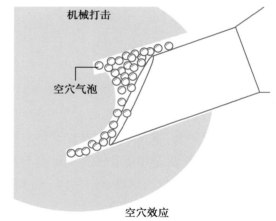

图 1-3-2　空穴效应示意图

3. 针头运动和能量输出模式　针头的
运动模式有:①经典超声,针头前后往复运动;②扭动模式,针头旋转往复运动;③摆动模式,
针头在前后运动的基础上左右摆动,形成三维立体运动,减轻乒乓效应,提高核块跟随性。
这里引入一个概念:冲程。冲程是指无论左右摆动或是前后运动,针头最大的运动距离,这
是设定超声能量的一个参数。例如,设定 50% 的能量,实际上是设定针头运动的距离达到
其最大运动距离的 50%,可见所谓超声能量设定,与针头运动频率无关,有关的是冲程。

超声乳化能量输出模式有以下几种(图 1-3-3、图 1-3-4)。

(1)连续输出模式:能量持续释放,频率不变,能量的大小取决于脚踏的幅度。其优点
是操控顺畅,但缺点是大量超声能量持续释放,仅有少部分是用于粉碎晶状体,其余都是带
来热效应的无效超声。

(2)脉冲模式:每一次脉冲能量释放后有间歇期,间歇期没有能量释放,减少了热效应
和无效超声。脉冲时能量大小取决于脚踏的幅度,脉冲频率可以设定,在普通的模式下脉冲

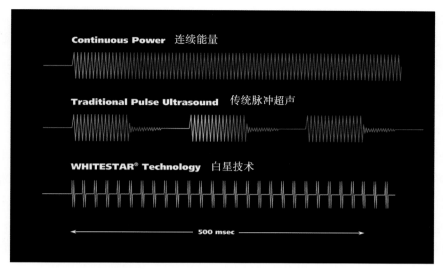

图 1-3-3　超声乳化能量输出的方式

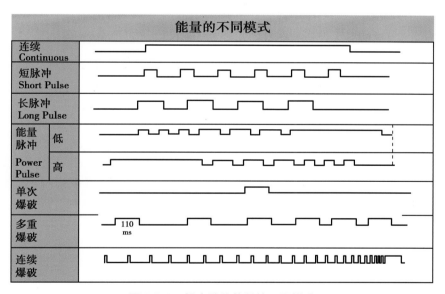

图 1-3-4　超声乳化能量的不同模式

和间歇期各占 50%,那么 1 个能量脉冲=能量发射时间+间歇时间。

（3）爆破模式:瞬间释放最大能量,每一个爆破能量都是相同的,爆破间隔时间可调节。这里与脉冲不同,脉冲的间隔时间相同且不可调节,但能量大小可调节。可选择单次爆破,如脚踏到 3 挡时发射一次 110ms 的爆破,脚踏回到 2 挡后才能再次发射第二次爆破。也可选择连续爆破,只要脚踏在 3 挡,爆破连续发出,随着脚踏深入每秒脉冲数（pulse Per Second,PPS）逐渐增加。还有多重爆破,脚踏在 3 挡分为 4 个等分,分别对应 1~4PPS。有些超声乳化系统有首脉冲爆破的加速增强控制和效率（increase control and efficiency,ICE）系统,即第一个脉冲增加更大能量,来提高碎核效率。

（4）白星（whitestar）模式:一种微脉冲技术,可以在连续、脉冲、爆破模式下应用,把每一个能量释放阶段分成更小的超声和间歇,实现毫秒级控制。此处介绍一个概念:占空比,占空比又称功量环。

功量环（%）=超声时间/（超声时间+间歇时间）

如果改变占空比就会改变整个能量时间,即有效超声时间或实际超声时间。当占空比调至很低值时,间歇期延长,冷却时间延长,这就是冷超声效果。这种过程不但可以减少热效应,还可以增加核块跟随性,碎核效率也能提高。冷超声可以叠加覆盖于不同的能量输出模式。我们还会提到 PPS 这个概念,即每秒钟能发射脉冲数,需要思考辨别的是,不同于占空比,增加 PPS 不会改变超声时间。

脚踏的设置（图 1-3-5）:能量大小的控制可以是线性或固定的。单线性,即 3 挡分别控制灌注、抽吸、超声,或双线性,即灌注和抽吸在一个平面,能量设置在另外一个平面。调节能量的目的是减少能量过度使用,避免过度热效应。

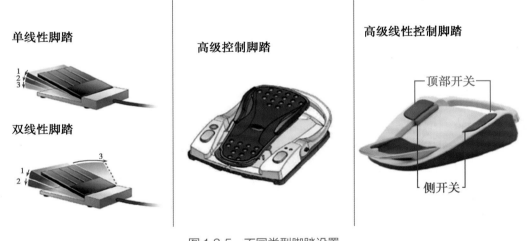

图 1-3-5　不同类型脚踏设置

二、液流动力学

液流系统包括泵、管道、集液盒和灌注,是密闭的有进有出的系统。在压力感受器的协助下,通过调整灌注、主控液流等使前房稳定,此外超声乳化头、套帽与切口适配在前房稳定中也具有重要作用。在这里我们主要介绍液流系统中的泵。

1. 泵的种类　有文氏泵、蠕动泵、膜片泵和涡流泵。文氏泵是一种真空泵,有较快的流量,不需要堵塞针孔,能主动产生负压,流量大小和负压大小是相关的,两者不能分开调节,但能实现峰值负压,负压响应速度快,稳定的线性过程。蠕动泵是一种流量泵,相对文氏泵是低流量泵,流量大小和负压大小是不相关的,可分开调节,容易形成稳定的前房,但是达到峰值负压的速度比较慢。膜片泵是一种真空泵,较快的流量,无须堵塞就产生负压。同样,流量大小和负压大小相关,但两者不能分开调节。涡流泵兼顾真空泵和流量泵的特点,具有高流量、高负压、硬性管道,不具有顺应性,可避免浪涌现象,临床中少见。临床常用的是文氏泵和蠕动泵,下面详细介绍。

2. 文氏泵 工作原理(图 1-3-6):眼压高于集液盒压力为基础进行工作。由压缩空气驱动,产生文丘里效应,气流流过开放的集液盒制造压差,产生集液盒负压,为达到平衡,液体通过抽吸管从眼内流入集液盒,液流量和负压水平呈正比。仪器上不显示抽吸流量,在一定的真空、瓶高和针头条件下,流量是恒定可预测的,只有改变集液盒的真空才会变化。

负压和流量的关系:堵塞时,产生液流量为 0,此时负压可以达到峰值;核块吸走后解除堵塞,液流可瞬间迅速提高至最大值,负压可一直维持稳定。

灌注和流量的关系:灌注量是被动的,流量是主动的(负压实现),灌注量随着抽吸走的流量而随时变化。针头堵塞之前,流量大,灌注量大,但堵塞时流量小,灌注量也降低,当堵塞解除时,流量瞬间恢复,但因为灌注的反应是被动的,会与流量恢复之间产生时间差,此时会发生浪涌。

3. 蠕动泵 工作原理(图 1-3-7):蠕动泵比文氏泵的参数多,通过泵转动引起液流,核块堵塞针头后引起负压,全堵塞后负压达峰值,此时泵停止工作,流量为 0。滚轴挤压管道产生液流,流动也能产生一定的负压,这种负压决定了对核块的抓持力或握持力。泄压同时会产生流量瞬间增大,也会发生浪涌。蠕动泵的灌注是被动的,很多设备中采用重力灌注,也有设备是主动灌注的。重力灌注的一个决定要素是瓶高,瓶高越高,灌注越大,可以维持一定的前房深度,可以迅速弥补眼内液流丢失。

在蠕动泵里,抽吸流速是可设定的,即抽吸率,与管道大小有很大关系,这在文氏泵里没有。抽吸流速的设定对前房稳定性、核块跟随性、吸引性都有影响。抽吸流速的大小决定了

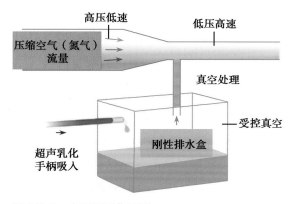

图 1-3-6 文氏泵工作原理

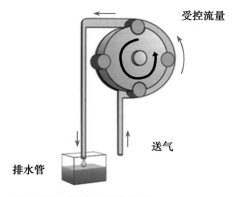

图 1-3-7 蠕动泵工作原理

蠕动泵负压上升的时间以及堵塞发生的快慢,两者呈比例。常规来说我们会设置为1:10(泵旋转的快慢)。

三、4个参数

在了解了乳化动力学和液流动力学的基本原理之后,我们在实际应用时主要面对的是4个参数,即灌注、负压、抽吸流速和超声能量。

1. **灌注**　大多数设备的灌注由瓶高引起压强差,实际瓶高指灌注液面到患者眼的距离高度,单位为cmH$_2$O。灌注的作用是术中维持前房深度和眼压(introcular pressure, IOP),同时冷却针头。灌注液为术中和术后短期房水的替代物。增加瓶高可以使前房加深或升高眼压。降低瓶高则可使前房变浅或降低眼压。要根据术中眼部情况和超声乳化参数调节。在浅前房和切口渗漏时,可增加瓶高。在破囊、高度近视眼、悬韧带松弛和玻璃体切除术后的情况下可降低瓶高。

2. **负压**　是针头抓住核块的能力,即握持力,是管道内的压强低于外界的压强差,单位是mmHg。在蠕动泵系统中,负压是通过排除管道内液体,降低管道内的压强产生的。蠕动泵的负压具有更好的握持力和控制力,具有高负压、低流速特点,适合雕刻、劈核、核块吸除和软壳吸除步骤。文氏泵中,负压是由高速流动的气体造成的文丘里现象产生的,具有更好的跟随性和高效性,有低负压、高流速特点,适合软壳吸除、皮质吸除、注/吸黏弹剂吸除等步骤。大部分超声乳化设备都只能使用一种泵,有的设备具有两种泵结合,可以在不同步骤间切换,充分发挥两种泵各自的优点,具有更好的手术效率。在不同步骤时可设置不同的负压值,如刻槽时使用低负压,劈核使用高负压,而最后一块核块吸除时使用低负压。

3. **抽吸流速**　是单位时间内从眼内吸出液体的量,单位是cc/min。只有蠕动泵的抽吸流速可调节。抽吸流速决定了将核块吸引至针头的速度,即跟随性,以及达到负压最大值的速度有多快,即负压上升时间。不同的步骤,设置不同的抽吸流速,如刻槽通常选择低流速,劈核选择高流速。不同的情况,设置不同的抽吸流速,如虹膜松弛、悬韧带异常,通常设置低流速,硬核通常设置高流速。此外根据不同的手术熟练程度,以及手术节奏应设置不同的抽吸流速。

4. **超声能量**　超声能量的相关内容在前文已经介绍。

四、如何维持前房稳定

维持前房稳定即维持液流平衡,浪涌就是当眼内流出液量突然大于灌注流量,眼内出现的液流不平衡。

1. **流入少**　流入过少的原因包括:①瓶高或IOP设置过低,此时应提高瓶高。此外还有灌注瓶没有插进气针头、灌注瓶空了等问题。②灌注管道被压迫、挤压或扭曲。切口过小可压扁灌注袖套,造成灌注不足。针头移动时压住灌注袖套,减少会挤压管道的操作动作,特别是大幅度动作以及不以切口为支点的动作,有时复消管道会引起其变形。③切口与套帽、针头不匹配,切口小,套帽受到挤压。④套管出水口在切口处或切口外。

2. 流出多　流出过多可能由以下原因导致:①切口漏水,此时应水密切口或更换套管。②抽吸流速设置过高。③管道顺应性过高,导致堵塞解除瞬间流出过多。

3. 患者问题　玻璃体切除术后、高度近视和悬韧带松弛的患者容易在术中发生前房不稳定。

4. 如何避免浪涌　浪涌的概念在前文已经介绍。如何避免浪涌,维持前房稳定呢?首先是采用合适的手术技术:①在核块被完全吃掉之前,采用间歇能量释放(点踩)的方法来防止浪涌的产生。②在核块被完全吃掉的瞬间迅速抓住周边的核块形成新的堵塞,这样也可以有效地防止浪涌的形成。注意在最后一块核块吸除时可采用劈核钩挡住后囊并采用点踩能量的方式预防由于浪涌造成的后囊破裂。③使用更低顺应性的管道。此外,合适的仪器设置可以辅助避免浪涌。例如使用堵塞模式或前房稳定环境(chamber stabilization environment, CASE)模式。堵塞模式通过预设负压值及堵塞后参数,可以使仪器自动判断超声针头堵塞状况并自动改变抽吸及能量大小或模式,实现迅速高效的乳化或者安全平稳的乳化。CASE 模式采用自动阻塞感应技术,允许使用更高负压抓核,并提前识别堵塞,自动降至安全负压,进而降低阻塞后浪涌的发生。其原理是:当 CASE 模式启动后,设备会实时监测负压水平,当负压超过特定阈值一段特定的时间后,系统会自动调整最大负压至设定的安全负压水平。从上升阈值到预设最大负压值的时间为上升时间,上升时间可以提前设置并在术中随时调整,这段时间利用高负压抓核至安全区域,随后自动降至安全负压,待核块吸除、堵塞解除后负压再继续下降。没有 CASE 技术,堵塞解除时负压会从最大值瞬间降到最低,造成浪涌。

上述参数都可根据医生手术习惯进行设置。堵塞模式和 CASE 技术可以实现手术中对负压等参数的全程控制,使手术在安全、稳定、高效的环境中完成。

五、参数设定的建议

1. 参数设置的基本依据　超声乳化中的液流都遵循一个公式——泊肃叶公式。原公式很复杂,简化后有 3 个参数,F 是液流量,ΔP 是管道两边的压力差,r=管径。

$$F=\Delta P \times r^4$$

液流量和压力差与管径 4 次方的乘积呈正比。在超声乳化手术中,以眼球为中心分为灌注系统和抽吸系统,分别遵守这个公式。液流量 F 和灌注压(瓶高高度)、灌注管道半径的 4 次方呈正比(r 是指针头和套管之间间隙的最细处,套帽和针头要匹配)。抽吸流量和抽吸负压正相关,和管道半径的 4 次方正相关(针头半径,刚性的)。

2. 常见问题

(1)提高流速的场景:负压上升太慢,核块跟随性不好,较高能量,热损伤太大。

(2)提高负压的设置:文氏泵和膜片泵是根据脚踏位置改变负压的,进入 2 挡之后就会产生负压。蠕动泵不同,针孔堵塞才能形成负压,未堵塞之前为 0 负压,随着堵塞发生,负压增大,直到完全堵塞,产生最大负压。在负压一定时,针头的截面积越大,握持力越大。设定负压最大值时要考虑吸引孔的大小,小直径吸引孔比大直径吸引孔更加安全;还要考虑抽吸管道的类型(刚性还是弹性)、手术习惯、患眼情况等。负压决定握持力,好的握持力需要高负压,合适的灌注套管安装,较低能量可以减少排斥力,建立堵塞的快慢,握持住核块后再使用超声能量。可使用高负压的情况:小口径针头、旁路侧孔针头、细口径高负压刚性盒件。

(3)灌注的设置:提高灌注的场景,浅前房、后房压力高;高负压、高能量使用时;浪涌频繁。降低灌注的场景,高度近视、玻璃体切除术后后房压力低,视神经病损。

(4)抓不住核:能量设置过高推开核块,或针头与核块距离过大没有抓住不能产生负压,负压设置过低,抽吸流量设置过低。

(5)抽吸力不足:可能由于抽吸管道渗漏、抽吸管道中有空气、手柄堵塞、流量、负压参数设置过低等导致,可作出相应调整。

(陈晓勇)

第四节　新型显示设备的原理和调试

随着超高清显微 3D 成像技术的成熟,4K3D 显微外视系统这一新型手术显示设备自 2016 年在眼科陆续展开应用。相较于传统的显微镜,4K3D 显微外视系统可以使术者摆脱手术全程必须使用目镜这一限制,术者观看 3D 显示屏幕即可完成手术,能够一定程度减少术者长时间保持同一姿势的术中不适。另外,超高清的分辨率、图像增益功能以及基于图像的术中导航,能够使得眼前节医生在低光照下安全流畅地完成白内障手术。更多的,该设备还能够为白内障手术教学提供实时 3D 方案,提高培训效率。

一、新型显示设备的原理

4k3D 显微外视系统由分光器、3D 显微手术摄像机(图 1-4-1)、视频工作站、医用台车、超高清 3D 显示屏、视频工作站软件组成。通过安装在手术显微镜物镜上的 3D 显微手术摄像机,手术视野图像可被实时捕捉并转化为电信号,在适配的可视化系统进行分析、处理并输出于超高清显示屏上。由于双路摄像机所获取的像在大小、位置,甚至是亮度方面会有一

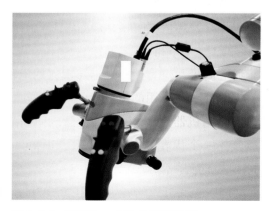
图 1-4-1　图示为一 3D 外视显微镜

定的差异,当超高清分辨率显示屏上显示左右眼叠加的图像时,利用双目视差原理,术者佩戴偏振光眼镜后,即可看到有深度的立体图像。

二、新型显示设备的调试

1. 将适配显微镜型号的分光器及 3D 显微手术摄像机安装在目镜及物镜之间,确保贴合完好;由于分光器具有分光作用,在确保安全的情况下,也可以不使用目镜,直接将摄像机安装在物镜上即可,图示为未装配目镜的 3D 外视显微镜。

2. 打开装载有可视化系统的电脑及超高清分辨率显示器,并调整好输出格式(3D)及屏幕分辨率(4K)。

3. 将 3D 显微手术摄像机接入电源,确保摄像机启动,并开启搭载在医用台车上的视频工作站系统。

4. 打开显微镜电源,并佩戴偏振光眼镜,调焦以确保 3D 画面融合成像。特别的,由于摄像机与显微镜调零是按照术者屈光不正完全矫正的条件进行的,所以当术者未完全矫正屈光不正时,可能会出现目镜下最清晰的像与 3D 屏不同步的情况。

(林浩添)

第五节 眼科手术机器人的原理和关键技术

以白内障超声乳化手术为代表的内眼手术是显微镜下的微米级精细手术,对术者的手部稳定有很高的要求,对低年资医生也是个不小的挑战。随着近年机器人技术的飞速发展,手术机器人在医学领域得到广泛应用。机器人依靠其电机传动的精准性,消除了人手的生理震颤,极大推动了手术的微创化和精准化。

达芬奇(Da Vinci)系统是目前最有代表性的大型通用手术机器人系统,广泛应用于各种外科手术,取得了令人瞩目的进展。法国斯特拉斯堡大学的一个研究团队将达芬奇机器人应用于眼前段手术中,在白内障模拟眼的手术中取得了一定的成果。但达芬奇机器人因体积庞大、价格昂贵,且其机械末端的设计对于内眼精细手术有很大的局限性,制约了其在眼科的应用。

因此眼科专用的手术机器人被逐渐研发出来,在白内障手术应用中也进行了一定的探索。眼内机器人介入手术系统(Intraocular Robotic Interventional and Surgical System,IRISS)是其中一个代表,研究团队将其与术中光学相干断层扫描(OCT)技术结合,在猪眼中尝试用于白内障手术的晶状体后囊抛光。

一、眼科手术机器人的分类

1. 震颤补偿型　卡内基梅隆大学研制的机器人 Micron 可以抵消人手的生理学震颤。

2. 协同操作（co-manipulation）系统　比利时天主教鲁汶大学（Catholic University of Leuven）研发的机器人，可以进一步抵消震颤，但是缺乏运动缩放功能。

3. 主从控制系统（master-slave manipulator）　主从控制系统是手术医生可以通过一端的主控制手柄控制另一端机械臂进行对应运动的机器人。达芬奇机器人便属于这一类，而眼科机器人中代表性的有 IRISS、Preceyes Surgical System 等。

二、眼科手术机器人的关键技术

1. 远程运动中心（remote center of motion，RCM）技术　这是眼科手术机器人的核心技术。白内障手术需要将器械通过角膜主切口或者侧切口，在狭小密闭的空间内进行复杂的操作。在机器人辅助内眼手术中，RCM 策略允许手术器械围绕远端固定点（即手术切口）旋转，而无须任何横向平移，从而减少手术器械引起的巩膜牵引、压迫及相关并发症。RCM 在基于硬件/机械的 RCM 的情况下是一种机械特性，在基于软件的 RCM 情况下是一种控制方法；它充当旋转支点并限制末端执行器的横向平移，但可以允许深度位移。

2. 运动缩放技术　操作者可以通过操纵杆厘米级的移动实现机械臂毫米级乃至微米级的运动。如果在术中可以实时调整运动缩放程度，则可以更灵活地进行精准手术。可以结合冻结定位功能——即可以在手术中实时悬停机械臂，需要活动时再解除悬停，方便各种手术情景的需求。

3. 震颤过滤技术　机器人需要精准稳定的电机来大幅减少机械传动导致的震颤，再通过智能算法消除术者操控手柄/操作杆时人手细微的震颤。

4. 力学/触觉反馈技术　因人操控机械臂无法通过人手的触觉直接感觉组织的质地和手术中的受力，因此需要在机械装置中加入力学传感器，同时在手柄中加入震动马达，模拟触觉反馈。

中山大学计算机学院、无人技术研究所、中山眼科中心合作研发了主从控制的眼科手术机器人（图 1-5-1）。其包括了以上几大核心技术：混合串联的微型机械臂、连接到工具架上的 3D 力传感器，以及基于在线学习的远程运动中心（RCM）调整策略，实时动态的运动缩放、震颤过滤和冻结定位也被集成到手术系统中。力传感器可以将实时接收到仪器产生的力传输到一体机中，实时调整手术系统的 RCM 策略。主控制器具有三个维度来控制末端执行器，包括旋转角 θ_1、旋转角 θ_2 和深度 Z，三个方向的精度均达到了 $10\mu m$，已超过了人手能达到的控制精度。该机器人已被尝试应用于离体猪眼的白内障手术，目前可以实现半自动化构筑透明角膜三平面切口，还可以适配电撕囊仪进行电撕囊。

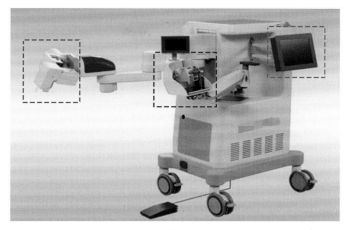

图 1-5-1　中山大学团队研发的机器人辅助眼科手术
蓝框:一体机;红框:机器人末端;绿框:操作杆。

（林浩添）

参考文献

1. YANG S, MACLACHLAN RA, RIVIERE CN. Manipulator design and operation for a six-degree-of-freedom handheld tremor-canceling microsurgical instrument. IEEE ASME Trans Mechatron, 2015, 20 (2): 761-772.

2. GIJBELS A, SMITS J, SCHOEVAERDTS L, et al. In-human robot-assisted retinal vein cannulation, a world first. Ann Biomed Eng, 2018, 46 (10):1676-1685.

3. RAHIMY E, WILSON J, TSAO TC, et al. Robot-assisted intraocular surgery:Development of the IRISS and feasibility studies in an animal model. Eye (Lond), 2013, 27 (8):972-978.

4. DE SMET MD, STASSEN JM, MEENINK TC, et al. Release of experimental retinal vein occlusions by direct intraluminal injection of ocriplasmin. Br J Ophthalmol, 2016, 100 (12):1742-1746.

5. JUN X, BERGUNDER S J, LIN D R, et al. Microscope-guided autonomous clear corneal incision. ICRA, 2020:3867-3873.

第二章 术前术者准备

第一节 必备知识和心态训练

卓越的白内障手术医生能够完成成千上万台白内障超声乳化手术,并在手术中做到对手术步骤和手术质量的严格把控,以至于在连续数年中不发生后囊破裂等并发症。实现这样的目标是需要循序渐进的,需要在术前对手术进行良好的规划,它要求术者对安全 Phaco 手术"最基本科学原理"有着精准的掌握。同时,极尽精细的手术操作、复杂的手术器械、随时发生的并发症,无不对术者的心态而言是一个巨大挑战。成为有经验的手术医生,除了需要在日常生活中不断地积累对手术的科学理解以外,还需要对手术心态的良好训练。

一、必备知识

1. 晶状体疾病的基础知识 超声乳化手术所要治疗的晶状体疾病包括位置异常、形态异常以及各类型白内障,其中又根据部位、形态、病因可以分为更多临床表现多样、手术方式不一的各种疾病类型;如不同部位白内障(皮质性混浊和后囊下混浊)超声乳化手术要点存在差异;不同病变特点(硬核白内障、全白白内障、囊袋机化)影响了超声乳化手术关键步骤的难度;不同的眼部合并症影响术中眼内状态,如眼内炎症造成囊色素沉着,高度近视使得灌注下前房加深,房角狭窄造成前房变浅及眼压变化;此外,其他眼部异常(悬韧带异常、玻璃体切除术后、角膜混浊、翼状胬肉遮盖瞳孔区)及全身系统性疾病(糖尿病、小柳-原田综合征、干燥综合征、马方综合征)均可能对晶状体造成不同程度的影响。因此,对晶状体疾病有深入全面的理解,才能进行全面术前评估、选择适合的手术方式,获得理想的手术效果。

2. 术前评估 超声乳化手术的术前评估需要综合考虑患者的全身基础疾病及眼部检查。首先,需要对患者进行包括血常规、生化、凝血、传染病、心血管系统等全身体检进行初步评估,对无法耐受手术或无法配合操作者,应改期手术或及时转诊;其次,对眼部进行全面检查评估,除晶状体位置及混浊特征外,还包括角膜内皮状态、房角形态及功能、玻璃体视网膜视神经病变等,并在必要时完善相应的专科检查。最后,围绕人工晶状体的植入设计,应予验光、角膜地形图、人工晶状体测量等计算评估(图 2-1-1)。

3. 超声乳化手术的仪器、原理和参数设置 超声乳化仪是超声乳化手术最重要的设备,其主要功能组件各有差异,对应操作感受、使用难度各有不同。在进行超声乳化手术之

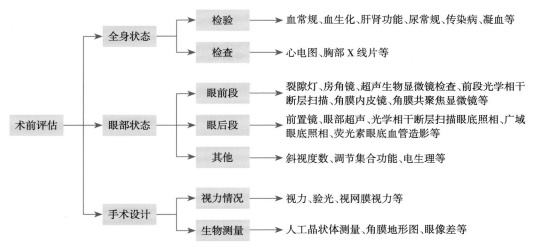

图 2-1-1 白内障超声乳化手术术前评估事项

前,术者应该对超声乳化仪器的大体构造、超声的基本原理、术中流体动力学原理、仪器的基本功能和参数意义有基本的了解,熟悉不同超声乳化仪的性能及脚踏板特点,并根据自身的手术习惯设置相应的术者参数和操作模式。

4. 超声乳化手术基本步骤 白内障超声乳化手术已经是全球广泛开展的白内障手术方式,然而,掌握超声乳化手术步骤并非易事,术者应该循序渐进,首先对超声乳化手术的完整基本理论有基本认识,其中又包括其技术发展与演变以及对应的基础理论;进一步地,掌握现代超声乳化技术的基本步骤,包括切口制作、黏弹剂注入、连续环形撕囊、水分离和水分层、劈核刻槽、超声乳化抽吸、人工晶状体植入以及前房形成和切口关闭;最后,在之前的基础上,术者还应熟悉掌握术中切口制作的类型和制作技巧、黏弹剂的物理特性、术中灌注流体动力学知识、超声乳化手术使用的劈核刻槽思路、人工晶状体的植入准备及植入调整等基本操作技术。

5. 术中并发症的处理 由于白内障超声乳化手术自身精细性、患者基础眼病的复杂性和术者技术的限制等因素,如后囊破裂、虹膜脱出等术中并发症和人工晶状体脱位、角膜内皮失代偿、囊袋皱缩综合征等术后并发症的发生往往难以避免。对此,手术者应该提前熟悉超声乳化术中以及术后可能发生的手术并发症的类型,并深刻认识相关并发症对应的发生发展因素,为此提前设计细致的并发症预防方案,做到手术中以严谨细致的态度对待任何可能会导致并发症发生的步骤。此外,熟悉掌握基本的手术并发症处理方法,对即将发生的并发症,应该要作出准确的判断,减少并发症造成的损伤。

二、心态训练

每个术者掌握超声乳化手术的过程需要经历一条学习曲线(learning curve),从基础的显微操作训练到超声乳化基础理论,到最后的实践操作,学习曲线的长短因不同医生而异。然而,在技术设备快速更新进步的当下,超声乳化手术的训练早已不同于传统的手术培训模式,初学者拥有更多的机会进行提前尝试和强化训练,因此,更积极地去学习及适应虚拟仿真训练,得以在 3D 显示等新技术的支持下,更早地、更高效地接触了解并熟悉掌握超声乳化手术。手术学习是一个长期的过程,遵循科学循序渐进的方法,保持开放心态,沉静地汲取新知识与思想,遵循转变过程中的基本原则,做好每一次的学习和总结,最后往往都能取得满意的效果。

(林浩添)

第二节　手术显微镜下练习

超声乳化手术是极为精细的显微手术,眼科显微手术技能培训是白内障术者培训的一项重要内容。在这一过程中,需要对眼球结构解剖的基础知识、显微镜的脚踏板、显微镜功能及使用范围了然于胸,此外,还要通过科学的训练,培养良好的心理素质。如何进行眼科显微手术技能培训,提高其显微镜下操作技巧,为超声乳化手术奠定坚实的基础成为核心问题。

一、眼科手术显微镜的组成

手术显微镜是超声乳化手术最重要的设备之一,眼科手术显微镜包括光源、脚踏板、目镜、X-Y 装置、上下粗调和微调功能等装置(图 2-2-1)。为了进行超声乳化手术,必须保证手术显微系统的正常运作。手术显微镜必须功能良好,能够在手术过程中始终处于正常的功能状态。同时,术者需要调整的部位包括光源、显微镜空间位置、目镜、焦距(图 2-2-2),以及脚踏等;首先,必须检查光源的同轴性;此外,调整其高度、X-Y 装置使术者有较舒适的操作姿势;应该使目镜能够调节至适应使用者屈光度、瞳距以及调节集合功能(图 2-2-3);提前学习脚踏的按钮及其功能,并使用脚踏完成移位、粗调和微调功能、调光以及倍数的调节(图 2-2-4)。因此,术前应该常规检查显微镜各个主要的功能部分,这对显微操作至关重要。

二、显微操作练习

初学者难以避免停留在肉眼操作的习惯里,显微镜下容易出现在空间、速度、力度上的实际操作效果与心理预期的偏差,即"过点"(past point)现象,此现象与眼科手术显微镜的目镜角度和视野角度不一致有关,此外,视野狭小、光线不足、头晕颈痛等主观感受以及协调不足、器械损坏等问题也常有发生,因此进行显微操作需要一定的适应过程,只有熟练掌握此过渡阶段,才能有效地在临床上应用高质量的超声乳化手术。为了适应显微操作,首先,

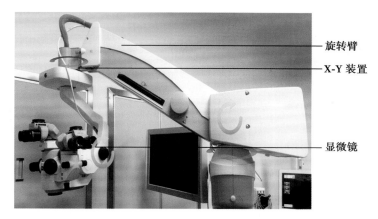

图 2-2-1　眼科手术显微镜

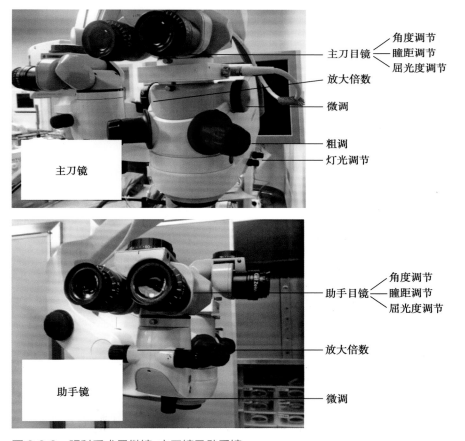

图 2-2-2　眼科手术显微镜:主刀镜及助手镜

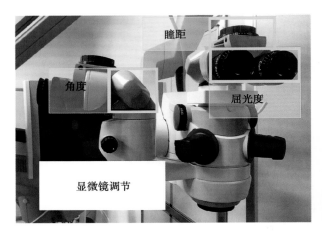

图 2-2-3　眼科手术显微镜
目镜调节示意图

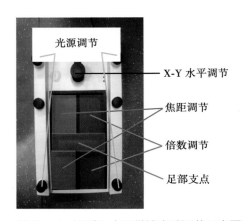

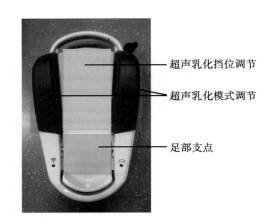

图 2-2-4　眼科手术显微镜脚踏调节示意图

应该提高显微镜下超声乳化手术步骤的操作协调性;其次,在反复的练习中培养精益求精、严谨细致的作风,绝不将就每一个不到位的显微操作,养成良好的显微手术作风;最后,要遵循科学的训练方法,由浅入深,由易到难,先掌握较简单的步骤,后多练习难度较高的步骤。

(林浩添)

第三节　动物眼模拟手术

对于已经熟悉显微基本操作、对白内障手术步骤有基本认识的医生,可以尝试在显微镜下使用动物眼进行超声乳化手术模拟练习。动物眼模拟手术操作建议由有经验并具有责任心的带教导师指导,由带教导师进行手术过程的监督和纠正、手术录像的评价和建议。

已有的白内障模型多种多样,包括基因突变、药物或射线诱导的小鼠、大鼠等,然而都具有获取难度大、眼球大小过小、角膜及晶状体形态与人眼差异较大等问题。猪眼容易获取，且猪眼各个结构的形态大小与人眼球相似，使用的显微器械也是实际手术中使用的显微器械，手术操作步骤和感觉更接近于实际手术，可用于黏弹剂注入、练习环形撕囊、白内障超声乳化手术操作。

1. 猪眼的准备 选取新鲜猪眼，保存 1 天后的猪眼因角膜混浊等原因，不适宜超声乳化手术操作。将猪眼进行一定程度的加热处理，随后将新鲜猪眼固定于模拟人眼操作固定台上。

2. 切口的制作 优秀的手术切口是超声乳化手术顺利进行的基础，理想的主切口应方便手术器械进出，避免虹膜组织脱出。猪眼的角膜以及瞳孔的形态并非圆形，而是近似"鸡蛋形"，其巩膜、角膜、晶状体囊膜的厚度都较人眼更厚，这会导致切口由于角膜形变而制作过长，训练时须注意穿刺的角度和方向，防止切口过长，又保证隧道具有一定长度，避免伤及角膜内皮、前囊等。可以进行多次、多种手术切口的制作，为白内障手术打好基础。

3. 黏弹剂注入 注入黏弹剂可以有效模拟人眼操作的体验，包括体验注入黏弹剂时所使用的力度、阻力，对眼内组织的分离、保护，注意观察前房深度变化，由于猪眼眼压较低，黏弹剂注入前房过多可能会增加撕囊的难度。

4. 连续环形撕囊 采取水平撕囊法或者剪切撕囊法，以后者为例，在前囊做三角形或弧形切口，制作一个小囊膜瓣，然后将前囊瓣翻折，用弧形向心力按预定轨迹撕出圆形的前囊开口，撕囊时一般撕拉 1/4 象限更换一次位置，撕囊直径以 5.5~6.0mm 为宜。此外，猪眼的囊膜厚度大、弹性大，导致撕囊容易过大、撕囊不规则、反折困难、手感差异大等问题，且其红光反射明显，无法模拟真实手术情况下的撕囊难度。

5. 水分离及水分层 水分离是将弯曲泪道冲洗针头挑起前囊，适当注入平衡盐溶液（BSS），使晶状体的皮质与囊膜，或者晶状体核与核周皮质分开，应该可以清晰看见环状水线的扩大移动。猪眼球基本无核，一般不能进行水分层相关训练。

6. 超声乳化 是超声乳化手术最核心，也是最难掌握的步骤。应该根据基本的碎核原则以及劈核技术，将猪眼晶状体分开，并根据超声乳化的原则，在前囊口范围内完成晶状体的乳化抽吸。主要注意的是，由于猪眼眼压低、后囊较深，手术中囊袋破裂风险低于人眼，导致转换到人眼上不易适应，易损伤后囊。

7. IOL 植入 黏弹剂将囊袋充分扩张，保证足够的空间，正确装载人工晶状体，并将人工晶状体注入囊袋内，检查人工晶状体位置是否正确。

8. 切口关闭 应该对主切口以及侧切口进行水密闭合，由于猪眼角膜水肿不易水密，可以使用 10-0 缝线对角膜进行缝合，并注意缝合需要穿过切口两端。

（林浩添）

第四节　虚拟仿真训练

虚拟仿真技术的发展为眼科术者在训练白内障等手术提供了新的有效方案,大量的研究表明,基于虚拟仿真模拟器的手术训练能够有效提高新手的手术表现,包括减少 Phaco 的能量和时间,降低手术并发症,缩短白内障手术学习曲线。目前与白内障手术相关的模拟器主要有 EYESI(图 2-4-1)、PhacoVision 以及搭载有力反馈装置的 MicroVisTouch、HelpMeSee Eye Surgery Simulator 以及的 MedSimEye(图 2-4-2)等。其中 EYESI 模拟器发展时间最长且训练模块成熟,本节以 EYESI 为例,介绍如何通过虚拟仿真技术来进行白内障手术术前训练。

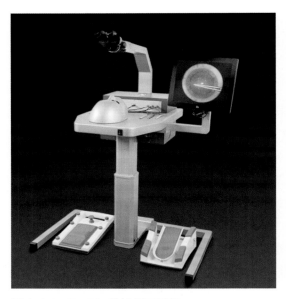

图 2-4-1　EYESI 模拟器原型机

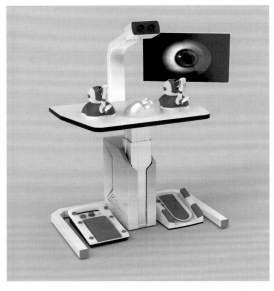

图 2-4-2　搭载力反馈装置的 MedSimEye 原型机

EYESI 模拟器白内障手术训练模块,按照训练者能力阶段,划分为入门、初、中、高级课程(图 2-4-3)。系统预练习包括定位及器械的使用;新手课程侧重于导航和器械、撕囊、囊内组织、拦截劈核以及人工晶状体植入;中级课程涵盖撕囊、劈核、碎核、灌注/抽吸和 Toric 人工晶状体植入;高级课程的重点是囊袋撕裂、悬韧带和囊袋薄弱、全白白内障、囊袋混浊和不同类型病例。训练者在成功完成前一阶段训练评估后方可进入下一阶段训练。

除了操作训练外,对训练的反馈评分也极为重要,该模拟器可以为学员提供即时反馈。学员在训练后可以收到一份详细的分析,分数以 1~100 的比例表示,与 Objective Structured

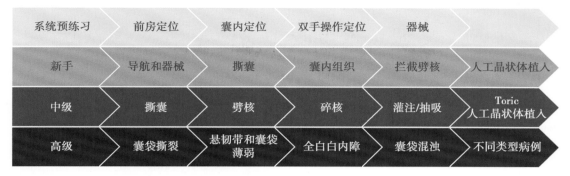

图 2-4-3　EYESI 模拟器入门、新手、中级、高级课程

Assessment of Cataract Surgical Skill（OSACSS）等评分系统具有高度的同一性（图 2-4-4），并提供学生表现的视频回放和延时播放。生成的视频可以导出到 USB 闪存驱动器，以供学生或教师分析。

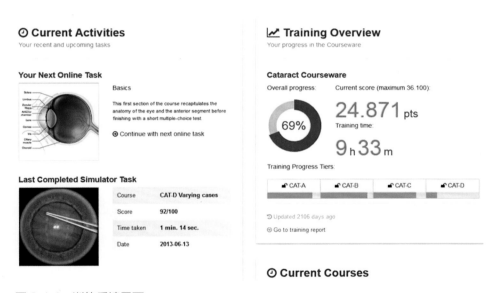

图 2-4-4　训练反馈界面

　　除了新手训练以外，对于有一定操作经验的医生，白内障手术模拟器也为术前热身提供了途径。当术者一段时间内未进行白内障手术时，术前通过一定时间的模拟器练习，将会帮助其恢复并提高手术操作的表现。

（林浩添）

第五节 三维手术训练

如第一章第四节所述，4K3D 显微外视系统作为一种新的手术显示应用装备，凭借其自身的独特优势近几年在中国各地均有所开展使用。图 2-5-1 为眼科医生在 Wetlab 进行 3D 手术训练。

目前绝大部分 4K3D 显微外视系统是基于偏振光原理，术者在手术操作时，需要佩戴偏振光眼镜造成双眼分视才可以形成立体视觉。这种基于偏振的立体视与传统显微镜有所不同，所以对习惯于使用传统手术显微镜的医生，需要一

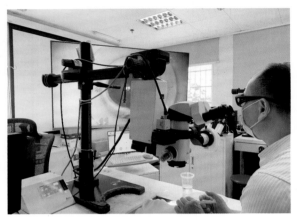

图 2-5-1 眼科医生在 Wetlab 进行 3D 手术训练

定时间在偏振 3D 下的手术训练，使大脑融像适应才能够更好使用 4K3D 显微外视系统。一些实验研究表明，这一适应过程相对短暂，经验丰富的手术医生可以很快适应，然而尚未有研究定量分析不同人群的适应过程。

需要注意的是，偏振 3D 的立体视觉需要术者双眼的屈光状态矫正，才能够较好使用设备形成立体视觉。

另外，对于基于偏振 3D 的手术训练，需要有一定空间的场地以安放医用台车及超高清显示器。

未来，在 3D 显示的基础上，增加基于图像的手术导航及动作评分就能够实现真实场景下类似于手术模拟器的手术培训方式，更加真实标准化地实现眼科手术医生显微操作训练。

(林浩添)

第六节 手术机器人的操作训练

目前国内眼科专用的手术机器人已从实验室研究阶段和工程研发进入产业化阶段，国际上有少量的临床试验而未大范围开展使用。然而，手术机器人因其高精度、防生理震颤的特点，可以降低白内障手术的操作门槛，是未来眼科手术的重要发展趋势。通过眼科手术机器人模拟训练，可以提早适应机器人的操作逻辑，同时可以从另一个角度深化对手术的理解。

本节以主从控制机器人（master-slave manipulator）为例，基本训练流程由以下几个模块组成（图2-6-1）。

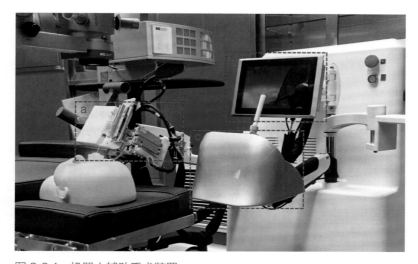

图2-6-1　机器人辅助手术装置
a.微型机械臂；b.机器人系统控制设置界面；c.机器人系统操作控制器。

1. **基本使用流程**　熟悉机器人的开关机、登录界面、模式选择和紧急退出功能的使用。
2. **基础操作训练**　熟悉机器人显微镜下的操作，包括如何将机械臂定位到手术RCM（remote center of motion）点，掌握操纵杆控制机械臂在空间内各个轴向的运动操控、感受不同运动缩放倍率设置下的操控感受。熟练掌握穿刺、夹取、剪切、缝合等基本操作。
3. **模拟器训练**　可以通过机器人于EYESI等手术模拟器上操控手柄进行模拟手术训练，感受与人手操作的不同。
4. **Wetlab训练与考核**　通过操控机器人在离体猪眼上进行白内障超声乳化吸除术的训练。学员训练完成后进行结业考核，考官可按照标准的超乳手术分步骤或者对完整的手术过程进行评分。

（林浩添）

第七节　手术智能评估系统

在当下，学徒制仍是眼科教育的主要模式，不同带教老师间的水平差异使得白内障教学难以同质化和标准化，使得眼科医生的成长曲线差异较大。同时，住院医师在Wetlab离体猪眼的白内障手术练习中，也很难时刻得到上级医生的指导，常面临手术水平提升的平台期过长等问题。21世纪以来,数字技术和医学人工智能的高速发展为低年资医生的超声乳化手术技能提高带来了新的机遇。

一、白内障超乳手术智能评估系统

中山大学中山眼科中心创建了一个基于三维深度卷积神经网络（3D CNN）的手术全流程识别（Deep Surgery）系统,可以来实时监督和客观评价白内障手术以及辅助白内障手术培训,帮助低年资医生更快掌握手术技能。

Deep Surgery系统的形成:纳入多个中心的白内障手术专家的标准白内障超声乳化吸除术联合一期人工晶状体植入手术视频作为专家数据库,由专家小组对视频进行分割标注,通过人工智能的3D模型算法进行训练及验证（图2-7-1）。

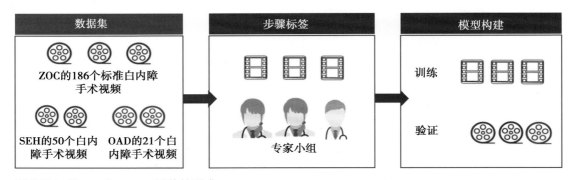

图2-7-1　Deep Surgery系统的形成
ZOC:Zhongshan Ophthalmic Center,SEH:Shenzhen Eye Hospital,OAD:open-access database。

Deep Surgery系统的功能:Deep Surgery可以识别手术视频中构筑主切口、侧切口、注射黏弹剂、撕囊、水分离与水分层、超声乳化（劈核碎核）、皮质吸除、IOL植入、旋转IOL进入囊袋、清除黏弹剂、水密切口这11个步骤以及每个步骤的间隔片段（图2-7-2）。

依据国际眼科理事会制定的白内障超声乳化吸除术联合一期人工晶状体植入手术技能评估规则,Deep Surgery系统对手术步骤的评价能力达到专家水平,且住院医师学习了Deep Surgery系统对于手术视频的评价后,对白内障手术的理解和评价能力均有提高。

二、手术全流程识别系统的应用场景

将Deep Surgery监督系统应用于白内障手术的训练,体现在以下几个方面。

（1）录像评价:将Wetlab模拟训练的手术传到Deep Surgery系统中,系统将依据每个步骤的完整性、顺序、耗时进行评分,帮助学员了解手术存在的问题。

（2）步骤指引:将实时手术录像接入Deep Surgery系统,系统会根据当前的手术状态提示下一步手术操作。

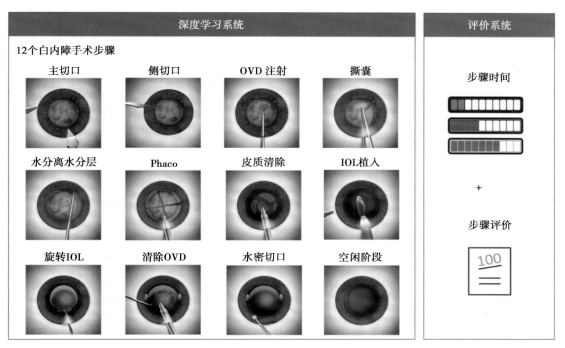

图 2-7-2 手术全流程识别（Deep Surgery）系统的评价系统
OVD：Ophthalmic Viscosurgical Devices。

（3）警报提醒：如果术者进行了错误的手术步骤或者遗漏了手术步骤,系统会给予警报提醒。

通过 Deep Surgery 系统在白内障 Wetlab 培训中的应用,可以使住院医师实时得到"智能手术专家"的指导,及时纠正错误操作,从而降低学习门槛和缩短平台期,同时也减轻医院教学的人力成本。

（林浩添）

第三章 术前患者评估

一、初学者如何挑选合适的白内障患者及规避手术禁忌证

在白内障手术中,某些眼睛或人群的手术并发症风险相对更高,对于这种"高风险"眼或人群进行手术是可能会导致初学者手术困难甚至出现严重并发症的。学会识别此类患者并采取相应的措施,对初学者来说可有效减少手术并发症的发生,并在比较安全的环境下逐步提高熟练度及增强自信心。

此外,国内绝大部分初学者可能没有经过标准且系统的白内障超声乳化相关手术培训,往往都是在患者眼睛上逐步学习并开展手术的,因此,拥有处理并发症所需的设备、手术器械,以及一个可以在初学者遇到困难无法进行下去时提供帮助的高年资手术医生也很重要。初学者在手术中出现问题,能及时发现并快速判断是否能自行处理,或者需要上级医生帮助也是一种能力和对患者负责的表现。

初学者,尤其是刚开始接触白内障手术的医生,首先从患者头位及眼位控制、显微镜调节以及手术的每个步骤均可能存在一定问题,需要注意每一个细节,反复训练提高。对于初学者来说,要尽量保证自己从手术一开始就能看得清且做得到,安全永远是第一位。以下内容主要针对白内障手术初学者如何挑选合适的患者以及规避可能的手术风险,在比较安全的环境下,逐步提高自己的手术技巧及信心。

二、术前评估

准确地获取病史有助于判断患者视力下降的主要原因是否为白内障以及是否需要手术,术前检查及术中有哪些方面需要予以特别关注,从而作出对手术最正确的判断。以下几点在询问病史时尤其需要注意。

1. 视力下降的程度及速度,既往视力情况。对于单纯白内障无法解释的视力下降程度及速度的患者,需要进一步检查以排除合并其他疾病可能。既往视力亦是判断是否有必要行白内障手术,或者术后视力预后的要点;部分患者可能自幼弱视,术前如不明确,盲目行白内障手术,可能造成不必要的麻烦。

2. 既往眼部病史 外伤、手术、炎症、感染、斜弱视等。外伤会使眼部情况变得极为复杂,根据外伤性质不同,需要考虑不同的术前检查、手术方式及预后。如钝挫伤,晶状体混浊的同时容易引起晶状体脱位(图 3-0-1),虹膜及悬韧带是需要重点考虑的眼前节异常,另外

还要考虑视网膜及视神经损伤情况;而累及晶状体的贯通伤除外角膜创口影响视野,同时可能伴有晶状体囊膜的破裂。此类手术对术者的综合能力要求极高,术者在术前须充分判断是否有能力独立开展此类手术。

既往眼部手术史较为常见的如玻璃体切除术后,此类患者因为玻璃体腔为液体填充,外加可能同时存在悬韧带异常(尤其后组悬韧带),术中容易出现前房维持欠佳,并且此类患者往往晶状体核较硬(图 3-0-2),初学者核处理能力较弱,术中容易出现后囊破裂及晶状体核块脱入玻璃体腔,手术难度较大,因此初学者对于此类患者需要慎重考虑。

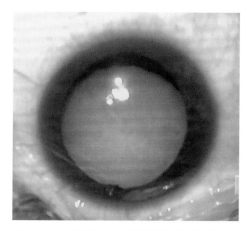

图 3-0-1 外伤性白内障伴晶状体半脱位

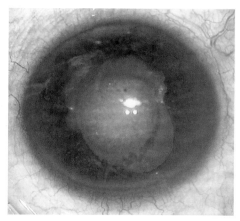

图 3-0-2 玻璃体切除术后并发性白内障
(硬核伴虹膜后粘连)

既往有角膜屈光手术史患者,首先要考虑的是此类患者人工晶状体度数预测有别于常规预测公式;其次,此类患者角膜生物力学已经改变,主切口的选择也有别于常规;另外,患者往往都是高度近视,其前房较深,悬韧带松弛可能性较正常眼轴人群高,且常伴有眼底病变,上述情况均可能造成初学者手术困难,故建议慎重选择此类患者。既往角膜移植,尤其是穿透性角膜移植术后患者,在主切口选择、构建及人工晶状体预测与上述患者类似;但是此类患者还有可能存在角膜混浊、周边虹膜前粘连、核较硬等合并情况,对初学者均较为不友好,故此类患者建议初学者慎重考虑。

既往行抗青光眼手术患者(如小梁切除术、减压阀植入术等),白内障手术切口方式以及位置的选择需要与常规患者有所不同,需要注意避开滤过泡、减压阀体部等部位;另外,如果是闭角型青光眼患者,瞳孔经常是异常的(散大困难或伴后粘连),同时又伴有浅前房,属于复杂白内障手术,初学者面对此类患者须充分评估患者眼部条件及自身手术技能。

如果患者只有一只眼(独眼),详细询问对侧眼失明原因。另外,对于独眼患者,必须意识到手术可能会使其术后视力变差,患者及手术医生心理压力均较常规手术大,初学者应尽量避免选择此类患者。眼部炎症如葡萄膜炎患者,往往瞳孔粘连,同时术后容易出现较重炎症反应和黄斑水肿等并发症,初学者须慎重选择。

3. 与视力下降或术后痊愈可能有关的全身疾病,如糖尿病、高血压、风湿免疫性疾病等。

糖尿病患者的白内障手术常合并硬核、瞳孔散大不理想等复杂情况,术中及术后的并发症高于普通白内障患者。通常围手术期血糖异常(包括高血糖、低血糖以及血糖波动较大),会增加感染、术后创口不愈合及心脑血管事件等并发症的发生。另外,手术应激本身对血糖也有影响,中、小手术可导致血糖升高约 1.1mmol/L,大手术对血糖的刺激作用更强。应当重视合理的血糖监测及调控,在充分控制血糖的条件下考虑白内障手术。《中国糖尿病患者的白内障围手术期防治策略专家共识》(2020 年)推荐围手术期血糖控制在 5.5~10.0mmol/L。糖化血红蛋白反映采血前 3 个月血糖水平,大于 8.5% 建议推迟手术。虽然在实际临床工作中,往往发现上级医生对于血糖的标准会相对放宽;但是,初学者对于合并糖尿病的患者,首先应对血糖相关指标严加把控,同时还要充分评估此类患者的瞳孔及核硬度情况,明确自己是否有能力开展手术。

高血压患者白内障手术全身不良事件风险较普通患者高 2.39 倍。亚洲人群收缩压每升高 10mmHg,致死性心肌梗死和脑卒中风险分别增加 31% 和 53%。如血压高于180mmHg/110mmHg,应权衡利弊决定是否行手术,术前平均血压建议控制在基线的 20% 以内。风湿和类风湿性疾病常合并葡萄膜炎,应仔细检查,即使葡萄膜炎已控制,若原发疾病仍处于活动期,依然需要谨慎对待,此类患者可能存在术后炎症反应较重及创口愈合欠佳等情况。

4. 局部及全身长期药物应用史　长期使用抗青光眼药物(例如毛果芸香碱),可能会出现瞳孔难以散大,需要在术前检查时加以关注。男性前列腺肥大患者或者下尿路综合征的女性患者长期使用 α 受体拮抗药(如坦洛新、非那雄胺、特拉唑嗪等),术中可能会出现虹膜松弛综合征,造成手术困难甚至并发症的发生,询问病史时应该予以重点关注,对于此类患者,初学者慎重选择。长期应用抗凝药物患者,行白内障手术时虽然球结膜下出血的发生率较高,但未发现其他严重出血并发症的发生率增高,所以除非出血风险极大,一般白内障手术患者可以继续使用抗凝药物。

5. 可能造成感染的情况　任何眼内或眼周的感染都可能会导致术后眼内炎,因此感染必须在术前得到治疗。泪囊阻塞及感染可能会导致术后眼内炎,术前常规检查泪道极为重要,包括挤压泪囊和泪道冲洗,如泪道有分泌物,或者冲洗有黏、脓性分泌物反流,则应推迟白内障手术,先行泪道相关治疗,待泪道正常无分泌物后再考虑白内障手术。

眼部存在活动性炎症,如结膜炎、角膜炎及严重的睑缘炎等,均应先予以术前干预治疗后再考虑手术。面部疖肿、鼻窦炎、酒渣鼻等会增加术后眼内炎的风险,在术前评估时,应予以重视。

睑内、外翻和眼睑闭合不全的患者在围手术期均可能发生角膜暴露,同时摩擦眼球的睫毛也是一种感染源。这种眼睛,术后类固醇激素使用也存在一定风险,可能引发角膜溃疡。此外,正常眼睑关闭机制的缺乏,也会导致术后眼药水不能停留于结膜囊内。此类患者应慎重对待,予以纠正后再考虑行白内障手术为佳。

三、术中潜在影响手术视野的状况

1. 患者身体姿势及习惯 对于初学者来说,任何一个异常之处均可能对其手术造成影响。因此白内障手术前对患者身体姿态和习惯的评估也需要注意。过于肥胖、脖子短粗、锁骨上过多脂肪、驼背、强直性脊柱炎、眩晕症或者颈椎病等患者,可能无法完全躺平;另外,头部震颤、眼凹深并且有眉弓突出的患者,均可能会造成手术过程中头位及眼位的异常(图3-0-3),从而影响手术显微镜对焦,手术视野不清晰以及手术操作困难。

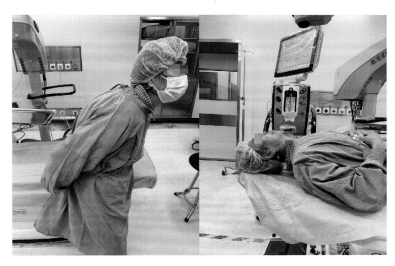

图 3-0-3 驼背患者平躺时头位异常

对于年长体弱患者,要充分评估患者身体条件能否耐受整个手术过程,在术前与患者的沟通交流中要注意患者是否存在痴呆、语言沟通障碍或者听力问题,如发现相关问题,建议选择全身麻醉以保证手术正常安全进行,切勿图方便或一时大意,选择局麻手术而因此导致手术无法完成甚至出现并发症。

2. 角膜混浊,眼球位置 角膜混浊会使白内障手术变得非常困难,混浊的角膜会使术者很难看清其下的细节,特别是在撕囊的时候。另外,晶状体物质残余在囊袋内可能也会因此而变得难以发现。中央区域的角膜混浊比较容易发现并被初学者规避,但是位于上方角膜缘的角膜混浊,如角膜缘血管翳、范围较大的老年环以及周边角膜变性等,因为有上睑的遮盖,往往容易被忽略,待术中开睑器开睑后,如有此类情况,可能会对初学者的心态及手术操作造成一定的影响。无论是手术切口位置的选择以及后续撕囊、主切口下方皮质吸除在此种情况下都会变得较为困难,如果此时患者同时合并小角膜、小睑裂甚至深眼凹,那么就会极大增加手术难度。另外需要引起注意的是,往往角膜的瘢痕、新生血管及形态不规则在术中视野会比门诊裂隙灯下所观察到的视野更差,在门诊评估此类患者应适当提高评估等级。所以初学者在术前查体时要有意识地推起上睑,充分暴露并评估全角膜情况,以免造成后续可能的手术困难。

对于眼位受限的患者,异常且固定的眼位会造成手术中视野及操作的困难(二维码 3-0-1)。初学者也应充分评估是否适合自己开展手术;术前评估应关注眼位,以及是否有睑球粘连等异常情况。

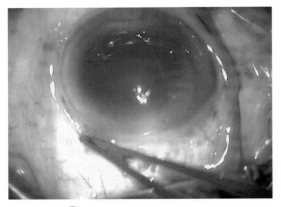

▶ 二维码 3-0-1　视频　下睑睑球粘连,眼位受限

3. 小瞳孔　小瞳孔没有严格的定义。在临床上,对于初学者,4~5mm 直径可认为是小瞳孔;而对于经验丰富的术者,可能只有当直径为 3.5~4mm 或者更小时(图 3-0-4),才会使其手术受限。初学者应当选择大瞳孔患者,而非小瞳孔患者,否则会后悔。即使对一些半大不大的瞳孔,初学者由于操作不熟练,可能会刺激虹膜;而任何不必要的虹膜操作都有可能导致手术过程中瞳孔进行性地缩小。小瞳孔会使视野和手术操作空间均受到明显限制,这将使术者很难判断撕囊口大小及位置,也难以判断残余晶状体物质以及人工晶状体的位置,极大提高手术难度,增加术中并发症发生概率。而对于小瞳孔的处理,无论是瞳孔缘虹膜的处理,亦或者是虹膜拉钩使用,初学者并不熟练,甚至操作不当可能会损伤虹膜。对于此类患者,初学者应充分评估患者眼部条件及术者自身能力,谨慎开展手术。

因此,术前充分评估患者瞳孔情况十分

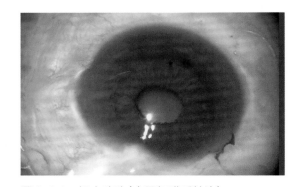

图 3-0-4　极小瞳孔(全周虹膜后粘连)

必要,除了在询问病史时要关注可能导致小瞳孔的相关风险因素,如糖尿病、慢性葡萄膜炎、α 受体药物使用等。必要时可采用散瞳剂观察瞳孔散大的程度。这么做的好处,除了能很直观地了解到瞳孔散大的情况,还可以更好地评估晶状体核硬度,也更容易观察眼底红光反射的情况;另外,也更易于观察晶状体悬韧带的情况,为初学者手术评估是否适合自己开展手术以及采取何种手术技巧提供帮助。

四、前房评估

1. 浅前房　浅前房可能合并窄房角、小眼球、短眼轴、晶状体膨胀或者眼后段病变所致的晶状体虹膜隔前移等,会造成器械进出和眼内操作困难,从而导致虹膜损伤,甚至虹膜根部、虹膜动脉大环离断的概率增加,初学者面对浅前房患者需要充分考虑相关状况及评估是否适合自己手术。经过一定的手术操作积累,除非极度浅前房,大部分初学者往往可以应对单纯浅前房患者,但是需要引起注意的是,对于悬韧带异常、晶状体位置异常导致的前房变浅,此类患者术中如处理不当可能会导致手术极度困难,甚至严重并发症的发生;因此,如果有条件,术前可以做 UBM 检查,以排除悬韧带异常,并且慎重独自开展此类手术。

2. 深前房　高度近视、悬韧带异常患者均有可能存在极深前房;另外,术中深前房也可能是由于"逆向瞳孔阻滞"导致的,在这种情况下,从囊膜上托起虹膜可以缓解压力,前房深度会因此恢复正常。深前房虽然有利于器械进出,操作空间大,但是极深的前房对于撕囊和劈核有较高的要求,初学者对于此类患者应引起重视。

五、晶状体评估

白内障手术难易与多个因素相关,其中晶状体核的硬度是重要的因素之一。

软核白内障,其晶状体核和皮质的硬度几乎相同,此类白内障手术非常难,因为晶状体核太软,不容易劈开;另外,初学者由于脚踏及超声乳化手柄控制不熟练,容易出现吸不住核块或者超穿后囊的情况。而且,此类患者往往年龄较轻,要求多较高,典型适应证是屈光性晶状体置换,除外手术技巧,对于人工晶状体选择等情况的把控性要求较高。故初学者慎重选择此类患者。后极性白内障是一种特殊类型的后囊下白内障,此类患者往往也是软核,其后囊很薄且易破裂,有文献报道其后囊破裂概率最高达 36%,此类白内障手术需要注意减少对后囊的扰动,且需要术者具备玻璃体切除手术及较为全面的并发症处理能力,初学者亦不建议选择。

中等硬核白内障,有硬的晶状体核和软的晶状体皮质,患者年龄约在 70 岁左右,此类患者晶状体核易于劈开,且有软的晶状体皮质保护后囊,因此此类白内障手术相对较容易,适合初学者开展。

根据 Emery 分级法,Ⅳ和Ⅴ级核硬度的白内障称为硬核白内障。其同时有很硬的晶状体核和皮质,此时晶状体完全成熟,即晶状体核和皮质融为一体,难以分开。此类患者往往年龄也较大,除了核硬,往往还伴随囊袋弹性差、悬韧带松弛和角膜内皮计数低等情况,另外其身体条件大多对手术的耐受性也会差。此类患者眼底红光反射很弱,刻槽和劈核都会非常困难,同时超声乳化过程中需要很高的能量,容易损伤角膜内皮及灼伤切口。由于没有软的晶状体皮质保护,因此超声乳化每一块晶状体核都非常危险。建议初学者极其慎重考虑此类患者。

白核,即全白混浊的晶状体。有学者将其分为三类,最常见的为乳化的白内障,其次为较薄白色皮质下满硬核,最少见的为前囊下的纤维化(也可表现为全白或者至少瞳孔区全白混浊)。无论哪种类型的白核,因其囊膜不易分辨,撕囊较为困难,尤其伴有液化的白核,囊袋张力大,术中连续环形撕囊难以控制,容易出现撕囊口放射状撕裂。而如果是白硬核,其手术操作难度极高,因此此类白内障不建议初学者选择。

晶状体悬韧带也是影响白内障手术难易的一个重要因素,假性剥脱综合征、过熟期白内障、外伤、马方综合征和其他综合征等均可能出现晶状体完全或不完全脱位,在此种情况下白内障手术的每一步都会变得复杂化。如果术前检查发现虹膜晶状体间隙增宽、晶状体核偏位、局部虹膜震颤,以及斜视,可见晶状体赤道部、晶状体震颤、前房不等深等体征,初学者应果断选择放弃此患者行白内障手术。

外伤性白内障,由于外伤的性质和程度千差万别,治疗方案很难统一和标准化,且有很多不可预见的情况,对术者技术水平要求很高,所以初学者不建议选择外伤性白内障开展手术。

六、合并其他眼部及全身情况

术前检查如果角膜内皮细胞计数少于 1 500 个/mm^2,此类患者并不适合初学者手术,可能会发生术后角膜水肿甚至角膜内皮失代偿。小眼球,无论单纯性或者合并其他异常的小眼球,其手术难度大,且术中及术后并发症多,因此,眼轴小于 21mm 的患者,初学者应避免选择。

呼吸系统和消化系统疾病,如患者有频繁咳嗽、恶心、呕吐,以及便秘,可能会影响术后恢复,易引起术后切口裂开、眼内出血、人工晶状体移位等。因此,此类患者如术中犹豫是否需要缝合切口,最好还是缝合。肿瘤患者,尤其是头面部放疗的患者,要注意评估其切口愈合能力,避免发生术后切口愈合延迟。

因此,对于初学者挑选合适白内障患者的建议大致如下:患者年龄 70 岁左右,体重正常,比较放松,同时眼球突出,前房深度合适且有中等硬核的白内障。在初学阶段,尽可能规避本文中提到的全身及眼部不利条件,随着手术技巧和自信心的提升,逐渐开展复杂白内障手术。个人经验,可以将以上全身及眼部不利条件列为手术难点,初学者随着自己手术技巧以及自信心的提升,可以随之增加难度,初期选择最简单的患者,而后增加一个难度(如浅前房),再后增加一到两个难度(如白核+浅前房),循序渐进。

(赵镇南)

参考文献

1. 高卉. 围术期血糖管理专家共识(快捷版). 临床麻醉学杂志, 2016, 32(1):93-95.

2. 中华医学会眼科学分会白内障及人工晶状体学组. 中国糖尿病患者白内障围手术期管理策略专家共识（2020年）. 中华眼科杂志, 2020, 56(5):337-342.

3. KUMAR C M, SEET E, EKE T, et al. Hypertension and cataract surgery under loco-regional anaesthesia: not to be ignored? Br J Anaesth, 2017, 119(5):855-859.

4. 李军. 围术期高血压管理专家共识. 临床麻醉学杂志, 2016, 32(3):295-297.

5. HANADA S, KAWAKAMI H, GOTO T, et al. Hypertension and anesthesia. Curr Opin Anaesthesiol, 2006, 19(3):315-319.

6. BENZIMRA J D, JOHNSTON R L, JAYCOCK P, et al. The cataract national dataset electronic multicentre audit of 55, 567 operations: Antiplatelet and anticoagulant medications. Eye(Lond), 2009, 23(1):10-16.

7. VASAVADA A, SINGH R. Phacoemulsification in eyes with posterior polar cataract. J Cataract Refract Surg, 1999, 25(2):238-245.

8. STANIC R, BUCAN K, STANIC-JURASIN K, et al. Phacoemulsification in eyes with posterior polar cataract. Acta Clin Croat, 2012, 51(1):55-58.

第四章　术前患者准备

第一节　眼部生物测量及人工晶状体屈光度数计算

1949 年 11 月 29 日，Dr Harold Ridley 成功完成了第一例现代白内障摘除联合人工晶状体（intraocular lens，IOL）植入手术，使得白内障手术进入一个新时代。然而，患者术后出现了近 20D（-18.00DS/-6.00DC×120）的屈光意外，究其原因在于 Ridley 追求 IOL 与晶状体形态上的相似，而忽略了 IOL 的折射率大大高于晶状体。这使得白内障手术术前的生物测量与人工晶状体屈光力计算成为白内障手术环节中的重要部分。尤其近 20 年来，随着白内障手术设备、IOL 的科技进步，白内障手术已经从"复明手术"发展为"屈光性白内障手术"。面对患者日益提升的视觉质量要求，术后预留度数的准确性愈加重要。

人眼的屈光力取决于角膜和晶状体的屈光力、晶状体的位置和眼轴长度，反之，晶状体屈光力也可以通过人眼的目标屈光力、IOL 位置和眼轴长度等一系列眼球生物参数进行计算。尽管随着测量仪器的发展、IOL 计算公式的改进、手术方法的革新，越来越多的患者术后达到了满意的效果，但目前仍有 20%~30% 的患者，白内障术后的预测屈光力误差大于 ±0.50D，影响患者的术后满意度。其中眼轴测量是白内障术后预测屈光力误差的关键影响因素。Olsen 等人的研究指出，在 IOL 植入后的屈光误差因素中，前房深度（anterior chamber depth，ACD）、眼轴长度和角膜屈光力分别占 42%、36% 和 22% 的比重。

一、眼轴长度

眼轴长度对于人工晶状体屈光力的最终计算结果有着显著影响。临床上用于测量眼轴的仪器主要分为两种类型：传统超声生物测量和光学生物测量。

1. 超声生物测量　传统的 A 型超声测量仪通过超声探头发射超声波，通过不同介质（如角膜、晶状体、视网膜）界面反射超声波返回到探头。通过将超声波速率和行进时间进行计算从而获得距离数据，以实现对眼球前房深度、晶状体厚度和眼轴长度等生物学参数的测定。超声波具有相当好的组织穿透力，对于角膜白斑、致密或者过熟期白内障，甚至玻璃体积血的病例，也可以获得有效的眼轴数据。而且具有价格低廉和携带便捷的优点，因此具有相当的普及性。

A 型超声测量分为直接接触式与浸润式。直接接触检查法就是探头与角膜直接接触的检查方法,需要采用表面麻醉剂以减少角膜的敏感性;而间接浸润检查法与直接接触检查法基本相同,但是需要准备眼杯,置于上下睑之间并保持眼睑的开放状态,随后向眼杯内注入耦合剂如平衡盐溶液、人工泪液等,并将探头置于耦合剂内,不直接与角膜相接触,通过移动探头获得最佳图像,满足仪器的预设值即可获得检查结果。

A超眼轴测量需要有一定的学习曲线及临床技巧,要避免测量过程中人为误差。采用接触式测量时要注意避免角膜的过度压陷。因为眼轴长度产生 1.0mm 的误差就可以导致计算的 IOL 度数产生 2.5~3.0D 的误差。最好使用间接浸润检查法,以避免人为对眼球加压。每只眼必须检查 3 次以上并保留每一次的检查结果,一般每次测量值相差不超过 0.1mm,两眼的轴长值相差一般不超过 0.3mm。

同时,A超在各个组织界面均会形成相应的波形,如角膜波(仅见于浸润式 A 超)、晶状体前囊波、后囊波、视网膜波及巩膜波(图 4-1-1)。要注意判断声波进行方向是否沿着眼球的光轴前进、是否垂直于视网膜或者其他组织界面——即表现为波峰与基线垂直的高波峰。如果声波没有沿着眼球的光学轴线传播,至视网膜表面为非垂直入射,视网膜波就会表现为缓慢上升的非垂直波。当声波方向直接扫描到视神经时,就会出现误差,没有巩膜波及球后较为杂乱的脂肪波。可以通过声波波形是否由单高波逐渐减低或者直接变成平段来判断 A 超扫描部位是视网膜或是视神经。当患者是高度近视或者合并后巩膜葡萄肿尤其是位于黄斑区的后巩膜葡萄肿,对于视轴的判断常常会出现误差,将导致术后的屈光目标出现误差。对此类患者应采用自动、手动、B超测量相结合的方法,力求获得最准确的测量结果。

此外,A超在测量过程中需要接触角膜表面,可引起患者不适,并存在角膜水肿、损伤及感染等风险。随着光学测量技术的出现,A超眼轴测量需求量逐渐下降,但是仍是白内障术前必不可少的检查。

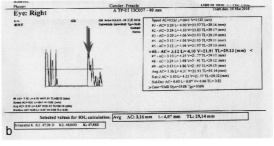

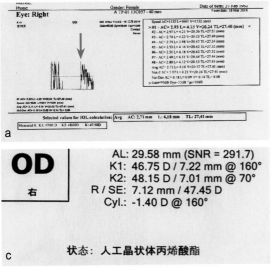

图 4-1-1 视网膜波形(红色箭头)未见到随后垂直的巩膜波形,测量方向并未垂直进入眼内(a);视网膜波形(红色箭头)与巩膜波形(绿色箭头)相邻(b),眼轴数据更加接近光学生物测量数据(c)

2. 光学生物测量　　1999 年,第一台非接触性光学生物测量仪 IOL Master(Carl Zeiss Meditec AG,德国)应用于临床,随后生物测量逐渐成为眼轴测量领域的金标准。光学生物测量的原理包括:部分光学相干原理(partial coherence interferometry,PCI)、低相干光反射原理(optical low coherence reflectometry,OLCR)、低相干光干涉原理(optical low coherence interferometry,OLCI)、扫频 OCT(swept source optical coherence tomography,SS-OCT)等。

光学生物测量设备采用了非接触的方式,不需表面麻醉,被测量者更舒适,同时避免了角膜损伤及交叉感染等风险。其测量范围是角膜前表面到视网膜色素上皮层间的距离,降低了 A 超测量过程中人为的误差,提高了生物测量的重复性与精准性。在测量过程中,患者注视仪器的固视灯,测量光束与视轴基本重合,较超声测量眼轴准确度提高,尤其是高度近视患者。避免了 A 超测量过程中对于后巩膜葡萄肿患者黄斑的识别困难问题。同时,部分采用 SS-OCT 原理的生物测量设备,可以观察到患者的黄斑区形态,保证了"真实视轴"的测量。

光学生物测量所测眼轴为角膜前表面顶点与视网膜色素上皮(RPE,retinal pigment epithelium)细胞之间的距离。超声所测量的眼轴为角膜前表面顶点与内界膜(inner limiting membrane,ILM)之间的距离。两种方法之间的差距大约是 200μm(即视网膜厚度)。不过光学生物测量仪出现之初,其眼轴测量结果是由浸润式超声测量法来校准的,已经将这 200μm 的差距减去,因此光学生物测量仪器的眼轴测量数据与浸润式超声基本一致,与接触式超声测量数据之间的差异是 A 超探头对角膜压陷所导致的误差,这个平均误差值也约为 200μm。

此外,光学生物测量设备操作简单,学习曲线短,在不同操作者、不同测量过程中的重复性好。而且测量时间短,一次测量可以获得多个生物学参数。同时,光学生物测量可精确到 0.01~0.02mm,而一般的 A 超结果只能精确至 0.10~0.12mm,B 型超声分辨力更低。

光学测量法易受到屈光介质混浊的影响,如中央角膜瘢痕、超重度白内障等,所以其并不能完全替代超声检查。因此,合理利用各自的优点及适当的联合应用可使白内障患者的眼轴测量尽可能准确,更有利于精确的 IOL 屈光力计算。

二、角膜曲率半径与角膜屈光力

通过传统的手动或自动角膜测量设备,可获得估算的角膜屈光力(K 值)。其测量原理是通过设备测量获得角膜前表面曲率半径,随后根据基于 Gullstrand 简单模型眼模型计算出全角膜屈光力。

$$K = \frac{1.337\,5 - 1}{r}$$

K:角膜屈光力(D)。1.337 5:角膜屈光指数。1:空气屈光指数。r:角膜曲率半径(m)。在 Gullstrand 简单模型眼中,角膜被作为一个薄透镜模型,其前后表面曲率半径比值(角膜屈光指数)确定为 7.7mm/6.8mm(1.337 5)。Javal-Schiotz 手动角膜曲率计和大部分角膜地形图仪所采用的角膜屈光指数均是 1.337 5,而其他类型的角膜曲率测量设备可能会采用不同的屈光指数,例如 1.336(Haag-Streit)、1.332(Zeiss)、1.338(Hoya)。光学生物测量仪的角膜屈光指数是可以选择的,IOL Master 的默认指数值为 1.337 5,但是也可以设置为 1.332。因此,采用不同设备所测量的角膜前表面曲率半径一致时,也可能出现角膜屈光力不一致的结果,之间的差异甚至会达 0.8D。在临床生物测量设备研究比较中,建议采用角膜曲率半径作为研究对象,这样可以获得较好的一致性结果。而在临床工作中,也建议选择某一种角膜屈光力设备作为常用设备,这样可以减少由于不同设备设置不同带来的数据偏差(图 4-1-2)。

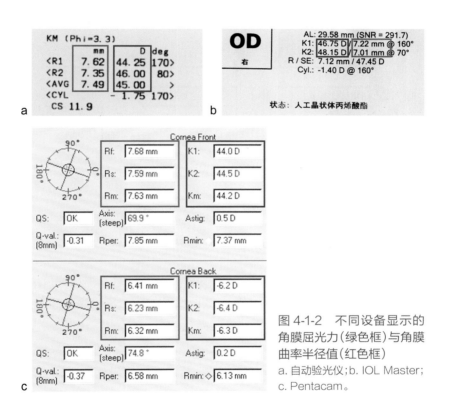

图 4-1-2　不同设备显示的角膜屈光力(绿色框)与角膜曲率半径值(红色框)
a. 自动验光仪;b. IOL Master;
c. Pentacam。

　　另外,不同的角膜曲率计所测量的角膜前表面曲率半径的范围有所不同,比如:1.25mm、1.5mm 或者其他值。对于一些特殊案例,例如放射状角膜切开术(radial keratotomy,RK)后的角膜屈光力测量,可能需要选择小范围的角膜屈光力。对于基于 Placido 环原理的角膜地形图或者 Scheimpflug 原理的眼前节分析仪(如 Pentacam),可以获得大量的角膜曲率数据,最终通过计算机模拟出接近传统角膜曲率计所测量的 K 值,称为 SimK。

　　对于大多数正常眼,采用屈光指数进行计算的估算/模拟角膜屈光力相当准确。然而,既往接受过近视或者远视激光光学角膜切削术或激光辅助原位角膜磨镶术的眼睛,角膜前表面中央部分变平坦或者变陡峭,角膜前后表面曲率半径的比值不再维持原有的系数,因此所估算的全角膜屈光力值并不等于真实的角膜。因此对于这些病例,并不能采用传统的角膜曲率设备进行评估,而是需要采用全角膜曲率测量设备,这些设备包括基于 Scheimpflug 原理的眼前节分析仪器 Pentacam、基于 SS-OCT 原理的 IOL Master 700 等设备,这些设备可以提供基于角膜前表面所估算的模拟角膜屈光力,也可以提供基于实际测量前后角膜表面曲率的全角膜屈光力,对于屈光手术后白内障病例的人工晶状体计算会更加准确。但是由于目前人工晶状体计算公式是基于角膜 K 值估算的,因此采用全角膜测量 K 值进行计算人工晶状体屈光力包括散光矫正型人工晶状体 Toric 还有一定的偏差,需要进行 a 常数的修正(图 4-1-3)。

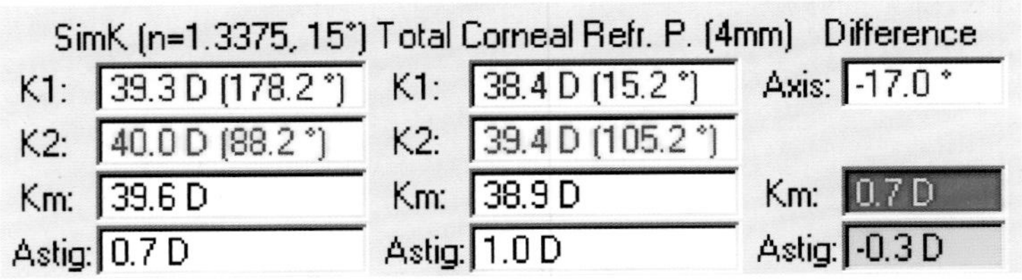

图 4-1-3　近视角膜屈光术后的模拟角膜屈光力数值(SimK)及全角膜屈光力值(Total Corneal Refr. P, TCRP)

三、前房深度、晶状体厚度以及水平"白到白"

1. 前房深度　IOL 的有效位置与前房深度等因素有关,因此在 IOL 屈光力计算过程中,需要进行前房深度的测量。一般白内障术前检查所提及的前房深度是角膜顶点到晶状体前表面顶点之间的距离,与有晶状体眼后房型人工晶状体(implantable collamer lens,ICL)植入手术所提及的前房深度不同。

前房深度测量的准确性直接影响术后的结果:前房深度测量值偏小,会导致计算的 IOL 屈光力偏小,术后出现远视误差;前房深度测量值偏大,IOL 屈光力计算值偏大,术后出现近视误差。这种误差在短眼轴的病例中会更加显著。

同眼轴测量相同,前房深度的测量方法分为超声生物测量和光学生物测量。接触式 A 超所测的前房深度一般要比光学生物测量方法或者 Scheimpflug 相机方法所测的数据小 0.2~1.0mm。其原因可能与超声探头压迫角膜产生的压陷效应有关。而且在 A 超测量普及的年代,人工晶状体屈光力计算公式基本上没有选择 ACD 作为人工晶状体计算的参数,因此对于 ACD 的需求并不高。随着光学生物测量设备的出现,以及同时期的第四代人工晶状体计算公式(如 Haigis 公式)将前房深度列入人工晶状体计算所需要参数,因此 ACD 成为关注的重点。这也和光学生物测量设备可以简便获得稳定的 ACD 数值有关。目前,越来越多的公式将 ACD 纳入计算所需参数,包括第四代、第五代以及更多的新型公式。这是硬件(生物测量设备)与软件(人工晶状体屈光力计算公式)相互推进了这一领域进步的结果。

2. 晶状体厚度　也与有效人工晶状体位置有关。与前房深度一样,直到光学生物测量设备(如光学低相干反射测量仪 Lenstar LS 900)出现之后,晶状体厚度才能简单且稳定地被测出。随后在一些人工晶状体计算公式中(如 Olsen、Barrett 公式等),将晶状体厚度加入计算所需参数中。不过在正常情况下,晶状体厚度对于人工晶状体屈光力计算或者术后屈光力偏差的影响相对有限,0.07mm 的晶状体厚度偏差大概会造成 0.03D 的术后屈光力偏差。但是对于某些特殊病例,如急性闭角型青光眼中的晶状体膨胀、球形晶状体等,晶状体厚度(包括前房深度)都是需要被考虑到人工晶状体屈光力计算过程中的。

3. 水平"白到白"　即水平角膜直径,也是可以选择的测量参数,在某些人工晶状体计算公式(如 Holladay 2)中也被使用。但是在临床工作中,其对于人工晶状体屈光力计算的重要性远远比不上其他的生物参数。但是部分研究者指出,"白到白"数据可能与晶状体囊袋大小有关,因此对于人工晶状体术后的居中性可能有一定程度的影响。

四、有效人工晶状体位置与 A 常数

眼球生物测量的最终目标是为了估算白内障手术后人工晶状体所处位置及其所需要的屈光力。除外上述这些生物学参数,有效人工晶状体位置还受到其他一些因素的影响,包括人工晶状体构型、晶状体厚度、悬韧带松弛程度、玻璃体腔压力等,术后的囊袋收缩也会导致人工晶状体位置的改变。因此,如何确定最终的有效人工晶状体位置(effective lens position,ELP)是人工晶状体公式一直以来的研究重点。在研究过程中,A 常数作为 ELP 的预测参数,最初由 IOL 制造商提出。随后,A 常数逐渐被转化为一个经验值,可以通过统计学方法优化,反映某一种人工晶状体在眼内 ELP 与计算值之间的偏差。不同公式所选用的常数不一样,包括 A 常数,SF(surgeon factor)常数,a_0、a_1、a_2、C 常数等。这些常数可能由厂商提供,也可能由人工晶状体计算公式开发者提供,或者由手术医生根据自己的手术后资料回顾分析获得。当术者针对某一种人工晶状体设定自己的个性化常数时,可以将系统性误差包括生物测量系统性误差、手术者因素(切口、撕囊大小)等包含在内,从而减少人工晶状体植入后屈光误差。目前在 https://iolcon.org/ 网站上可以获得比较全面的人工晶状体常数以及部分优化后的常数,医生可以由此作为参考,同时也可以上传自己的优化常数。

五、人工晶状体计算公式

人工晶状体屈光力计算公式最早是经验公式,Fyodorov 在 1970 年左右提出基于薄透镜原理的光学公式,随后各种各样的人工晶状体计算公式层出不穷。IOL 屈光力计算光学公式基本上是采用眼球生物测量参数进行 IOL 屈光力计算的。第一代、第二代公式选用了眼轴、角膜屈光力两个参数,从第三代 IOL 屈光力计算公式起将 ACD 列为计算 IOL 度数所必

需的参数,部分 IOL 计算公式还要求提供晶状体厚度(LT)、角膜水平直径,甚至性别及术前屈光状态等参数。但参数越多不仅增加了计算复杂性,而且并不等于有更准确的结果。此外,理论公式也从薄透镜模型进化到厚透镜模型,研究者进一步考虑了角膜的前后表面曲率半径、人工晶状体的厚度构型等因素,提高了在高度近视、角膜屈光术后白内障病例中的计算准确性。同时结合大数据、人工智能深度学习的方法,近几年来出现了更多的计算公式(表 4-1-1)。

目前大多数的医生及研究者认为经验公式(SRK Ⅰ、SRK Ⅱ)应该被淘汰,光学公式对于角膜曲率半径、眼轴长度、前房深度位于正常范围或者之间的、比例关系正常的眼球,结果还是可以接受的。但是对于高度近视(长眼轴)或者短眼轴的患者,就需要使用一些基于厚透镜模型、人工智能的人工晶状体计算公式。目前有不少研究者对于新型公式的准确性进行了研究,Barrett Universal Ⅱ、Kane、RBF 公式(2.0 版本)、EVO 1.0 公式都有着相当的精准性,而传统的 Haigis、Holladay 1(基于眼轴矫正)也不错。在长眼轴(>26mm)的患者中,如果采用眼轴矫正或者个性化常数,SRK/T 公式、Haigis 公式也有一定的准确性。但是对于眼轴大于 30mm 的患者,Haigis 公式就不太准确,需要选用其他的 Barrett Universal Ⅱ、Oslen 公式。对于这些公式在中国人群中的使用效果,仍然需要进一步总结摸索。

此外,临床工作中新型公式的获得/使用途径也是比较大的问题。虽然新型的光学生物测量设备上附带了一些公式(例如 RBF 公式、Barrett 公式),但是大多数新型公式可能需要上网在线计算。

六、散光矫正型人工晶状体计算

散光矫正型人工晶状体计算中需要关注角膜后表面散光情况,后表面散光会影响全角膜散光。目前除外各种厂商所提供的计算器,还有不少研究者 Barrett、Abulafia、Savini、Næser、Goggin、Holladay 都推出了各自研究的计算公式。而常规人工晶状体计算公式也推出了相应的散光矫正型人工晶状体计算器,例如 Barrett Toric 计算器、Kane Toric 计算器、EVO Toric 计算器。这些计算方法都被认为结果还不错,他们之间的差别主要在于对全角膜散光不同的估算方法。事实上这也是因为直接测量计算全角膜散光方法目前还不完全成熟,而且估算方法还可以考虑一些其他的因素,例如人工晶状体倾斜等。

七、角膜屈光手术后的人工晶状体计算

在角膜屈光手术后,角膜前后表面曲率关系发生了改变。在近视准分子激光原位角膜磨镶术/准分子激光角膜表面切削术(LASIK/PRK,laser-assisted in situ keratomileusis/photorefractive keratectomy)手术后,角膜中央前表面变平,角膜曲率指数变低;而在远视矫正术后,角膜中央曲率变陡,角膜曲率指数变高。在这些病例中,如果采用薄透镜公式,由前表面曲率和经典角膜曲率指数进行计算全角膜屈光力,从而会导致全角膜屈光力误差——角

表 4-1-1 人工晶状体屈光力计算公式分类及其特点

新型分类方法		计算公式	原分类方法	所需数据	ACD/ELP 有关常数	特点
历史验光经验公式		历史经验公式		历史验光资料	N/A	准确性差
Gullstrand 简单眼模型公式		Fyodorov Colenbrander Van-Der-Heijde Hoffer	第一代公式	AL,K 值	ACD 常数	薄透镜公式 采用固定的 ACD 常数
回归公式（Regression）		SRK I	第一代公式	AL,K 值	A 常数	数据回归分析 固定 A 常数
		SRK II	第二代公式	AL,K 值	A 常数	在 SRK I 基础上，将不同眼轴长度分为 3 个区段
光学折射公式（Vergence）	2-变量公式	SRK/T	第三代公式	AL,K 值	A 常数	T 代表理论公式 采用薄透镜原理
		Hoffer Q	第三代公式	AL,K 值	pACD	薄透镜公式
		Holladay 1	第三代公式	AL,K 值	SF 常数	薄透镜公式
	3-变量公式	Haigis	第四代公式	AL,K 值,ACD	a_0,a_1,a_2	薄透镜公式 相比其他三代公式，增加了 ACD 对于 ELP 的预测
		Ladas Super Formula	新型 IOL 计算方法	AL,K 值,ACD	a_0,a_1,a_2,A 常数,pACD,SF	通过三维模型对 Hoffer Q, Holladay 1, Holladay 2, SRK/T 进行最佳选择
	5-变量公式	Barrett Universal II	第五代公式	AL,K 值,ACD,LT（可选）,角膜水平直径（可选）	lens factor	厚透镜公式（ray tracing 原理）考虑曲率半径,人工晶状体构型

续表

新型分类方法		计算公式	原分类方法	所需数据	ACD/ELP 有关常数	特点
光学折射公式（Vergence）	7-变量公式	Holladay 2	第四代公式	AL、K值、ACD、LT、角膜水平直径、术前屈光状态、性别	ESF	薄透镜公式 采用7个参数 对于长眼轴，需要使用 Wang-Koch 方法进行眼轴长度修正
	8-变量公式	Hoffer H-5	第五代公式	AL、K值、ACD、LT、角膜水平直径、性别、种族	不详	薄透镜公式
		Hill-RBF	新型IOL计算方法	AL（光学测量值）、K值、ACD、LT、角膜水平直径	相应网站上的优化常数，如果没有列举率，请参考 SRK/T 的 A 常数	基于 AI 的大数据下，数学模式识别的 IOL 预测方法，无须估计有效 IOL 位置（ELP），能从随机的数据点中找出明显的现象
		Fullmonte IOL	新型IOL计算方法	AL、K值、ACD	不详	比较早期的
		Ladas Super Formula AI	新型IOL计算方法	AL、K值、ACD	a_0,a_1,a_2,A常数 pACD、SF	Ladas Super Formula 的升级，通过术后屈光状态的大数据 AI 学习，实现人工智能对不同公式的最佳选择
人工智能（Artificial Intelligence, AI）		Kane	新型IOL计算方法	AL、K值、ACD、LT、CCT、性别	不详	光学公式（特别考虑了人工晶状体主光学平面），结合了大数据和 AI 算法
		PEARL-DGS公式	新型IOL计算方法	AL、K、ACD、LT、WTW、CCT	A常数	将预测角膜后表面曲率及预测 ELP 的两种 AI 算法相结合，通过使用单一折射率和不同折射率的方法对每眼进行轴计算，来预测 IOL 度数

续表

新型分类方法	计算公式	原分类方法	所需数据	ACD/ELP 有关常数	特点
光线追踪 Ray Tracing	Olsen ray-tracing	第五代公式	AL、角膜前后表面 K 值、ACD、LT、角膜水平直径	c 常数	根据术前 ACD 与 LT，采用 c 常数来预测 ELP
	OKULIX	第五代公式	AL、K 值、ACD、角膜水平直径		
厚晶状体公式	EVO	新型 IOL 计算方法	AL、K 值、ACD、LT（可选）、角膜水平直径（可选）	A 常数	厚晶状体公式，考虑生长发育过程中角膜曲率与眼轴、晶状体位置匹配的因素
	Naeser 2 formula	新型 IOL 计算方法			厚晶状体公式，考虑人工晶状体的前后表面曲率半径眼轴也进行了优化
	Panacea	新型 IOL 计算方法			

ACD = anterior chamber depth，前房深度；AL = axial length，眼轴长度；CCT = central corneal thickness，中央角膜厚度；K = keratometry，角膜曲率；LT = lens thickness，晶状体厚度；WTW = white to white，白到白。

膜屈光力在近视矫正病例中被高估,而在远视矫正病例中被低估。其结果是,在近视矫正病例中,IOL屈光力被低估,患者术后发生远视漂移,而最初的远视患者在屈光手术和随后的白内障手术之后发生近视。

同时,如果IOL计算方式是基于角膜曲率来计算ELP,那么对ELP的预测也是不正确的。近视LASIK术后患者的角膜会变平,从而导致IOL的预测位置更靠前,IOL的度数偏小,从而使患者术后出现远视的屈光结果。对于远视LASIK术后的患者,其角膜会变陡,使预测的IOL位置更靠后,导致IOL屈光力偏大,从而导致近视的屈光结果。

因此,对于角膜屈光手术后白内障手术的人工晶状体屈光力计算,应该选择全角膜屈光力数据(包括采用SS-OCT、Scheimpflug方法实际测量值)或者一些角膜屈光力修正方法,同时选用非角膜K值依赖的ELP计算方法;或者直接选择一些厚透镜计算方法来计算。ASCRS网站上提供了一些计算方法(adjusted Atlas、Masket、modified-Masket、Wang-Koch-Maloney、Shammas-PL、Haigis-L、Galilei、Barrett True-K),其中Barrett True-K方法的结果值得信赖。

对于角膜RK手术,由于并不会改变角膜前后表面曲率比值,因此可以选择靠近视轴区域的角膜曲率(例如3mm区域)作为参数进行计算。在一些研究中认为,Barrett True K for RK的方法可以获得比较准确的结果。

如今一些基于人工智能或者厚透镜模型的新型公式也推出了针对屈光术后人工晶状体屈光力的计算公式,包括EVO 2.0、panacea、Pearl-DGS等公式,但是具体准确性有待研究。

八、小结

光学生物测量技术将白内障手术带入屈光时代,从根本上改变了白内障手术。但是目前,不同的生物测量仪还不能互换使用,因此医生要熟悉自己常用的生物测量仪,对所测得的生物参数的准确性作出正确评估。同时,建议各手术医生收集足够数量的常用IOL的手术数据,建立自己的屈光性白内障手术质量控制体系,根据自己的技术、手术设备、生物测量仪、验光师及技术团队建立个性化的IOL常数。对于特殊病例,选用合适的人工晶状体计算公式并联合个性化IOL常数会获得更精准的效果。

对于长眼轴、短眼轴,精准地测定眼轴长度、角膜曲率、前房深度、晶状体厚度等数据,采用厚透镜模型及大数据深度学习等人工晶状体计算公式将有效地减少术后的屈光误差。而对于角膜屈光术后白内障患者的脱镜高期望,如何有效地采用更新的角膜曲率设备来准确地评估真实角膜屈光力,是解决问题的关键。

(陈　旭)

第二节　术前用药

白内障术前用药包括患者局部用药及全身用药。白内障局部用药主要预防围手术期感染、降低炎症反应,以及防治干眼等。白内障手术是微创手术,通常无需全身用药,但白内障患者多为老年人群,可能合并一定的全身性疾病,因此围手术期,部分患者可能需要调整全身用药。

一、术前局部用药

1. **局部抗菌药物**　感染性眼内炎是白内障手术后严重并发症之一,对于白内障术后眼内炎的发生需要联合多种措施。术前及手术当天,术眼结膜囊内局部滴用抗生素滴眼液,能够在结膜囊内有效减少细菌量,并且药物在术眼前房内达到一定的抑菌浓度,从而有效预防术后感染性眼内炎。目前主要应用的是氟喹诺酮类滴眼液,其具有抗菌谱广,以及良好的药物动力学。通常用法为术前连续滴用 1~3 天,每天 4 次;若仅用 1 天,则频繁滴用每天 6~8 次。

2. **控制非感染性炎症的药物**　白内障手术操作、眼内物理化学因素改变或者血-房水屏障的破坏引起的抗原刺激,均可能导致白内障术后非感染性炎症。控制非感染性炎症的药物包括糖皮质激素以及非甾体抗炎药物。糖皮质激素是最常用的抗炎药物,但长期使用可能诱发激素性青光眼等并发症,因此使用过程中需要密切随访观察。非甾体抗炎药物不仅可以抑制炎症反应,而且可以抑制术中瞳孔缩小,以及降低术后黄斑囊样水肿的发生概率。但该药物的眼表刺激作用较强,可能导致点状角膜炎,甚至角膜溃疡等,使用中同样要密切随访观察。

对于常规的白内障手术,术前可以不用抗炎药物。但对于术后炎症反应可能严重的患者,如合并葡萄膜炎、糖尿病、高度近视、青光眼的患者,或者儿童白内障手术,以及其他类型的复杂白内障患者,建议术前局部滴用抗炎药物。对于术眼瞳孔难以散大的患者,或者预计术后黄斑囊样水肿发生概率高的患者,或者拟行飞秒激光白内障手术患者,建议术前局部滴用非甾体抗炎滴眼液。

3. **防治干眼的药物**　白内障患者通常为老年人,常伴有不同程度的睑板腺功能障碍,以及手术操作的影响,不少患者术后出现干眼症状。对于术后干眼的防治,需要围手术期采用多种措施。其中对于术前已有干眼的患者,可以局部滴用人工泪液,建议用不含防腐剂的滴眼液,或者促进泪液分泌的滴眼液。对于泪膜脂质层异常的患者,可考察使用含脂质成分的人工泪液。

二、术前全身用药

1. 控制血糖浓度 目前没有国际公认的白内障围手术期血糖控制标准,参考美国糖尿病协会推荐在外科手术病房将血糖控制在 5.5~10.0mmol/L。

2. 控制血压 目前对于眼科手术并无统一的围手术期血压控制标准,通常参考外科围手术前期高血压患者血压控制目标为 160/100mmHg 以内。

3. 抗凝及抗血小板药物 已经有相当多的大样本研究证明,阿司匹林、华法林、氯吡格雷等药物对局麻下白内障手术的术中及术后出血风险无显著影响,一般可以不用停药。

4. α_1 肾上腺素能受体拮抗药 α_1 肾上腺素能受体拮抗药作用于松弛膀胱颈、尿道、前列腺平滑肌,促进尿液的排出,用于治疗良性前列腺增生,如坦洛新等。以及部分降血压药物,如 β 受体拮抗药拉贝洛尔、卡维地洛均有 α_1 肾上腺素能受体拮抗药活性。非选择性 α 肾上腺素能受体拮抗药对瞳孔括约肌有抑制作用,因此可能诱发虹膜松弛综合征(intraoperative floppy iris syndrome,IFIS),发生于大约 2% 的白内障手术中,其特征为虹膜松弛或隆起、术中瞳孔进行性缩小、虹膜自手术切口脱出三联征。术前停用坦索罗辛并不能降低 IFIS 的危险,因此无需停药。

对于有上述用药史的患者,若行白内障手术,需要警惕可能发生 IFIS。建议术前局部用阿托品散瞳,同时术中备好相关处理措施,以应对相关并发症。

总之,全面的术前评估,针对患者的个体差异,针对性制订全身用药,以及局部用药方案,是保证白内障围手术期的重要措施。

（周 莉 王 勇）

02

|第二篇|

超声乳化手术操作

第五章　手术基本操作及并发症处理

第一节　麻　醉

对于眼科医生来说,麻醉的目的是镇痛和减少患者术中眼球转动。眼部手术的麻醉分为全身麻醉和局部麻醉。目前白内障手术多采用局部麻醉。全身麻醉主要用于儿童手术、精神紧张难以自控、痴呆、不受控制的运动障碍难以配合手术的成人手术。

一、眼科常用局部麻醉药

凡能阻断周围神经末梢和纤维的传导,使相应的局部组织暂时丧失感觉的药物称为局部麻醉药。局部麻醉药在眼科中应用广泛。其给药方式有:将药液滴入结膜囊内,称为表面麻醉;将药液局部注射,包括浸润麻醉和传导阻滞麻醉。

1. **表面麻醉药**(topical anesthetics)　滴入结膜囊内的药液能麻醉黏膜的感觉神经末梢。常用的表面麻醉药有丁卡因、盐酸奥布卡因和盐酸丙美卡因。具有良好的表面穿透作用,频繁用药可对角膜上皮有轻度损害,产生角膜上皮荧光素点状着染,影响角膜上皮的创伤修复。偶见局部过敏反应。盐酸奥布卡因平均麻醉显效时间为 16 秒,麻醉维持时间平均为约 14 分钟。盐酸丙美卡因通常在 30 秒内出现麻醉作用,维持约 15 分钟,白内障手术可使用 1~2 滴/5~10 分钟,3~5 次。

2. **浸润麻醉和传导阻滞麻醉药**(local anesthetics for injection)　向皮下或较深部组织中注射药液,麻醉感觉神经末梢及纤维,称为浸润麻醉。根据眼科手术部位和种类,有眼轮匝肌麻醉、球结膜下麻醉、球筋膜下麻醉和皮下麻醉等。将药液注射于神经干周围或神经干内,麻醉该神经支配的区域,称为传导阻滞麻醉,如球后麻醉。眼科常用于浸润麻醉和传导阻滞麻醉的麻醉药有利多卡因和布比卡因,后者作用时间较长。局麻药如果在注射部位快速大量地吸收,特别是意外注入血管内,可能发生严重的全身副作用。

（1）利多卡因(lidocaine)对组织刺激小,组织穿透力强,因此也可作为表面麻醉药。常用浓度为 1%~2%。起效快,注射后约 1~3 分钟起作用,持续 1~2 小时。最大安全剂量在不加肾上腺素时可达 4.5mg/kg,加肾上腺素时则可达 7mg/kg。不加防腐剂的 1% 利多卡因可进行前房内麻醉,应用于白内障手术。

（2）布比卡因(bupivacaine)眼科常用浓度 0.75%,为长效局麻药,起始作用慢,持续作用长达 6~10 小时。最大安全剂量,在不加肾上腺素时可达 200mg,加肾上腺素时则可达 250mg。对于预计手术时间较长的复杂白内障手术,可使用 0.75% 布比卡因和 2% 利多卡因混合液进行眼轮匝肌和球后麻醉,起效快且维持时间长。

二、麻醉方法

1. 表面麻醉(topical anaesthesia)　滴入结膜囊内的药液能麻醉黏膜的感觉神经末梢。表面麻醉可麻醉结膜和角膜,常用的表面麻醉药有丁卡因、盐酸奥布卡因和盐酸丙美卡因。具有良好的表面穿透作用,频繁用药可对角膜上皮有轻度损害,产生角膜上皮荧光素点状着染,影响角膜上皮的创伤修复。偶见局部过敏反应。

2. 前房内麻醉(intracameral anaesthesia)　单独使用表面麻醉仅能满足部分患者的要求,联合前房注射利多卡因麻醉效果会更好。

可使用无防腐剂 1% 利多卡因前房内注射进行麻醉,或可与黏弹剂联合前房内注射。研究表明,前房内利多卡因麻醉对角膜内皮是安全的。

3. 浸润麻醉

(1)结膜下麻醉(subconjunctival anaesthesia):用 25G 针头,注射时针尖要避开血管挑起结膜,使结膜紧张,然后快速刺入进针,亦可用小镊子提起结膜后进针。做前部球结膜剪开前,入针位置可选直肌止端旁侧,刺破球结膜后即注入麻药,待结膜隆起后再稍向前推针。为防止刺破表层巩膜血管,入针后针尖斜面应平行朝向巩膜,注射后可用头部光滑和扁平的手术器械把麻醉药推压至所需麻醉的区域。

(2)筋膜囊下麻醉(sub-Tenon's anaesthesia):把麻醉药注射到筋膜囊和巩膜之间,以麻醉睫状神经的分支,用镊子夹起距角膜缘约 5~10mm 处的结膜和筋膜囊,针头朝向眼球赤道部巩膜表面进针,麻醉药应渗透到整个手术区域。

4. 神经阻滞麻醉

(1)球后阻滞麻醉(retro-bulbar anaesthesia):在眼球后的肌锥内注入麻醉药物,以阻滞第 3、4、6 脑神经,以及第 5 脑神经分支,使眼球固定不动,并使结膜、角膜、葡萄膜的知觉消失。同时可降低眼肌张力,令眼眶内血管收缩,有降低眼压的作用。

用 35~40mm 长、针尖稍顿的 61/62 号针头,从眶下缘的外、中 1/3 交界处让针头斜面朝向眼球,经皮肤刺入眶,或先拉开下睑,在相应位置经下穹窿结膜刺入眶内数毫米。嘱患者将眼球转向鼻上方,针尖紧靠眶下壁刺入,待针尖穿过眶隔膜进入眶内脂肪组织,进针深度达 20mm 越过眼球赤道部或针尖碰到眶底骨壁后,将进针方向改为向鼻上方倾斜 30° 角,待入针深度达 25~30mm 针尖抵达视神经和外直肌之间,先反抽注射器,观察无回血,即可向肌锥内注射麻醉药。一般白内障手术可注药 3~3.5mL。进针的总深度不宜超过 35mm,也不要过于偏鼻侧,以免误伤较大的眶内血管或刺伤视神经。球后注药完毕,拔针后用纱布间歇对眼球加压 5~10 分钟。每加压 10~20 秒与放松 5~10 秒交替进行,可促进麻醉药扩散,降低眼压及减少球后出血。

并发症：最常见是球后出血。如反抽注射器有血，表示刺伤球后血管，应立即拔针，并用纱布做间歇指压止血，如出现眼球逐渐突出、眶压升高、眼睑闭合困难及上睑下垂，应取消手术并对术眼进行加压包扎，一般 2~3 天后再考虑手术。球后麻醉在少数病例会造成永久性视力损害，这是由于针尖直接损伤视神经，破坏其血供或进针深达视神经管造成视神经压迫性缺血所致。球后麻醉的另一严重并发症是刺穿眼球，在高度近视眼患者应尤为注意。

（2）球周麻醉（peri-bulbar anaesthesia）：将麻醉药注射到肌锥外的眼球周围软组织内，让药物自行扩散到肌锥内达到麻醉作用。

一点注射法：用 30mm 长 61/62 号针头，在眶下缘的中、外 1/3 交界处经皮肤刺入 6.5mm 深，先注入少许麻醉药，形成一小丘，再向眶底方向进针 15~20mm 深，回抽无回血后，于该处注入麻醉药 3~8mL，纱布按住刺入部位的皮肤，拔出针头，间歇压迫及按摩眼球 10 分钟。

两点注射法：第一点注射位置及方法同上，但药量为 4mL 左右。第二点注射从眶上切迹处刺入，针尖的进针方向与眶内侧壁平行，至 25~30mm 深处，回抽无回血后，注入麻醉药 2~3mL。间歇压迫及按摩眼球 10 分钟，使麻醉药扩散。球周麻醉注入药量的多少个体差异较大，注药后以眼球呈现微突状态、上睑皮肤皱褶消失、上睑下垂及眼球不能转动则表示麻醉药注射量已够。

由于球周阻滞麻醉的注射针尖不进入球后肌锥内，它依靠麻醉药扩散渗入肌锥内，产生与球后麻醉相同的镇痛和抑制眼球转动的作用。球周麻醉出现严重并发症的风险较球后麻醉低。

（梁先军）

参考文献

1. 葛坚，王宁利. 眼科学（八年制）. 3 版. 北京：人民卫生出版社，2015.
2. 李绍珍. 眼科手术学. 2 版. 北京：人民卫生出版社，2000.
3. ROGER F STEINERT. 白内障手术学. 刘奕志译. 北京：人民军医出版社，2012.
4. CHRISTOPHER LIU，AHMED SHALABY BARDAN. Cataract Surgery Pearls and Techniques. Berlin：Springer Nature Switzerland AG，2021.

第二节　切口的制作

理想的手术切口应满足制作简单、便于操作、结构和功能损伤最小的特点。眼球手术切口还要考虑切口对屈光的影响，切口越长、距离角膜中心越近引起的角膜散光越大。

切口的选择应该考虑眼球局部和全身情况，透明角膜切口可以避开抗青光眼手术滤过泡，有出血倾向的患者可以避开血管丰富的巩膜。巩膜隧道切口或角膜缘切口适合放射状角膜切开患者,可以减少放射状切口裂开的可能性。所有切口都应该避开角膜病变部位,如角膜变薄、瘢痕、胬肉增生等部位。

手术切口的规范制作非常重要,切口影响后续每一个步骤的操作,一个失败的切口可能造成撕囊困难、前房不稳定、后囊破裂、切口漏水、眼内炎等并发症。切口的制作要求手要稳、准,心态要平和,平时可以多做手部精细、稳定性训练。

一、巩膜隧道切口

1. 操作技巧 眼球上方沿角巩膜缘弧形剪开结膜做以穹窿为基底的球结膜瓣,向上分离暴露上方巩膜,拟做切口部位巩膜电凝或烧灼止血。使用 15° 刀或隧道刀在巩膜做呈直线或反眉弓形巩膜外切口,中心顶点距角巩膜缘 1.0~2.0mm,切口的深度为巩膜厚度的一半。用半月形的巩膜隧道刀沿巩膜弧度保持在 1/2 巩膜深度,由外切口向前和向两侧分离巩膜板层至角膜缘,然后稍抬起刀尖沿角膜弧度向前越过角巩膜缘,达到透明角膜部分,当巩膜隧道刀到达角膜缘内 1.0mm 时退出,再用 3.0mm 角膜切开刀通过巩膜隧道直接在虹膜平面进入前房(二维码 5-2-1)。

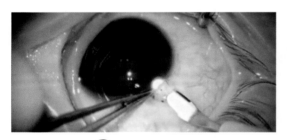

二维码 5-2-1 视频 巩膜隧道切口

侧切口位于主切口左侧大于 90° 在角膜内,用 15° 刀做侧切口。侧切口刺入方向与虹膜平面平行,刺入 15° 刀的一半到全部,保证切口宽度,完成侧切口。侧切口为单平面,不像主切口需要不同平面及严格的隧道长度控制,主切口完成后如果前房变浅或消失,可先注入黏弹剂再完成侧切口的制作。

2. 操作精解 主切口位置可以在术者习惯的右侧,也就是患者右眼的颞上方或左眼的鼻上方。也可根据具体情况,如避开角膜病变、角膜陡峭轴切口矫正散光处选择合适的切口位置,术者可相应调整座位以方便手术操作。

分离隧道要保持在 1/2 巩膜深度,合适的深度应该隐约看到巩膜隧道刀潜行分离运动,如果清晰地看到巩膜隧道刀表明太浅,如果完全看不到表明太深,隧道太浅,后续手术过程中容易损伤隧道造成漏水,太深容易过早进入前房造成虹膜反复脱出,严重者甚至损伤睫状体造成大量出血。

　　分离隧道深度要保持均匀,平面的巩膜隧道刀在弧形巩膜上分离容易出现中央厚两边薄的隧道,一定按照巩膜弧度在一个层面上做弧形运动进行分离,才能做成深度均匀、强度可靠的巩膜隧道。

　　巩膜隧道的外口要略大于 3.0mm,便于 3.0mm 角膜切开刀进入分离好的隧道而不损伤巩膜,角膜切开刀进入角膜内 1.0mm 隧道顶端,轻轻抬起刀的尾部,刀尖下压平行虹膜方向进入前房,不要在角膜层间运行太远造成隧道过长。

　　巩膜隧道切口最大的优势之一就是当后囊破裂有坠核风险时可以很方便扩大切口,沿隧道两侧扩大切口,内切口大于外切口便于晶状体核娩出,同时术源性散光影响最小。

二、透明角膜切口

　　透明角膜切口具有制作迅速,方便手术操作,不破坏结膜、巩膜组织、不出血等优点被广泛应用,缺点是手术切口制作要求最高,切口制作不良容易出现手术源性角膜散光及切口闭合不良、眼内感染等问题。

　　透明角膜切口构型有三平面、两平面和单平面之分。具体如下面模式图(图 5-2-1~图 5-2-3)。

　　两平面透明角膜切口最为常用,切口密闭性好、容易掌握,下面就以两平面透明角膜切口进行介绍。

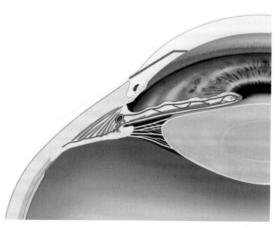

图 5-2-1　两平面透明角膜切口示意图

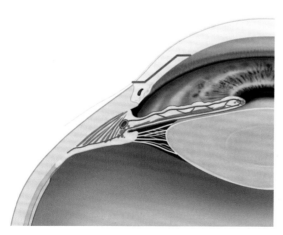

图 5-2-2　三平面透明角膜切口示意图

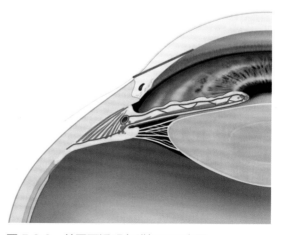

图 5-2-3　单平面透明角膜切口示意图

　　双刀透明角膜切口同时完成主切口和侧切口,通过两把手术刀控制眼位和制作切口,手术中不使用镊子接触球结膜,可以极致减少眼表损伤,术后患者结膜无充血、感觉舒适,在完成千例以上规范透明角膜切口后可以尝试使用。

　　飞秒激光透明角膜切口更接近角膜中心,分离切口或手术操作有时会有影响,没有表现出明显优势,而且设备昂贵。

1. 双平面透明角膜切口

　　(1)操作技巧:角膜隧道宽度根据手术需要可以有不同规格,以 3.0mm、2.4mm、2.2mm 最为常见,以 3.0mm 角膜切开刀为例,选用锋利的角膜切开刀或钻石刀,以结膜止点前透明角膜为起点,刀尖指向瞳孔中心,刀尖略高于虹膜平面做直线形切口穿过角膜上皮进入角膜实质层,保持在角膜基质层向前运行 1.5mm 后,刀尾抬起、刀尖稍向下转沿虹膜平面切开角膜后弹力层进入前房,角膜隧道长度 2.0mm,可做成 3.0mm×2.0mm 角膜隧道。

　　侧切口制作参考巩膜隧道切口。

　　(2)操作精解:制作切口前术者在大脑中对角膜形态和手术平面要有清晰的影像。角膜呈透明球形,手术刀在角膜基质内运行要达到 2.0mm,中间要经历一次调整,当角膜隧道即将达到 2.0mm 时,刀尖轻压刺入前房,使隧道形成两平面切口,规范的切口密闭性和可操作性都得到保障。切口制作的关键是要保持隧道主体位于角膜 1/2 厚度左右。刺入过浅,隧道前壁过薄,手术中容易撕裂隧道导致漏水,过深容易提前进入前房造成隧道过短。理解角膜的透明球形形态非常重要,平面手术刀在球形角膜上不能形成与角膜同一层次的隧道,形成的是中央深周边薄的隧道,隧道主体需要切口位于角膜 1/2 左右厚度才能保持切口稳定。

　　切口位置可以在术者习惯的右侧,如 135° 的位置,也可以位于角膜曲率最陡经线,起到矫正术前散光的作用,切口越靠近角膜中心矫正散光的作用越大,但太靠近角膜中心影响手术观察和操作,建议切口应该稳定在距结膜止点前透明角膜同一位置,以便有一个稳定的手术源性散光(SIA),同时可以避免球结膜损伤。

　　手术刀应该锋利,有标记的手术刀适合初学者判断隧道长度,钝刀不容易控制切口长度和平面,甚至突然刺入前房损伤前囊或下方角膜(二维码 5-2-2)。

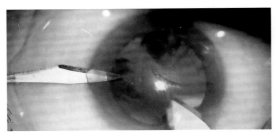

▶　二维码 5-2-2　视频　钝刀刺破前囊

太锋利的手术刀也要注意手术刀运行平稳,控制平面,否则容易提前进入前房,使隧道过短。

眼位调整非常重要,患者因为手术紧张而眼球上转,如果通过与患者交流仍无法获得理想眼位,可以先做侧切口注入黏弹剂,用辅助器械通过侧切口向下调整眼位完成主切口制作。

理想的透明角膜切口呈长方形3.0mm×2.0mm大小,角膜切开刀不能倾斜,避免隧道一边长一边短的不规则形。手术刀的刀尖指向瞳孔中心,不能向一侧偏斜,否则影响另一侧后续手术操作。不规范的切口影响手术操作和切口闭合。

初学者最常见的问题是隧道过短,造成术中虹膜反复脱出、术后切口闭合困难(图5-2-4)。

避免切口过短一定要注意保证隧道长度,角膜呈球形,穿刺刀一定按照角膜弧度保持在角膜1/2厚度左右层面运行使隧道达到2.0mm。角膜隧道过长,虽然切口密闭较好,但容易出现角膜皱褶影响手术观察,同时束缚超声乳化头,影响操作。原因主要是穿刺刀重复使用太钝造成穿刺困难形成意外长隧道,或手术刀尖上抬过多在角膜内行进过长。

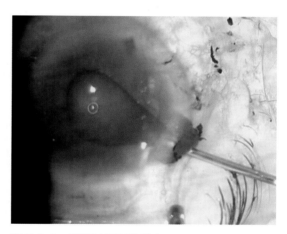

图5-2-4　隧道过短虹膜脱出

有时会发现切口不规则,隧道出现一边长一边短的现象,这种切口容易发生漏水,同时向长边操作时困难。主要原因为穿刺刀没有朝向瞳孔中心方向,出现向左或右偏斜,术中注意患者眼位及穿刺方向,可以克服。

初学者由于紧张,容易对眼球进行加压,造成隧道过短或前房突然消失刺破前囊。切口制作时采用悬浮操作不对眼球加压。

2. 双刀透明角膜切口　双刀透明角膜切口手术中不使用镊子固定眼球,器械始终不接触球结膜,可以极致减少眼表损伤,术后患者结膜无充血、感觉舒适(图5-2-5、图5-2-6),手术过程中使用手术刀、劈核钩、超声乳化头固定眼球,调整眼位,需要用力轻巧、手术技巧娴熟,手术各个步骤体现高效、最小损伤、极致的眼表保护。

(1)操作技巧:嘱患者睁眼调整角膜呈水平位,右手持角膜穿刺刀,左手持15°刀,刀刃向下刀背向上(刀背朝向术者位置),双刀相距大于90°,15°刀平行虹膜平面距结膜止点0.5mm处刺入透明角膜固定眼位,3.0mm角膜穿刺刀行规范透明角膜切口,双刀同时进入前房并同时撤刀完成主辅切口制作(图5-2-7)。

(2)操作精解:手术刀控制眼位:双刀透明角膜切口不使用镊子固定眼球,需要使用手

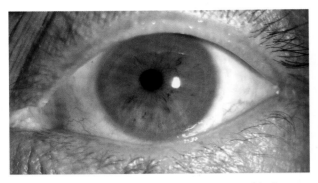

图 5-2-5　双刀透明角膜切口术后第 1 天无眼表损伤

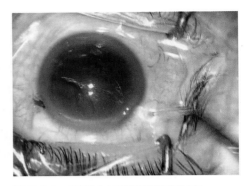

图 5-2-6　镊子夹持球结膜损伤出血

术刀在侧切口调整眼位,15° 刀刀背向上可以对抗构建主切口时向下的推力,起到部分镊子固定眼球的作用。因为刀刃向下,15° 刀不能控制眼球上转的力量,当眼球上转时可能造成辅切口意外扩大,做切口时应随时提防眼球上转。做切口前发现患者眼球上转与患者交流不能控制眼位时,可以翻转 15° 刀使刀背向下,在构建辅切口的同时向下调整眼位暴露上方角膜缘,方便主切口制作,此时注意不能用 15° 刀对抗主切口向下推力,避免造成辅切口意外扩大。所以一定要意识到 15° 刀背可以用力,进行眼位调整或对抗推力,而刀刃要避免用力,防止切口扩大。

　　辅切口选用矛形穿刺刀能够较好地控制眼位上下转,避免辅切口意外扩大,有条件时可以采用(图 5-2-8)。

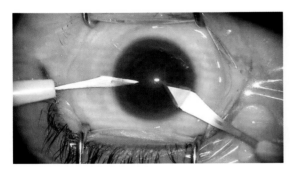

图 5-2-7　双刀透明角膜切口

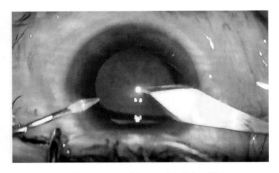

图 5-2-8　使用矛形刀的双刀透明角膜切口

　　主辅切口的制作需要一气呵成,中途不能撤刀。这需要熟练的技巧,中途撤刀会造成房水外流、前房变浅,影响切口制作的同时还会造成晶状体前囊、虹膜等眼内组织的损伤,同时低眼压会造成切口构建困难。如果切口漏水前房变浅,可以注入黏弹剂再完成切口。

　　尽量使用锋利的一次性穿刺刀,如果穿刺刀太钝或过于锋利不容易控制切口平面和隧道长度,造成隧道过长或过短,也容易损伤眼内组织。

　　双刀透明角膜切口可以减少器械更换及有齿镊固定眼球,所有器械通过两个切口完成手术操作,微创且高效。关键点是双手同时完成眼球固定和规范的切口制作,不能顾此失彼,重点关注高质量的主切口隧道构型和平面控制(二维码 5-2-3)。

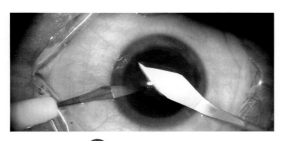

▶ 二维码 5-2-3　视频　双平面透明角膜切口

　　三平面制作相对烦琐,首先手术刀在角膜缘内做一个垂直切口达到 1/2 角膜厚度,穿刺刀找到切口沿着角膜弧度前行 1.5mm,抬起刀尾、刀尖轻压沿虹膜平面刺入前房(二维码 5-2-4)。

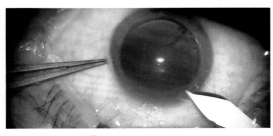

▶ 二维码 5-2-4　视频　三平面透明角膜切口

　　单平面对隧道制作精准度要求极高,入刀和出刀都在一个平面,切口稳定性取决于隧道长度精准,适合有一定切口制作经验后尝试(二维码 5-2-5)。

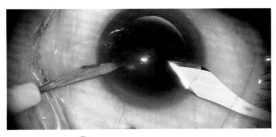

▶ 二维码 5-2-5　视频　双刀单平面透明角膜切口

三、角膜缘切口

角膜缘切口的位置介于透明角膜切口与巩膜隧道切口之间,切口制作、恢复比较快,术源性散光较小,预防感染能力较好,必要时可扩大切口,对于初学者安全性更高。

在放射状角膜切开术(radial keratotomy,RK)后的白内障患者,角膜缘切口可以减少角膜切口裂开的风险,在散光矫正型人工晶状体植入术中可以最大限度地减小手术源性角膜散光(二维码 5-2-6)。

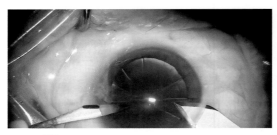

▶　二维码 5-2-6　视频　放射状角膜切开术后角膜缘切口

1. **操作技巧**　距角膜缘 1.0mm 球结膜处刺入球结膜及巩膜浅层,上抬手术刀尖沿着巩膜层间及角膜弧度进入透明角膜 1.0mm,抬起刀尾使刀尖下压平行于虹膜平面刺入前房完成主切口,隧道长度在 2.0~3.0mm 之间。

2. **操作精解**　穿刺点尽量避开结膜巩膜血管,避免出血影响手术操作。

角膜缘切口由于隧道被结膜覆盖影响观察,穿刺刀进入巩膜不要太深,以免提前进入眼球内造成隧道过短或损伤睫状体造成出血。

穿刺点避开 RK 切口或角膜变薄、巩膜病变部位。

四、切口相关并发症

1. **角膜切口**　超声乳化手术最常用的是透明角膜切口,常见问题有:①切口太窄,一般是因为前房浅等因素穿刺刀全宽没能完全进入前房或错误使用制式手术刀引起,切口窄造成超声乳化头进出切口困难,造成角膜形成放射状皱褶,影响手术者视线,切口挤压灌注套管,灌注液进入眼内减少,超声乳化头冷却受阻,引起切口灼伤,同时眼内灌注减少容易引起前房波动。②切口太宽,灌注液自切口漏出,前房不能保持,手术过程中前房一直浅,操作空间小,每一个步骤很难完成,虹膜脱出,并容易损伤后囊等重要组织。避免的方法是缝合一侧切口使切口与超声乳化头相适应。③切口靠前,距离角膜中心太近,容易形成角膜放射状皱褶,影响手术视线,并容易造成角膜内皮及后弹力层损伤。由于切口太靠前,超声乳化头进入切口的角度变垂直,整个手术过程切口被垂直的超声乳化头拉开闭合不全,造成如同切口太宽的危险。④切口靠后，容易穿破球结膜，手术过程中灌注液进入球结膜，使球结膜呈水泡样隆起，影响手术操作，这时需要扩大球结膜切口，排出结膜下积存液体。⑤角膜隧道过短，术中容易发生虹膜脱出，前房变浅，手术结束时前房不能形成，此时可在切口两端注水使切口水肿，如果不行可在辅切口注入空气形成前房，注意不要注入太多空气使眼压过高，如果还不能形成前房，只能缝合切口。⑥角膜隧道过长，超声乳化头及器械在切口中活动不方便，同时因距角膜中心较近，容易形成角膜皱褶，影响手术视线。⑦角膜隧道倾斜，角膜隧道应该做成 3.0mm×2.0mm 长方形，如果穿刺角膜时倾斜可造成隧道一边长一边短现象，存在隧道过长过短的缺点。

2. 巩膜切口　初学超声乳化手术因为有可能在术中改成囊外摘除大切口，因此应该优先采用巩膜切口。巩膜切口常见问题有：①太表浅的巩膜切口，它的前唇容易在过多的操作中撕裂，造成手术中灌注液的漏出，前房维持不好，勉强完成手术，也必须缝合切口，否则切口是不密闭的。②太深的巩膜切口，尤其是高度近视眼的患者，以及过量烧灼止血的患者，容易造成巩膜切口的穿通。而且比较深的切口，可能伤及深层的血管和睫状体，容易造成无法控制的前房积血。如果发现切口过深，应该采用另外的切口。③太短及太长的巩膜隧道切口，都不利于手术，在前面角膜切口中已经叙述。

3. 角膜缘切口容易出现球结膜水肿（图 5-2-9），术中出现明显的结膜水肿时可以扩大结膜切口，减少结膜下积水。

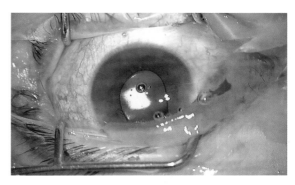

图 5-2-9　角膜缘切口术中球结膜水肿

（卢建明）

第三节　黏弹剂的应用

黏弹剂是一类非活性、透明的凝胶状溶液，具有黏性和弹性特性。通常，黏性被认为是液体性质，而弹性被认为是固体性质。

黏弹剂广泛应用于医学领域，在手术中所起的作用包括：黏弹性衬垫功能、假塑料物质功能、组织分离功能、软组织恢复器功能、黏性堵塞功能、黏性止血功能、黏弹性缓冲功能、黏弹性固定功能、光学透明界面功能等。

一、概述

在眼科，黏弹剂广泛应用白内障、青光眼、角膜等手术中，显著提高了手术的安全性和有效性,也是现代白内障超声乳化手术中不可或缺的眼科产品。眼用黏弹剂在白内障手术过程中参与前房的形成和维持,同时保持眼前节的光学透明性,保护角膜内皮和其他眼内组织。在复杂白内障手术中,例如硬核、成熟期白内障、浅前房、假性剥脱综合征、术中虹膜松弛综合征或联合青光眼手术,选择最合适的黏弹剂,可以降低相关手术并发症的发生率。

二、背景

1934 年,Karl Meyer 和 John Palmer(纽约哥伦比亚大学)从奶牛的玻璃体中分离出透明质酸,这被认为是眼科黏弹性装置(黏弹剂)发展的开始。匈牙利化学家 Endre Balazs 后来设法从公鸡鸡冠中提取纯透明质酸,并作为玻璃体替代品。1979 年,Robert Stegmann 博士和 David Miller 博士在白内障手术期间首次临床使用 1% 透明质酸钠。不久之后(1980—1983),Healon GV 获得美国食品药物管理局(FDA)的官方批准,开始在全球范围内销售。由于其具有保护角膜内皮和辅助白内障手术的优势,眼外科医生,包括 Steve A Arshinoff 等先驱,很快开始在临床工作中研究和探索这些物质。同时,硫酸软骨素、Viscoat 以及羟丙基甲基纤维素也逐渐成为黏弹剂的主要成分。

目前,市场化的黏弹剂不断推出,各有优势,但暂未证实哪种是最理想的。与黏弹剂的评价及优化设计相关的科学领域是流变学,流变学专家和眼科专家的共同目标就是在特定眼科手术中,确定其相应的流变学属性,以达到手术效果的优化,并在此基础上生产出特定用途的黏弹剂。20 世纪 80 年代开始超声乳化术逐渐成为白内障主流术式,由于黏弹剂类物质既可以保护角膜内皮细胞,同时维持手术操作空间,保持手术操作时的透明性,又便于从眼内清除,因此眼科学者和流变学家加快了有关黏弹剂的研究和应用。

三、黏弹剂的流变学和物理特性

前面提及,黏弹剂具有兼具固体和液体的属性,固体通过形状和体积的变化产生内应力,液体只有在体积发生变化的时候才能产生内应力。流变学是力学的一个新分支,指从应力、应变、温度和时间等方面来研究物质变形和/或流动的物理力学。眼科黏弹剂的流变学特征是由聚合物的化学结构、分子量、极性、纯度以及分子链的相互作用等特性决定的,相关的流变学概念有黏滞性、弹性、假可塑性、刚性、内聚性和弥散性、自适应黏性等,其物理特性与保护角膜内皮及眼内其他组织、维持前房、注入和清除的难易度有关。

1. **黏滞性**   是流体的一种属性。液体受外力作用移动时,分子间产生的内摩擦力叫黏滞力,液体具有黏滞力的性质称为黏滞性。一些流体具有恒定的黏滞性,称为牛顿流体,比如空气、水、硫酸软骨素;而一些流体的黏滞性随剪切率的变化而变化,称为非牛顿流体,比如通常用的黏弹剂透明质酸钠、羟丙基甲基纤维素等。黏滞性主要由分子量、浓度、温度、压强和所用溶剂类型的综合效应决定的。分子量越大,具有越高的黏滞性;温度升高,黏滞性降低。

2. **假可塑性**　是指非牛顿流体的黏滞性随剪切率的增加而减小,在零剪切率时仍保持有一定程度的黏滞性。假可塑性好的黏弹剂,当静止时(剪切率为 0.001~0.01/s),具有较高黏度,以便产生和维持手术空间;当以高速(剪切率为 1 000~10 000/s)通过注射针头时,具有较低黏度,便于推注入前房;当手术器械或人工晶状体从中滑过时(剪切率为 0.1~10/s)。其剪切力与剪切率之间的关系可通过幂律函数来表示(图 5-3-1)。

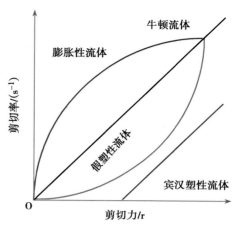

图 5-3-1　剪切力与剪切率之间的关系

3. **弹性**　是物体本身的一种特性,指的是物体发生弹性形变后可以恢复原状的一种性质。黏弹剂注入眼中后,压迫眼球,它能够帮助眼球恢复原状的能力。好的黏弹剂的弹性可使其在眼动脉搏动下留在眼内。在撕囊时,黏弹剂的弹性作用可使撕下的囊膜反折,以便重新夹住完成撕囊步骤。

4. **刚性**　是黏滞性和弹性的平方和的方根,又称复态黏度,即术者在移动某一物体穿过弹性物质时所感受到的抵抗力。

5. **内聚性和弥散性**　内聚性反映黏弹剂分子互相黏着、自身聚集程度的特性。内聚性与分子量有关,分子量越大,内聚性越强;小分子量黏弹剂则显示为弥散性。黏弹剂根据其流变特性分为两大类:内聚性和弥散性(表 5-3-1)。

表 5-3-1　内聚性黏弹剂与弥散性黏弹剂的比较

内聚性	弥散性
高黏度	更低的黏度
高分子量	低分子量
长链分子	短链分子
更多固体属性	更多液体属性
像凝胶一样	黏合和保护作用
高表面张力和高假可塑性	低假可塑性和表面张力
通过分子内键黏附在自己身上	黏附在组织和器械等外表面上,润滑注射器滤芯/人工晶状体
创造空间	高涂层能力
诱导和维持压力	更好地分隔空间的能力
更易于移除	相对难完全去除

内聚性黏弹剂:是具有高分子内黏附的高黏度材料,通过分子内相互作用很好地黏附在一起,因此可以抵抗分裂。由于其高分子量和长链,具有高表面张力和高程度的假可塑性。以透明质酸钠为代表,此类黏弹剂具有较高的假可塑性,可在前房中长时间创造和维持空间。在前房浅的眼中可以更好地压平反折的前囊瓣。同样,它们可用于在人工晶状体(IOL)植入过程中填充囊袋,以方便人工晶状体的安全植入。内聚性黏弹剂形成团块,在手术结束时更容易被移除。

弥散性黏弹剂:由于其较低的黏度和高涂层能力,可以像涂层一样涂覆眼内结构。具有低假可塑性和表面张力。由于这些特征,弥散性黏弹剂在原位的时间更长,对角膜内皮和其他眼内组织具有更好的保护作用。大多数黏弹剂也适用于润滑推注器盒,使折叠的人工晶状体更容易滑动和注射,如果外科手术时间很长,甚至可以应用于眼表(角膜上皮)的保护。同样,弥散性黏弹剂可以更好地分隔前后房,在后囊破裂后尤其有用。然而,从眼中完全去除弥散性黏弹剂要复杂得多,黏弹剂的残留可能导致眼压升高。

四、眼用黏弹剂简介

1. 眼用黏弹剂的常见类型主要包含以下三种成分。

(1)透明质酸钠(NaHA):分子量为 500 000~730 000Da。

(2)硫酸软骨素(CS):是一种酸性黏多糖成分。分子量为 479.368 00Da。

(3)羟丙基甲基纤维素(HPMC):是一种非离子纤维素醚,不同级别的甲基纤维素具有不同的聚合度,分子量为 10 000~220 000Da。

透明质酸钠几乎存在于脊椎动物的所有结缔组织中,由相对较长的线性多糖分子组成的大分子糖胺聚糖,在胚胎发育和生长过程中起着重要作用。透明质酸钠是构成细胞外基质(extracellular matrix,ECM)和胞间基质(intercellular matrix,ICM)的主要成分;在细胞间相互作用,细胞基质黏附,细胞迁移和细胞外组织中起一定的作用,加速伤口的愈合过程。也是天然生物润湿物质。

硫酸软骨素是一种黏多糖,与透明质酸一样,主要存在于细胞外基质的固体组织部位(例如软骨或角膜基质)中。用作眼科黏弹剂的硫酸软骨素,主要来自鲨鱼鳍软骨,分子量约为 20 000Da。

甲基纤维素是一种多糖,存在于棉花和木材中,但不存在于动物或人类中,由于其良好的润湿和涂层性能,通常用作润滑剂。人体不能完全代谢甲基纤维素,因此残留物会导致炎症。

白内障超声乳化手术早期,由于透明质酸钠比较贵,甲基纤维素在白内障手术中使用较多。现在透明质酸钠的价格已普遍下降,大部分白内障手术都选择使用透明质酸钠,目前国内市面上很少见到甲基纤维素。

2. 内聚弥散性黏弹剂或双黏弹剂系统的组合　有一些黏弹剂同时具有内聚和弥散的

特性,例如 DisCoVisc 或 Amvisc Plus。同时,内聚和弥散性黏弹剂也可以直接结合,以获得两者的优点。双黏弹剂系统将弥散性黏弹剂和内聚性黏弹剂结合在单独的注射器中。目的是更持久地维持前房和保护角膜内皮,同时也有利于撕囊和 IOL 植入以及手术结束时的去除。目前结合 Viscoat(弥散性)和 ProVisc(内聚性)的 Duo Visc 系统的例子是 CTwinvisc(弥散性和内聚性黏弹剂的组合,两者均由旁路塞系统隔开在单个注射器中)或 Healon D 与 Healon 或 Healon GV 的组合。

组合黏弹剂的另一种技术是 Steve A Arshinoff 在 1999 年描述的软壳技术。这种技术是同时使用两种黏弹剂。首先,将弥散性黏弹剂注射到眼睛中并涂覆角膜内皮。之后,在下面注射内聚性黏弹剂以压平晶状体前囊加深前房,并将弥散性黏弹剂进一步推向内皮。如果悬韧带较弱,弥散性黏弹剂可以向后推动玻璃体,而内聚性黏弹剂形成前房并保持压力。

3. 自适应黏性　随着 Healon 5 的商业发布,推出了一类新的黏弹剂,一款自适应黏性黏弹剂。同时具有内聚性和弥散性,能够根据手术操作的需要作出相应的改变,简化术者的操作步骤。市售自适应黏性黏弹剂的例子是 Healon 5、iVisc 和 BD MultiVisc。

五、黏弹剂在白内障手术中的应用

黏弹剂已成为现代白内障手术中不可或缺的工具,对手术的成功产生了巨大影响,其主要作用体现在以下几方面。

1. 填充作用　这是黏弹剂最常用的功能。几乎在白内障超声乳化手术全过程中均起重要作用。比如填充前房,提供足够的操作空间,维持光学透明性,便于撕囊的顺利完成,同时为水分离和水分层、张力环植入、人工晶状体植入等过程提供便利。

2. 保护作用　保护角膜内皮,减少机械冲刷及灌注液的直接接触。

3. 分离作用　在某些情况下,手术中要进行中央区连续后囊撕除。由于后囊紧贴玻璃体前界膜,在进行操作时,可能容易破坏玻璃体前界膜,给后续操作带来困难。所以在进行连续环形撕后囊时,可以将后囊与玻璃体前界膜分离开。通常是用黏弹剂完成,在撕后囊时,用针尖轻轻刺破后囊中央,尽量不要刺入太深,避免刺开玻璃体前界膜。在后囊中央刺开处,注入黏弹剂,缓缓推注,可见后囊与玻璃体前界膜间黏弹剂的交界面。也就是黏弹剂将后囊与玻璃体前界膜分离开。

4. 包裹作用　后囊破裂时,为了防止晶状体核块沉入玻璃体腔内,可以在核块周围注入黏弹剂,将玻璃体与晶状体核块分隔开,同时可包绕晶状体核块。如果核块与玻璃体彻底分开,核块游离,可以在核块下方远端缓缓注入平衡盐溶液,增加眼压,同时轻压主切口后唇,核块连同包绕着它的黏弹剂一起向主切口方向移动,小的核块可顺利通过切口移出至眼外。较大的核块也可移至主切口附近,以利于进一步操作。

5. 支撑压迫作用　晶状体悬韧带脆弱与部分断裂的时候,注入黏弹剂可以填充支撑囊袋,同时可压迫玻璃体,防止玻璃体向前房内疝出或者自切口脱出。

6. 止血作用　分离前房角时因为过度牵拉虹膜,可导致虹膜出血,可以在虹膜根部或房角处注入黏弹剂,可以起止血作用。

六、白内障手术中的黏弹剂选择

不同类型的黏弹剂可用于手术过程中的不同目的和不同阶段。例如,使用内聚性黏弹剂可以帮助扩大术前小且对散瞳剂无反应的瞳孔;压平前囊;并通过加深前房来创造手术操作空间;而弥散性黏弹剂是长时间保护角膜内皮的最佳选择。在植入 IOL 时,润滑人工晶状体装载腔或折叠人工晶状体时也需要弥散性黏弹剂,但其从眼睛中难以彻底清除并且更有可能增加眼压。由于这些原因,还有一些眼科用黏弹剂设备 OVD 同时包含两种类型的黏弹剂,也有特定的手术策略,例如软壳技术,该技术在彼此叠加的层中使用两种黏弹剂。所有这些方法的目标始终是结合黏性和弥散性物质的优点。

在复杂或具有挑战性的病例中,选择合适的黏弹剂尤其重要,例如硬核白内障、浅前房、小瞳孔和假性剥脱综合征、术中虹膜松弛综合征、悬韧带松弛、Fuchs 角膜内皮营养不良、后囊破裂伴有玻璃体疝,以及既往青光眼手术引起的低眼压等。在这种情况下使用的黏弹剂类型可能决定手术的成功、术后的结果,从而决定患者的整体满意度。因此,了解市售的黏弹剂并了解其特性非常重要,可以扬长避短。

1. 硬核白内障　对于眼科医生来说,硬核和全白白内障的手术仍然是一项挑战,因为并发症的风险较高,例如坠核、后囊破裂、角膜灼伤和角膜内皮损伤。尤其是较长时间的手术操作和较高水平的超声能量对角膜内皮的潜在影响。因此,使用弥散性黏弹剂似乎是保护角膜内皮的最佳选择。Toprak 和 Yaylali 在 2019 年描述了在硬核白内障超声乳化手术的不同步骤中使用的两种手法,提供中央致密核的分离和防止后囊破裂。这些作者建议使用弥散性黏弹剂来填充前房并保护角膜内皮。同样,在人工晶状体植入前使用内聚性黏弹剂对囊袋进行填充,使后囊向后退缩,安全地防止这一薄层的后囊破裂。

Yuan 等人描述了一项技术,使用内聚性黏弹剂来促进硬核白内障的核取出。在将晶状体核移位到前房并注射黏弹剂以保护角膜内皮和扩张囊袋后,将黏弹剂针头伸至晶状体核下方,在此处注射更多黏弹剂以便晶状体核上升。随后,顺着黏弹剂针头的角度向隧道切口的后唇施加一定压力,使晶状体核顺着切口方向流出。

Miyata 等研究证明了在硬核白内障超声乳化手术中使用软壳技术(Healon + VisCoat)保护角膜内皮的安全性和有效性。Fasce 等在一项随机对照临床试验中证实,在硬核白内障患者及 Fuchs 角膜内皮营养不良患者的白内障超声乳化手术中,使用黏性适应性 OVD(BD Multivisc)与软壳技术(Biolon + VisCoat)一样有效地保护了 Fuchs 角膜内皮营养不良患者的角膜内皮。

此外,已证明黏性分离(而不是水分离)是一种安全有效的技术,可以最大限度地减少悬韧带断裂的风险。

2. 假性剥脱综合征　假性剥脱综合征（pseudo-exfoliation syndrome，PEX）是一种复杂的年龄相关疾病，其特征是异常细胞外假剥脱物质在眼组织中逐渐积聚，包括睫状体、虹膜、房角和晶状体囊和悬韧带，可导致悬韧带脆弱，增加手术难度。同时该病产生的瞳孔异常，例如显著的瞳孔缩小和动态瞳孔受限，可能使白内障手术进一步复杂化。有时需要虹膜拉钩或 Malyugin 环进行机械性瞳孔扩张，为手术医生提供足够的术野。现在有一种新的工具，是将黏弹剂与染色剂结合使用，以便于对患有 PEX 且瞳孔无反应的眼睛进行手术操作。目前，基于此概念的商用产品是将透明质酸钠与台盼蓝 Pe Ha blue®PLUS 结合。它采用预填充注射器，允许在一个步骤中同时注入黏弹剂和染色剂。这种蓝色黏弹剂的目的是加深前房，保护角膜内皮，同时染色前囊，有助于连续环形撕囊和超声乳化手术的进行，最大限度地减少手术所需的时间。在他们一系列比较病例研究中的结果表明，与使用标准透明黏弹剂相比，在瞳孔无反应的 PEX 眼中使用这种蓝色黏弹剂可以减少手术时间，并具有统计学意义。因为蓝色的黏弹剂更容易识别和去除残留，在外科医生满意度、术后矫正距离视力和 IOP 方面具有额外的潜在益处。

3. 虹膜松弛综合征　2005 年，Chang 和 Campbell 首次描述了良性前列腺增生症和全身应用 α-1 肾上腺素能受体拮抗药坦索罗辛患者术中的虹膜松弛综合征（intraoperative floppy iris syndrome，IFIS）。典型表现是：正常前房灌注时虹膜松弛翻涌；有明显的切口脱出倾向；在术前充分散瞳的情况下，术中瞳孔进行性缩小；因此 IFIS 患者在眼科手术中会发生一系列严重并发症，如晶状体前囊破裂、后囊破裂、玻璃体脱出、虹膜创伤等，甚至发生脉络膜脱离，使手术操作不便。由于通过透明角膜切口的切口渗漏可进一步促进 IFIS 效应，因此在这些病例中，在进行白内障手术时，紧密切口和较长的隧道至关重要。

除了 Chang 建议术中使用虹膜拉钩或其他机械装置例如 Malyugin 环进行瞳孔扩张外，Chang 和 Campbell 还发现 Healon 5 在 IFIS 眼手术中很有用。Steve A Arshinoff 描述了黏弹剂组合在 IFIS 眼手术中的使用，即软壳技术，可以减少虹膜翻动，实现更好的虹膜稳定。

USST（终极软壳技术）是对软壳技术的改进，包括使用低黏度液体（如平衡盐溶液或台盼蓝）与自适应黏性黏弹剂［如 Healon 5（透明质酸钠 2.3%）或 iVisc Phaco（透明质酸钠 2.5%）］来填充前房。由于黏弹剂的自适应黏性和易清除的特点，该技术的使用为手术提供了便利。2006 年，提出了一种对流动参数进行调整的软壳技术与 USST 的组合变体。三软壳技术（Triple Soft Shell Technology，TST）方法是上述所有软壳概念的概括。第一步是通过超声切口注射弥散性黏弹剂，使其在前囊表面形成中央丘，当前房满 20%~25% 时停止注射。在此之后，在弥散性黏弹剂的下方注射内聚性或自适应黏性黏弹剂到前囊上，使弥散性 OVD 向上移动到角膜内皮表面。继续注射第二个 OVD，直到瞳孔停止扩张，眼睛变硬。通过这些操作，可以生成一个低黏度保护性的弥散性黏弹剂外壳，该外壳包围了先前创建的黏性或黏性自适应 OVD 增压和稳定内壳。然后缓慢地在自适应黏性黏弹剂下方注射平衡盐溶液或利多卡因-去氧肾上腺素，以在晶状体前表面产生连续的低黏度液体，以瞳孔边缘为外围边界。因此，黏性自适应壳体向上移动，充当中心桥。通过这一过程，可以最大限度地控制 IFIS 眼的手术环境，最大限度地减少并发症的发生率。

4. 黏弹剂与利多卡因的使用   局部麻醉剂可以阻断神经冲动的传导。前房内注射利多卡因会在一定程度上影响前房内组织的神经纤维，导致虹膜麻醉和无运动。研究表明，前房内注射 1% 利多卡因作为辅助药物有助于实现瞳孔扩张。前房内麻醉剂和黏弹剂维持解剖空间和保护周围组织也在一个步骤中结合起来。VisThesia 是将 2% 利多卡因和 0.3% 透明质酸钠（体积 0.4mL）组合在一起，它可能会给患者提供更多的舒适度，就术中疼痛而言，VisThesia 的使用比传统黏弹剂更具优越性。当然对角膜内皮的影响还不确定，目前的一些报道中存在相互矛盾的结果，还需要进一步的研究观察，需要更多的研究来证实在白内障手术中使用麻醉剂黏弹剂联合的潜在益处和风险，以及这种黏弹剂最合适的适应证。

七、小结

在眼科手术不同时期对黏弹剂的需求是不同的。首先，形成前房，压平囊膜需要的是内聚性好的 OVD，然而由于内聚性 OVD 形成一团，水分离时很容易将其整体冲出前房，并且其保护角膜内皮作用较差，因此在 Phaco 及 IA 时就需要弥散性 OVD，然而弥散性 OVD 很容易破碎成小块，就容易残留，可见单一的 OVD 并不能满足全部手术需要。尤其是对于复杂白内障手术，应选择合适的黏弹剂，减少损伤，提高手术的效率及成功性。

（梁先军）

参考文献

1. ARSHINOFF SA, JAFARI M. New classification of ophthalmic viscosurgical devices-2005. J Cataract Refract Surg, 2005, 31（11）: 2167-2171.
2. WATANABE I, HOSHI H, SATO M, et al. Rheological and adhesive properties to identify cohesive and dispersive ophthalmic viscosurgical devices. Chem Pharm Bull, 2019, 67（3）: 277-283.
3. BORKENSTEIN AF, BORKENSTEIN EM, MALYUGIN B. Ophthalmic viscosurgical devices（OVDs）in challenging cases: A review. Ophthalmol Ther, 2021, 10（4）: 831-843.
4. MALVANKAR-MEHTA MONALI S, FU ANGEL, SUBRAMANIAN YASODA, et al. Impact of ophthalmic viscosurgical devices in cataract surgery. J Ophthalmol, 2020, 2020: 7801093.
5. HIGASHIDE TOMOMI, SUGIYAMA KAZUHISA. Use of viscoelastic substance in ophthalmic surgery - focus on sodium hyaluronate. Clin Ophthalmol, 2008, 2（1）: 21-30.
6. 李朝霞, 范玉香, 徐深. 黏粘弹性物质在眼科显微手术中的应用. 中国医院药学杂志, 2000, 20（6）: 357-358.
7. TOPRAK I, YAYLALI V. "Crack, reduce, and implant": A safe phaco technique in a case with hard brown cataract. Case Rep Med, 2019, 2019: 9043417.
8. HOSODA S, YUKI K, ONO T, et al. Ophthalmic viscoelastic device injection for the treatment of flat anterior chamber after trabeculectomy: A case series study. Clin Ophthalmol, 2013, 7: 1781-1785.
9. KOSIŃSKI JAKUB, JARECKI JAROMIR, PRZEPIORKA-KOSIŃSKA JOANNA, et al. Hyaluronic acid in

orthopedics. Wiad Lek, 2020, 73（9 cz. 1）:1878-1881.

10. BALAZS EA. Physical chemistry of hyaluronic acid. Fed Proc, 1958,17（4）:1086-1093.

11. Food and Drug Administration（FDA）. Healon, Healon GV, Healon5 products sodium hyaluronate ophthalmic viscoelastic devices. Regulation number:886.4275, 1983-01-14.

12. ARSHINOFF SA, HOFMANN I. Prospective, randomized trial of Microvisc and Healon in routine phacoemulsification. J Cataract Refract Surg, 1997,23（5）:761-765.

13. 中华医学会眼科学分会白内障及人工晶状体学组. 我国飞秒激光辅助白内障摘除手术规范专家共识（2018 年）. 中华眼科杂志, 2018, 54（5）:6.

14. YA A MALKIN. Non-Newtonian viscosity in steady-state shear flows. Journal of Non-Newtonian Fluid Mechanics,2013,192:48-65.

15. AUFFARTH GU, AUERBACH FN, RABSILBER T, et al. Comparison of the performance and safety of 2 ophthalmic viscosurgical devices in cataract surgery. J Cataract Refract Surg, 2017,43（1）:87-94.

16. CUTLER PECK CM, JOOS ZP, ZAUGG BE, et al. Comparison of the corneal endothelial protective effects of Healon-D and Viscoat. Clin Experiment Ophthalmol, 2009,37（4）:397-401.

17. BISSEN-MIYAJIMA H. In vitro behavior of ophthalmic viscosurgical devices during phacoemulsification. J Cataract Refract Surg, 2006,32（6）:1026-1031.

18. HOLZER MP, TETZ MR, AUFFARTH GU, et al. Effect of Healon5 and 4 other viscoelastic substances on intraocular pressure and endothelium after cataract surgery. J Cataract Refract Surg, 2001,27（2）:213-218.

19. ARSHINOFF SA, WONG E. Understanding, retaining, and removing dispersive and pseudodispersive ophthalmic viscosurgical devices. J Cataract Refract Surg, 2003,29（12）:2318-2323.

20. AUFFARTH GU, HOLZER MP, VISESSOOK N, et al. Removal times for a dispersive and a cohesive ophthalmic viscosurgical device correlated with intraocular lens material. J Cataract Refract Surg, 2004,30（11）:2410-2414.

21. KRETZ FTA, LIMBERGER IJ, AUFFARTH GU. Corneal endothelial cell coating during phacoemulsification using a new dispersive hyaluronic acid ophthalmic viscosurgical device. J Cataract Refract Surg, 2014,40（11）:1879-1884.

22. YILDIRIM TM, AUFFARTH GU, SON H-S, et al. Dispersive viscosurgical devices demonstrate greater efficacy in protecting corneal endothelium in vitro. BMJ Open Ophthalmol, 2019,4（1）:e000227.

23. OSHIKA T, OKAMOTO F, KAJI Y, et al. Retention and removal of a new viscous dispersive ophthalmic viscosurgical device during cataract surgery in animal eyes. Br J Ophthalmol, 2006,90（4）:485-487.

24. TOGNETTO D, CECCHINI P, RAVALICO G. Survey of ophthalmic viscosurgical devices. Curr Opin Ophthalmol, 2004,15（1）:29-32.

25. LAURENT TC, FRASER JR. Hyaluronan. FASEB J, 1992, 6（7）:2397-2404.

26. MODI SS, DAVISON JA, WALTERS T. Safety, efficacy, and intraoperative characteristics of DisCoVisc and Healon ophthalmic viscosurgical devices for cataract surgery. Clin Ophthalmol, 2011,5:1381-1389.

27. TOGNETTO D, CECCHINI P, D'ALOISIO R, et al. Mixed polymeric systems:New ophthalmic viscosurgical device created by mixing commercially available devices. J Cataract Refract Surg, 2017,43（1）:109-114.

28. RAINER G, STIFTER E, LUKSCH A, et al. Comparison of the effect of Viscoat and DuoVisc on postoperative intraocular pressure after small-incision cataract surgery. J Cataract Refract Surg, 2008,34（2）:253-257.

29. ARSHINOFF SA. Dispersive-cohesive viscoelastic soft shell technique. J Cataract Refract Surg, 1999,25（2）:167-173.

30. BORKENSTEIN AF, BORKENSTEIN EM. Evaluation of a novel blue-colored ophthalmic viscoelastic device applied during phacoemulsification in eyes with pseudoexfoliation syndrome. Case Rep Ophthalmol, 2019,10(1):101-109.

31. ARSHINOFF SA, NORMAN R. Tri-soft shell technique. J Cataract Refract Surg, 2013,39(8):1196-1203.

32. YUAN X, SONG H, HUA X, et al. Ophthalmic viscosurgical device-assisted sutureless-incision cataract surgery for a hard nucleus or mature cataract. J Cataract Refract Surg, 2014,40(4):517-520.

33. MIYATA K, NAGAMOTO T, MARUOKA S, et al. Efficacy and safety of the soft-shell technique in cases with a hard lens nucleus. J Cataract Refract Surg, 2002,28(9):1546-1550.

34. FASCE F, SPINELLI A, BOLOGNESI G, et al. Comparison of BD Multivisc with the soft shell technique in cases with hard lens nucleus and Fuchs endothelial dystrophy. Eur J Ophthalmol, 2007,17(5):709-713.

35. SALAHUDDIN AHMAD. Inverse horse-shoe technique for the phacoemulsification of posterior polar cataract. Can J Ophthalmol, 2010, 45(2):154-156.

36. NATH MANAS, ODAYAPPAN ANNAMALAI, TRIPATHY KOUSHIK, et al. Predicting zonular strength based on maximum pupillary mydriasis in patients with pseudoexfoliation syndrome. Med Hypotheses, 2021, 146:110402.

37. CHANG DF, CAMPBELL JR. Intraoperative floppy iris syndrome associated with tamsulosin. J Cataract Refract Surg, 2005,31(4):664-673.

38. HARIDAS A, SYRIMI M, AL-AHMAR B, et al. Intraoperative floppy iris syndrome (IFIS) in patients receiving tamsulosin or doxazosin-a UK-based comparison of incidence and complication rates. Graefes Arch Clin Exp Ophthalmol, 2013,251(6):1541-1545.

39. CHANG DF, BRAGA-MELE R, MAMALIS N, et al. ASCRS white paper:Clinical review of intraoperative floppy-iris syndrome. J Cataract Refract Surg, 2008,34(12):2153-2162.

40. CHANG DF. Use of Malyugin pupil expansion device for intraoperative floppy-iris syndrome:results in 30 consecutive cases. J Cataract Refract Surg, 2008,34(5):835-841.

41. ARSHINOFF SA. Using BSS with viscoadaptives in the ultimate soft-shell technique. J Cataract Refract Surg, 2002,28(9):1509-1514.

42. ARSHINOFF SA. Modified SST-USST for tamsulosin-associated intraoperative(corrected)floppy-iris syndrome. J Cataract Refract Surg, 2006,32(4):559-561.

43. LEE JJ, MOSTER MR, HENDERER JD, et al. Pupil dilation with intracameral 1% lidocaine during glaucoma filtering surgery. Am J Ophthalmol, 2003,136(1):201-203.

44. PANDEY SK, WERNER L, APPLE DJ, et al. Viscoanesthesia. Part Ⅲ:removal time of OVD/viscoanesthetic solutions from the capsular bag of postmortem human eyes. J Cataract Refract Surg, 2003, 29(3):563-567.

45. MOSCHOS MM, CHATZIRALLI IP, SERGENTANIS TN. Viscoat versus Visthesia during phacoemulsification cataract surgery:corneal and foveal changes. BMC Ophthalmol, 2011,11:9.

46. PERONE JM, POPOVICI A, OULED-MOUSSA R, et al. Safety and efficacy of two ocular anesthetic methods for phacoemulsification:topical anesthesia and viscoanesthesia (VisThesia) Eur J Ophthalmol, 2007,17(2):171-177.

47. 宋旭东, 郑瑜. 白内障手术中黏弹剂的选择. 中华眼科杂志, 2006, 42(8):3.

第四节　连续环形撕囊术

连续环形撕囊（CCC）是白内障超声乳化手术最基本也是最关键的手术步骤。有人说"环形撕囊成功，超声乳化手术就成功了一半"，确实一点也不为过。完整的环形撕囊有助于术者在囊袋内顺利进行各项操作。

如果环形撕囊出现撕裂，后续操作可能导致裂口一直撕裂到赤道部甚至延伸至后囊而出现玻璃体脱出、坠核等严重并发症，手术将会非常被动，有些并发症初学者往往无法单独处理，所以环形撕囊必须熟练掌握。同时合适大小的居中环形撕囊，有助于 IOL 的居中固定，屈光状态也更容易稳定，日后不易出现囊袋不对称收缩、IOL 倾斜和偏中心。

一、操作技巧基础

1. 连续环形撕囊并不要求一定是圆形的，但必须有一个连续完整光滑的边缘。如果撕成椭圆或其他形状，只要没有裂口就不会出现术中潜在的并发症，但居中的环形撕囊更好。

2. 成人晶状体直径约 9~10mm，晶状体悬韧带附着于晶状体赤道部前 1.5mm 至赤道后 1.25mm 的晶状体囊膜上。所以撕囊直径不能太大，如撕到悬韧带附着点，非常容易撕裂。

3. 撕囊术的 2 个力学因素——剪切力和牵拉力　剪切力（双平面撕囊；图 5-4-1）：特点是在撕囊过程中，用力的方向与撕囊的弧形方向相同，因而撕囊的阻力最小，撕囊所用的力也最小；撕囊的速度较慢，但撕囊的方向和形状容易控制。剪切力撕囊的代表是用撕囊镊进行撕囊。牵拉力（单平面撕囊；图 5-4-2）：特点是在撕囊过程中，用力的方向不但与撕囊方向相垂直，而且与囊膜平面相垂直；故撕囊的阻力较大，速度较快，但撕囊的方向和大小不易控制，往往容易向周边放射状撕裂，有人称为"扯囊"。牵拉力撕囊的代表是用针头进行撕囊或者有向外放射状撕裂倾向时快速向瞳孔中心调整方向救回的"扯囊"动作。

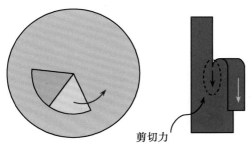

图 5-4-1　连续环形撕囊中剪切力（双平面撕囊）示意图

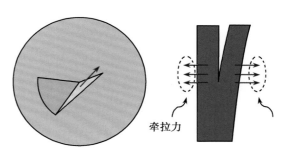

图 5-4-2　连续环形撕囊中牵拉力（单平面撕囊）示意图

4. 撕囊的要求

（1）大小：一般在 5.0~5.5mm 之间。

（2）形状：圆形。

（3）位置：居中。

（4）边缘：光滑。

二、操作技巧精解

撕囊器械一般有两种：截囊针和撕囊镊。其他如电撕囊仪和飞秒激光也是可选择的撕囊方法，但应用高频电撕囊针头进行撕囊，撕囊口的抗张力较弱，超声乳化过程中容易发生前囊撕裂，相比之下，飞秒激光前囊切开更易操作控制，也不容易发生前囊撕裂。但目前大部分白内障医生以使用撕囊镊撕囊为主，下面主要介绍撕囊镊撕囊。

1. 前房注满黏弹剂 通过主切口将黏弹剂针头伸入前房，从切口对侧的远端开始慢慢向切口回退，同时持续注入黏弹剂，这样可以避免在黏弹剂内遗留房水形成小液腔。相比弥散性黏弹剂，内聚性黏弹剂更适于撕囊操作，因为它更易于停留在眼内。注满特征是主切口开始溢出黏弹剂。使用黏弹剂的目的是增加前房内压力，以对抗玻璃体压力导致的晶状体前移。晶状体的前移会使悬韧带被拉紧，造成前囊张力增加。在这种张力下，撕囊方向将难以控制，囊口容易成放射状撕裂至赤道部。黏弹剂可使晶状体后移，并将晶状体前表面压平，抵抗囊袋的张力。所以，前房要始终保持充盈状态，并达到足够深度。如术中切口黏弹剂溢出，需要及时补足黏弹剂。

2. 前囊起瓣、抓瓣、绕圈撕囊

（1）前囊起瓣：可使用穿刺刀、1mL 注射器针尖或撕囊镊的尖端破囊。大部分医生喜欢用撕囊镊的尖端破囊，可在前囊近中央处做一穿刺口，自穿刺部位向切口方向拉动，形成一个一字形裂开，一字形裂开尽量与主切口垂直，撕囊镊夹持游离囊膜瓣的根部，将其翻转成一个三角形的囊膜瓣，然后，沿着平行于瞳孔缘的方向绕圈完成撕囊，在此过程中尽量整理好撕开的前囊瓣，保持囊膜瓣处于平整的翻转状态；用穿刺刀、1mL 注射器针尖破囊，可在瞳孔中央到瞳孔缘距离的中点或外 2/3 开始，然后向瞳孔中央方向推动，形成一个一字形裂开。

（2）抓瓣：撕囊镊夹持游离囊膜瓣的根部，将其翻转成一个圆弧形的囊膜瓣，然后，沿着平行于瞳孔缘的方向完成撕囊（图 5-4-3）。

撕囊顺序顺时针或逆时针均可，看个人顺手习惯，如果一字形裂开不与切口垂直，那么与切口成钝角方向起瓣比较容易。撕囊在非常熟练之前，应该采取小段式撕囊，多次更换撕囊器械在囊膜瓣上的作用位点，使之始终尽量靠近已撕开囊膜瓣的根部附近。

（3）绕圈撕囊：抓住游离前囊瓣后，可以进行绕圈式撕囊。一般换手 3~4 次比较合适，尽量不要在 3:00、6:00、9:00、12:00 处换手，容易出现放射状撕裂。可放在每个象限的中点处换手，切口下换手因切口变形或混浊有时不易看清，也要尽量避开。此外，为避免撕囊操

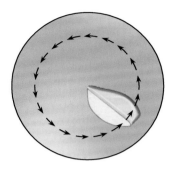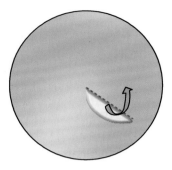

图 5-4-3　连续环形撕囊起始瓣示意图

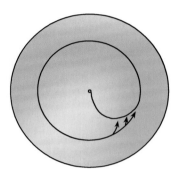

作导致过度的切口变形,应将撕囊器械置于切口的中央位置,并尽可能悬空操作,以尽量避免碰触切口内壁及边缘。正确的撕囊,使撕囊边缘光滑,最后撕囊结束时由外侧包绕起始端。不光滑的撕囊及由内侧包绕起始端在超声乳化过程中易造成前囊放射状撕裂(图 5-4-4)。

图 5-4-4　连续环形撕囊完整撕囊轨迹示意图

　　如何控制撕囊大小?作为初学者,往往更为担心由于撕囊过大可能造成放射状撕裂,所以开始撕囊时普遍直径偏小。如何判断囊口直径是你所需要的 5.0~5.5mm?选择瞳孔大小作为参考不合适,因为不同患者的瞳孔大小差异很大。相反,正常人群的角膜垂直径则固定在 10mm 左右,可以将其作为基准。撕囊时,把角膜想象成视盘,撕囊口想象成视杯,然后制作一个 0.5 的杯盘比。借这一方法可大致判断撕囊大小,但一般只有足够的经验能令手术医生作出精准的判断(二维码 5-4-1、二维码 5-4-2)。为了控制撕囊的直径在合适的范围内,应用术中导航(二维码 5-4-3、二维码 5-4-4)、角膜标记环、硅胶前囊标记环、标有刻度的撕囊镊标记后,然后进行撕囊,这样更容易控制撕囊直径。

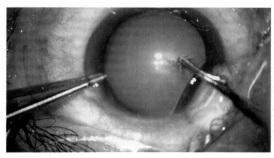

▶ 二维码 5-4-1　视频　常规白内障超声乳化连续环形撕囊操作

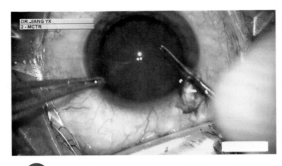

▶ 二维码 5-4-2 视频 硬核白内障超声乳化连续环形撕囊操作

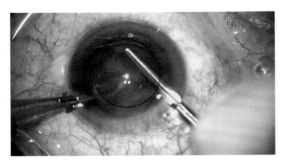

▶ 二维码 5-4-3 视频 术中 CALLISTO eye 导航下白内障超声乳化的连续环形撕囊操作

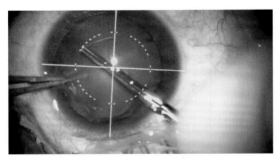

▶ 二维码 5-4-4 视频 术中 VERION 导航下白内障超声乳化的连续环形撕囊操作

三、专家经验分享

充分散大瞳孔,保持一定深度的前房,压平前囊。

显微镜使用高放大倍数如 10~12 倍。找最佳的红光反射眼位,使视盘对准光源。用高分子量的黏弹剂。

动作缓慢而轻柔,操作时可屏住呼吸。从中央开始,形成囊膜瓣,然后 360° 环形撕开。撕囊完成应该在起始部分的外侧,而不应在内侧。反复抓住囊膜根部数次,至少 3 次。撕囊应在悬韧带附着之内,即撕囊范围不能太大。小直径撕囊较大直径撕囊容易。小直径撕囊可以在植入人工晶状体后 2 次扩大撕囊,大直径撕囊容易向周边撕裂。如发生撕裂现象,及时注入黏弹剂形成前房,及时转变撕囊技术,减少并发症的发生。如果遇到过熟期白内障、儿童白内障以及其他复杂白内障,可使用染色剂染色前囊:如 0.1% 台盼蓝、0.5% 吲哚菁绿(indocyanine green,ICG)。染色方法有两种:①完成切口,前房注入消毒空气泡,注入染色剂 0.1mL,10~30 秒后用平衡盐溶液(BSS)冲洗前房,前房注入黏弹剂,用撕囊镊完成撕囊。优点是前囊染色均匀、充分,但常引起角膜、虹膜、切口着色(二维码 5-4-5)。②完成切口,前房注入黏弹剂,用冲洗针头在黏弹剂与前囊之间注入少量 BSS 形成潜在的空隙,同样的方法在黏弹剂与前囊之间注入染色剂,然后像涂墙壁一样均匀涂抹染色剂于前囊中央。然后进行撕囊。优点是染色部位主要为前囊,眼前段其他组织不着色,但染色不均匀,有时染色过深。

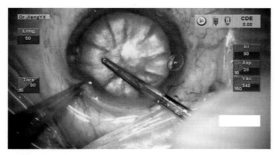

▶ 二维码 5-4-5　视频　白核白内障前囊染色后连续环形撕囊操作

四、术中常见并发症及处理

1. **撕囊看不清**　角膜混浊、切口太过于靠近角膜中央、晶状体乳白色全混浊或者眼底红光反射差都会影响撕囊的清晰度。

①对于角膜混浊不能很好看清囊膜时,先做前囊染色,再尽可能调整显微镜的方向以期获得最好的红光反射,环形撕囊宁小勿大,以免看不清撕囊边缘而出现放射状撕裂。②如果角膜或巩膜隧道切口过长影响撕囊的清晰度,尽可能远离切口处做撕囊的开口。在切口下的囊膜开始撕囊,因清晰度不好,不易控制撕囊的方向。③晶状体乳白色混浊,红光反射不好,可先做囊膜染色,如皮质液化,囊袋内压力高,可用 1mL 注射器针头先在旁中央区穿刺,吸除部分液化皮质,待压力下降后,补充黏弹剂再撕。由于液化皮质吸出后,前囊与核并不紧贴,撕囊直径较平常要适当小一点,以免往外裂开。过熟期白内障液化皮质抽吸过多,囊袋容易塌陷,此时可以在囊袋内补充适量黏弹剂,以利撕囊。

2. **撕囊太小**　如果撕囊太小,超声乳化头操作范围就很小且困难。劈核时,囊袋口很易被损伤甚至导致悬韧带断离。超声乳化时核在囊袋内转动较难,分核时易损伤囊袋,另外,术后易产生囊袋收缩综合征。撕囊小比撕裂好。撕囊太小但囊孔完整时,可以采用扩大法加以矫正。一般人工晶状体植入后再做撕囊口的扩大会更容易和更安全。但如果撕囊太小而不能植入人工晶状体时,则不得不在植入人工晶状体前进行重新扩大撕囊,此时须在囊袋内注入黏弹物质,不要使囊袋口扩得太大,前囊紧张度适中即可。撕囊口扩大的手术操作并不复杂。先用弯囊膜剪在 8:00 位或 4:00 位的囊口边缘以锐角角度斜剪一刀形成一小瓣,再用撕囊镊抓住小瓣向相反方向撕囊。整个操作过程,黏弹剂维持前房非常重要(二维码 5-4-6)。

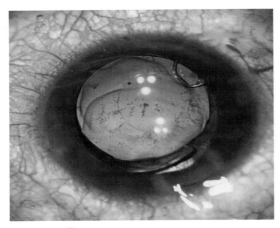

▶ 二维码 5-4-6   视频   小直径撕囊的二次撕囊术

一般而言,主切口对侧和两侧象限容易进行扩大,而主切口侧第二次撕囊难度相对较大。可先用辅助器械和撕囊针头将需要扩大象限的囊膜口切开一小口,然后用撕囊镊扩大撕囊口。

3. 撕囊太大   一般来讲,只要撕囊完整,撕囊口大要比小好,但过大会伤及前组晶状体悬韧带的完整性,也会给后面的一些操作带来不必要的麻烦。除了使用囊膜上超声乳化技术和硬核的白内障囊外摘除术(ECCE)需要把囊口撕到 6mm 及以上,手术者一般不喜欢过大的撕囊口。如撕囊口过大,囊口边缘超过晶状体核时,则水分离时很容易使核进入前房。如水分离时因撕囊太大核脱出囊袋,可以将核往下轻按,使其进入囊袋即可,也可改为倾斜翻转法或倾斜劈核法继续完成操作。越来越多的医生趋向使用劈核技术,所以囊袋偏大一般不会影响双手劈核操作。

4. 撕囊向周边放射状裂开   撕囊过程中,有可能因玻璃体压力过高和切口漏而造成前房变浅。浅前房是囊膜撕裂的最主要原因,保持前房一定深度对于撕囊非常重要,如果前房不够深,应加入适当黏弹剂,黏弹剂可产生对玻璃体压的反作用力,使晶状体向下而减少悬韧带的张力。同时黏弹剂也可压平前囊减少囊膜撕向周边的机会。前房加深后才可继续撕囊。

　　术中如果出现撕囊向周边放射状裂开的倾向,应马上停止操作,首先判断撕开的瓣膜位置和撕裂的走向,如果判断不清楚,加入少量黏弹剂,黏弹剂推移瓣膜时,可见瓣膜边缘的反光随之移动;同时,也可轻微转动眼球,以不同方位的眼底红光反射来观察囊瓣边缘反光;如果还无法判断囊瓣位置及走向,此时如有上级医生,可考虑求救,以免反复操作扰动皮质,导致混浊使后续操作比较困难。然后用撕囊镊夹住靠近撕开点的瓣膜边缘根部,轻轻翻转瓣膜,向中央方向撕开,可以改变撕囊的方向。所谓撕囊应尽可能采用撕的方法,只有在改变方向时或撕囊离开了原来圆形轨迹时才采用扯的方法。

　　常用撕囊补救技术包括以下几种。

　　(1)前囊撕裂抢救技术　Brian Little Tear Rescue 技术是必须掌握的重要撕囊技术(二维码 5-4-7)。在前房补充黏弹剂和加大显微镜的放大倍数后,撕囊镊抓住囊膜瓣向心轻扯,当囊口回到悬韧带附着区以内囊膜区时重新开始常规撕囊。虽然最后囊口不圆,但边缘还是完整光滑的。操作要点是先将囊膜瓣向后伸展并向后轻轻牵拉,再将其往预发生撕裂的相反方向快速轻扯,一般都是向瞳孔中心方向引导,达到将撕裂重新回到近中央处的目的,最好在感知出现撕囊向周边放射状裂开的倾向时,马上操作。否则撕裂过于周边,甚至在赤道部,不容易拉回,出现撕裂到后囊的尴尬局面。

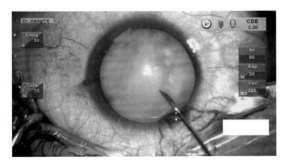

　　▶ 二维码 5-4-7　视频　前囊撕裂抢救 Brian Little Tear Rescue 技术操作

　　(2)同方向剪开再撕囊:当撕裂的囊口不能被撕囊镊直接改变方向时,可用弯囊膜剪在裂口后方同方向剪开一小缺口。缺口的位置必须在预计的囊口位置,然后用撕囊镊完成整个撕囊过程。一般较难完成,除非撕裂早期。有时反方向剪开再撕囊更为安全,有些医生把反方向撕囊的汇集点放在最初撕裂的周边部,这样会使撕成的囊口直径非常大,但可避免后面的操作过程中囊口再度撕裂。但若汇集点未交集在原始撕裂处而是靠近中心处,则在较后的超声乳化过程中仍要非常小心地操作,否则此处仍可能裂向赤道部甚至越过赤道部至后囊,造成玻璃体溢出甚至晶状体核落入玻璃体腔。

（3）如果术中红光反射很好，瞳孔散得很大，可以清楚地观察到晶状体悬韧带的走向，可用截囊针修正法，即采用锋利的截囊针割断附着在撕裂处囊膜上的悬韧带，然后用撕囊镊继续完成整个过程。

（4）开罐式截囊法处理已撕裂的囊口：如果裂口已到达赤道部，无法用其他方法挽回时，可采用开罐式截囊的方法完成未撕开部分的囊膜。虽然截囊法会给后面的劈核和分核操作带来一定的危险性，但耐心细致的操作也能取得成功。对裂口已位于晶状体赤道部的病例，尽量勿用水分离。有时因水压过大，会使裂口继续扩大，核堕入玻璃体腔。如果患者为高龄老人，核又很硬，可采用开罐式截囊甚至改成白内障囊外摘除术（ECCE）。如果遇软性或一般硬度的核，术中把核游离至囊膜前超声乳化，而不采用囊袋内超声乳化技术。

5. 复杂病例的撕囊术

（1）白核：过熟期白内障皮质液化呈牛奶样改变，外伤性白内障皮质吸水膨胀，以及各种并发性白内障皮质发生液化导致前囊张力增高等等。可选用：前房注入黏弹剂，用撕囊镊在前囊中央轻轻撕开一小口，使液化皮质溢出，前囊张力降低，然后，重新注入黏弹剂或将液化皮质抽吸干净，再注入黏弹剂，用撕囊镊完成撕囊。撕囊过程中保持前房稳定的压力和密闭状态非常关键。或者囊膜染色。在前房切开后，用染色剂注入前房内，30秒后冲洗前房，囊膜呈蓝色，注入黏弹剂，用撕囊镊或截囊针在前囊中央轻轻做一小瓣膜，吸除部分液化皮质后翻转瓣膜，撕开前囊。

（2）婴幼儿白内障撕囊：婴幼儿眼轴短，前房空间小，巩膜硬度低，玻璃体压力相对较高，囊膜弹性高，撕囊时容易向周边撕裂。应使用高分子量黏弹剂，撕囊口适当小一些，用撕囊镊在高倍显微镜下完成。

（3）真性剥脱综合征：真性剥脱综合征囊膜板层分离，出现裂痕，甚至翘起，随眼球运动而在房水中漂动，可能同时存在悬韧带松弛。撕囊时应小心操作，撕囊口尽可能保持在5.5mm范围之内，可以前囊染色后先用锋利针头一字形划开全层前囊，用撕囊镊确实抓牢全层囊膜根部再撕，撕囊时不用理会漂动的板层前囊（二维码5-4-8）。

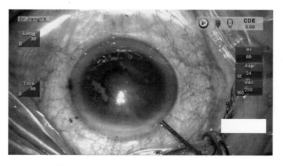

▶ 二维码 5-4-8　视频　真性剥脱综合征患者前囊染色后的连续环形撕囊操作

（4）黑色白内障：其特点是缺乏眼底红光反射，囊膜的可见度低，甚至缺乏囊膜反光，可以前囊染色后再撕（二维码 5-4-9）。在高放大倍数显微镜下，使用撕囊镊撕囊，撕囊口大小根据晶状体核硬度而变化。黑色白内障晶状体核大而硬，撕囊口直径控制在 5.5~6.5mm 之间，超声乳化操作较容易完成，碎核、劈核动作相对容易。撕囊口直径太小，劈核和碎核操作难度增大，超声乳化过程中容易发生囊膜撕裂和悬韧带离断。如核实在太硬，可改为 ECCE。

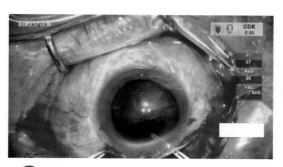

▶ 二维码 5-4-9　视频　黑核准备做 ECCE 的连续环形撕囊操作

（5）小瞳孔：单凭经验在小瞳孔下完成撕囊术有很多不确定性，初学者应尽量避免。各种原因造成的小瞳孔可通过以下方法完成撕囊。前房内注入少量 1∶10 000 稀释肾上腺素液，注入黏弹剂，有瞳孔膜闭的需要把渗出膜撕除，再用两把器械相向拉开瞳孔或囊膜剪做多点放射状剪开瞳孔缘，或沿瞳孔缘弧形状剪除少许虹膜（注意：剪除宽度控制在 1mm 左右，太多会损伤瞳孔括约肌），然后再注入高分子量黏弹剂，辅助瞳孔进一步扩大，在直视下完成撕囊操作（二维码 5-4-10）；如使用虹膜拉钩或瞳孔扩张器牵开瞳孔再完成撕囊术则更为安全（图 5-4-5）。也有全葡萄膜炎反复发作前囊纤维化严重的患者，则必须用囊膜剪剪除囊膜（二维码 5-4-11）。

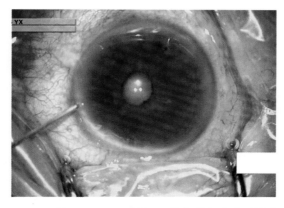

▶ 二维码 5-4-10　视频　葡萄膜炎瞳孔后粘连两把器械法扩大瞳孔后的连续环形撕囊操作

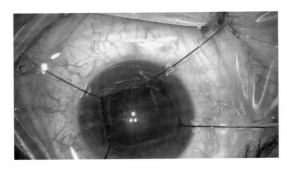

图 5-4-5　青光眼术后患者小瞳孔使用虹膜拉钩扩张瞳孔后的再连续环形撕囊

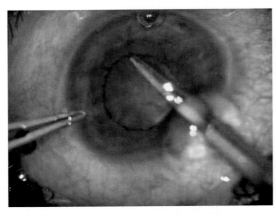

二维码 5-4-11　视频　全葡萄膜炎前囊纤维化严重,囊膜剪剪除中央前囊

　　总之,良好的环形撕囊是成功完成超声乳化手术的关键。必须谨慎对待,宁可手术慢一点,看准了再操作,不能操之过急,遇到特殊情况,可用相关药物或器械帮助完成。

(蒋永祥)

第五节　水分离和水分层

　　水分离(hydrodissection)是指在白内障超声乳化手术中,将液体自前囊下注入,利用液体在囊膜内表面的波动扩散作用,使晶状体皮质与囊膜发生分离。

　　1984 年,Fraust 描述了水分离技术。Fine 在与 Maloney 和 Dillman 一起工作的过程中,发明了一种特殊的水分离技术。这一技术可使晶状体皮质自囊膜剥离,并附着于表层核上,避免了白内障术中将皮质清除作为单独的一步,从而减少了因抽吸皮质导致后囊破裂的风险。随着连续环形撕囊与超声乳化技术在白内障手术中的日益广泛应用,水分离成为标准白内障超声乳化手术中一个重要的步骤。

　　水分层(hydrodelineation)泛指致密的晶状体内核层与外周一层或多层表核层或核周组

织相分离。主要是通过向晶状体核块内加压注入平衡盐溶液来进行。水分层在核外不同层次的环周或周界进行分离。

水分离和水分层是标准白内障超声乳化手术中一个重要的步骤,水分离和水分层做得好,晶状体核在囊袋内转动起来比较轻松,对手术会有很大的帮助。它可使晶状体核在囊袋内游离、更好地旋转,便于分核、碎核和去除。除此之外,水分离使皮质完全同囊膜分离开,当晶状体核去除后,皮质的清除过程将成为独立的一步手术操作,可以使清除皮质过程大为简化,甚至在乳化晶状体核过程中即可将已游离的皮质同时吸除,从而提高手术效率。晶状体皮质与囊膜分离后,清除皮质过程相对容易,术中后囊破裂的发生率大为降低。而经过良好的水分层后,晶状体核体积实际上缩小了,从而可减少超声乳化能量消耗;分核或劈核的操作可限制于核上皮质壳内,而核上皮质可起到保护垫的作用,并支撑囊袋防止囊膜漂起而被误吸,减少乳化晶状体过程中对囊膜的损伤,降低后囊破裂的风险。

一、操作技巧基础

要做好水分离,连续环形撕囊必不可少。如果前囊有裂口,在进行水分离时应该慎重,有可能在进行水分离操作时,加重前囊的撕裂,甚至撕裂口跨过晶状体赤道部,使手术变得复杂或出现严重的并发症,如后囊裂开、超声乳化时坠核、玻璃体脱出等。在连续环形撕囊的基础上,可以放心进行水分离操作。所以连续环形撕囊是做好水分离的前提。

水分离前,前房内须有适量的黏弹剂维持。通常用 5mL 的注射器,抽取约 3mL 的平衡盐溶液,连上有一定角度的弯钝针头,注意一定要连接紧密可靠,如果是助手连接的针头,主刀医生应该再次拧紧确认,避免在水分离的过程中,针头脱落造成眼内损伤,如损伤角膜内皮、虹膜或囊袋等。

二、操作技巧精解

在大多数情况下,撕囊后是可以看清前囊口的边缘的。水分离时,钝针头在前囊下进入约 1mm,稳住针头后轻轻注入少量平衡盐溶液,如果红光反射良好,可以看到液体沿着后囊表面滑过,这时候可以用针身轻轻压晶状体核,让液体在后囊表面均匀展开,换个位置再重复一次上面的动作,至此,水分离过程基本完成。可以尝试用水分离的针头旋转晶状体核,如果很容易转动晶状体核,就说明水分离成功。

做好水分离后,下一步就是要做水分层。水分层是指利用水流的力量将致密的晶状体内核同其外的核上皮质相分离,以勾勒出晶状体核的轮廓。水分层的目的是将晶状体核与核周皮质分开,可以确定核的大小,这样在超声乳化核块的过程中,为术者判断晶状体核情况提供依据。同时有核周皮质的保护,可以更好地保护囊膜,特别是在有浪涌的时候,不至于使后囊直接面对"锋利"的超声乳化头。

水分层是将钝针头刺入晶状体皮质内,进行皮质层间的平衡盐溶液注入。注入平衡盐溶液时的阻力比水分离时明显增加,所以针头与注射器的连接要更加紧密可靠,防止在推注的过程中针头脱落。像水分离一样,水分层时,应该缓慢少量注射平衡盐溶液,可以看到液流在晶状体皮质层间流过弥散开,理想情况下可以看到金黄色的环形成(图 5-5-1)。如果看到金黄色的环出现,表明成功的水分层已经做完了。

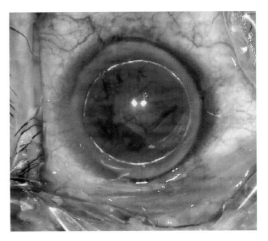

图 5-5-1　水分层金环

水分离和水分层时(二维码 5-5-1),注液量应遵循少量、多点、缓慢推注的原则,不宜注水过猛过多,防止眼压上升过快,虹膜自主切口脱出,特别是在做水分层时,注水针头可能会出现堵塞的情况。感觉推注阻力较大时,应将针头自眼内取出,在眼外尝试推注,针头通畅后再行水分层操作。

过熟期白内障,因皮质液化,可以不需要行水分离和水分层操作。

V级核的白内障或棕黑色核的白内障,由于几乎没有晶状体皮质,很难进行良好的水分离和水分层,也难以观察到水波纹在后囊表面的扩散。进行水分离时要有足够的耐心,少量多点注射,不宜强行转核,避免损伤晶状体悬韧带。

飞秒激光辅助下白内障超声乳化时,由于前囊切口下的晶状体皮质纤维被飞秒激光切断,后囊与晶状体后皮质间有气泡存在,水分离时没有常规白内障撕囊后可见的水波纹,只须少量注液后,轻压晶状体核,让气泡从后囊表面溢出,此时用水分离的针头轻轻转动晶状体核,水分离即可完成。同样,由于晶状体皮质和核已经被飞秒激光预劈开,排列有序的晶状体纤维被切断,是很难形成良好的水分层的。

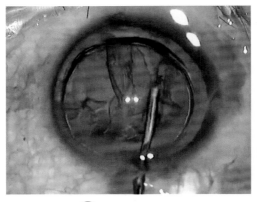

▶　二维码 5-5-1　视频　水分离水分层

(梁先军)

参考文献

1. FAUST K J. Hydrodissection of soft nuclei. J Am Intraocul Implant Soc, 1984, 10(1):75-77.
2. FINE I H, Cortical cleaving hydrodissection. J Cataract Refract Surg, 1992, 18(5):508-512.
3. ANIS A Y, Understanding hydrodelineation:The term and the procedure. Doc Ophthalmol, 1994, 87(2): 123-137.
4. 龚力力, 周进, 杨漪. 过熟期硬核白内障的超声乳化吸除术. 中华眼科杂志, 2000, (2):148.

第六节　核处理

自 1967 年 Kelman 首创白内障超声乳化技术以来,核处理方式先后经历了前房超声乳化、瞳孔平面超声乳化、后房超声乳化阶段,并最终发展为现在广为接受的囊袋内超声乳化。目前临床上应用的超声乳化技术种类繁多,各有其优缺点,但经典的超声乳化方式初学者应该牢记掌握,等熟练操作后可根据患者白内障的类型、晶状体核硬度、术者自身偏好与熟练程度灵活选择手术方式,也可以综合应用多种手术技巧以快速、安全地完成晶状体核的乳化吸除。总的原则是用较小的超声能量和较短的超声时间完成晶状体核的乳化吸除,尽可能在囊袋内劈核或分核,在撕囊口或瞳孔平面超声乳化,以减少对角膜内皮或后囊的损伤。

一、操作技巧基础

1. 晶状体解剖结构　晶状体主要分为三部分:囊膜、皮质和核。晶状体纤维为同心生长,每一条纤维为一个带状细胞,这种纤维细胞由赤道部的晶状体上皮细胞产生,新形成的细胞排列整齐,组成皮质,并不断将旧的细胞向中心挤压,形成晶状体核。随着晶状体核的产生,晶状体缝开始形成,前、后端相互连接形成 Y 字缝,前极为正的 Y 形,后极为倒的 Y 形。晶状体缝的形成,使晶状体纤维达到最精确的接合,产生椭圆形晶状体。胎儿期至出生后,由于晶状体缝变得不甚规则,呈现复杂的树枝状。所以晶状体内存在众多的板层状结构,同时沿着晶状体纤维的走行方向存在一些放射状断裂面,这是我们手术可以碎核的物质基础。晶状体辐射状和板层状结构类似于树干和树木的年轮,在超声乳化碎核过程中,我们要充分利用这些解剖学特征,使手术更加有效安全快速。

来源于晶状体上皮细胞的板层样物质持续积聚于基底膜,构成晶状体囊膜。皮质位于囊膜与晶状体核之间,占体积的 16%。晶状体核位于晶状体的中心,占体积的 84%,根据其在晶状体发育过程中出现的时间顺序分为胚胎核、胎儿核、婴儿核和成人核(图 5-6-1)。

2. 超声乳化基本操作技术

(1)雕刻和刻槽:雕刻是超声乳化晶状体核最基本的操作技术,即超声乳化头以一定角度晶状体核相贴,在乳化吸除部分晶状体核的同时,顺势移动超声乳化头向前,从而形成具

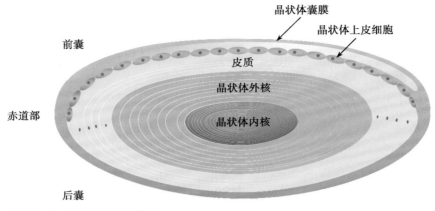

图 5-6-1 成人晶状体示意图

有一定深度和宽度的沟槽的过程。根据超声乳化头的埋入深度将雕刻方式分为三种：①浅雕刻，超声乳化头埋入深度小于 1/3，主要用于切削性雕刻；②深雕刻，埋入深度在 1/3 以上，主要用于刻槽；③全堵雕刻，俗称"打桩"，即超声乳化头全部埋入晶状体核内，此时超声乳化和负压吸引的效率最高，为劈核做准备。

刻槽是雕刻技术的扩展和延伸，是指在一条或多条径线上反复进行雕刻，直至形成深而宽的沟槽的过程，可分为纵向刻槽和弹坑式刻槽，纵向刻槽是由 12:00 位向 6:00 位方向反复雕刻而成（主切口在上方）。弹坑式刻槽是在晶状体核中心区反复雕刻形成深坑。刻槽是将硬度较大的晶状体核分成若干碎块的预备性操作技术。刻槽的长度原则上不超过内核的直径，可以术中水分层时出现的金色环或以撕囊口直径为参照。拦截劈核法（stop and chop）刻槽的宽度一般为超声乳化头直径的 1.5 倍。一般来说，刻槽的深度最好达到晶状体核厚度的 75% 或以上，或者是 3 个超声乳化头直径深度（核中央部）或 2 个超声乳化头直径深度（核周边部）。建议通过红光反射越来越明显作为判断是否已经达到适宜深度，晶状体混浊严重者的眼底红光反射不明显，刻槽到一定深度时始出现红光反射，随着刻槽深度的增加而红光反射逐渐增强或者将白核刻到有颜色变化为宜，有时白核刻到一定深度转变为黑色色调，也是一种刻槽深度的特征。

雕刻和刻槽时需要注意操作的平面和范围，在眼底红光反射欠佳的情况下，要特别注意前囊口的位置，以及后囊平面与超声乳化头的距离，推进超声乳化头时要注意避免过度使用"推力"，防止对前进方向对侧的晶状体悬韧带造成牵拉，甚至断裂。

（2）碎核：包括分核和劈核。分核是指在刻槽达到足够深度和长度后，将超声乳化头和辅助器械（如劈核钩）抵在沟槽底部相对立的侧壁上，适度反向用力将核一分为二。可以垂直分核（主要为手指用力），也可以旋转凹槽至水平位进行分核（可借助腕部力量，适用于手指灵活度欠佳的术者）。劈核是指把超声乳化头深埋至核的中心使其全堵固定或抵住核固定，然后以劈核钩从晶状体核赤道部向超声乳化头方向劈拉，或者是将劈核钩从超声乳化头的上方向下劈拉(垂直劈核),利用劈核钩与超声乳化头之间的相对运动产生的剪切力将核劈开。

（3）旋转核:一般在充分水分离的情况下可以进行核的旋转。选择在晶状体核所刻沟槽的尽头侧壁作为抵止点,所谓"转核要到边"。以超声乳化头或/和辅助器械按照顺时针或逆时针方向将核沿囊袋赤道部轻柔旋转,每次幅度不宜太大,以免旋转角度不合适或用力过猛而损伤悬韧带。如旋转起始时感受到阻力,可以先向顺时针小幅度顶推核侧壁数次,再向逆时针方向重复顶推动作,松动核与皮质间的连接。

（4）核块处理:硬核碎块底部往往具有锐利的尖端,在乳化吸除这些核块前,最好先以高负压吸住核块中下部,使其尖端对准超声乳化头,从而远离后囊以避免碎块尖端刺破后囊,然后将其拉向瞳孔中央,同时逐渐加大超声能量将核块乳化吸除,在处理最后一块核碎块时,可将劈核钩置于后囊与超声乳化头之间,以免核块乳化完后浪涌导致超声乳化头刺破后囊。

二、操作技巧精解

目前临床上常用的超声乳化技术主要分为两类:①不使用碎核操作的超声乳化技术;②使用碎核操作的超声乳化技术。前者以原位超声乳化法(挖碗法)、倾斜翻转或削梨法为代表,其优点为操作简单、易于掌握,尤适于初学者。缺点为仅适用于软核和中等硬度核,乳化硬核时需要消耗大量超声能量而易造成角膜内皮的损伤。而越来越多的手术者倾向于应用碎核操作的超声乳化技术。后者以分而治之、原位碎核、乳化劈核和拦截劈核技术为代表,其优点在于术中使用器械劈核代替部分超声乳化操作,对硬核的处理能力增强,同时降低了超声能量的消耗,从而减少了对角膜内皮的损伤。本节主要介绍目前临床上用的比较广泛的超声乳化技术。

1. 不使用碎核操作的超声乳化技术

（1）倾斜翻转法（tilt and tumble）

1）操作方法:做一个相对较大直径的撕囊,5.5~6.0mm 最佳,充分水分离至核转动自如,在 8:00 位撕囊口下轻柔地挑起前囊边缘缓慢注水,将 4:00 至 7:00 位晶状体核赤道部脱出囊袋,劈核钩托住晶状体核赤道部,超声乳化头从周边赤道部开始边超边吸,有时需要停超声,2 挡吸住核,逆时针旋转超声乳化头或用劈核钩钩住核的赤道部以调整核的位置,超声完一半核时,核会顺势翻转,继续超声,直到核超声乳化完成。也可先用劈核钩托住晶状体核赤道部,超声乳化头从周边赤道部超声完近 1/3 的晶状体核,等翻转到中央部时,固定住晶状体,劈核钩把核块劈开,一分为二,继续超声完核。也可在虹膜平面不用翻转而连续将晶状体核乳化吸除,也可以从赤道部边缘开始乳化,边旋转晶状体核,边进行超声乳化,采用旋转木马式或转车轮或削梨法完成从周边到中央切削,直到将整个晶状体超声乳化吸除（二维码 5-6-1~二维码 5-6-3）。

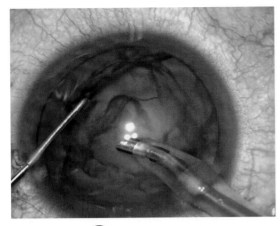

▶ 二维码 5-6-1 视频 倾斜翻转法（1）

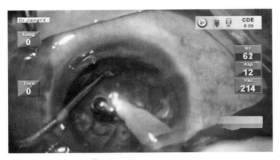

▶ 二维码 5-6-2 视频 倾斜翻转法（2）

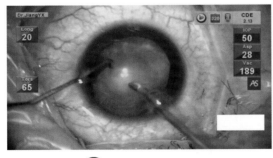

▶ 二维码 5-6-3 视频 倾斜翻转法（3）

2）注意事项

a. 本法优点是速度快，超声乳化头离后囊平面较远，后囊破裂发生率较低。但因操作平面相对靠近角膜内皮，适合前房较深或软核或中等硬度核。特别是超高度近视或者玻璃体切除术后白内障患者，青光眼浅前房、内皮欠佳或硬核患者不宜采用此法。

b. 撕囊直径太小，不宜采用晶状体翻转技术，翻核时易使晶状体悬韧带损伤。

c. 如果晶状体水分离时不能脱出撕囊口,可以使用劈核钩倾斜轻轻伸到撕囊口下面从赤道部钩出晶状体核。一旦晶状体核发生倾斜后,可以先向其下方注入黏弹剂,同时晶状体核前面也注入适量黏弹剂,以保护角膜内皮细胞(二维码 5-6-4)。

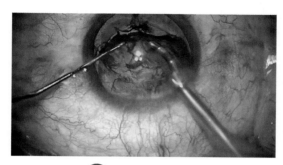

▶ 二维码 5-6-4 视频 倾斜翻转法（4）

d. 软核可以直接吸住赤道部边缘开始乳化,边进行超声乳化,边顺势翻转晶状体核,一气呵成,直到将整个晶状体超声乳化吸除。即所谓翻转法,甚至可以不用劈核钩帮助,单手完成软核超声乳化(二维码 5-6-5~二维码 5-6-7)。

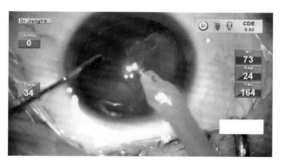

▶ 二维码 5-6-5 视频 倾斜翻转法（5）

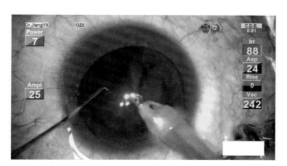

▶ 二维码 5-6-6 视频 倾斜翻转法（6）

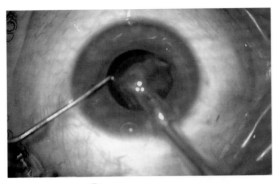

▶ 二维码 5-6-7 视频 倾斜翻转法（7）

（2）囊前旋转切削技术（又称为削梨法）

1）操作方法：角膜切口制作完成后，向前房内注入足量黏弹剂，做一直径为 5.5~6.0mm 的连续环形撕囊，充分水分离和/或水分层。然后从主切口伸入 45° 超声乳化头，从侧切口伸入劈核钩，轻压晶状体核的边缘，以超声乳化头斜面迅速贴住脱出囊袋的晶状体核侧面边缘，与此同时踏板踩至 1 挡，后囊被灌注液压向后方。此时晶状体核处于一半在囊袋内，一半脱位于囊袋外的位置，辅助钩与超声乳化头合力将晶状体核固定在半脱位的状态，并使超声超乳针头斜面切线位紧贴于脱出的晶状体核的赤道部。脚踏踩至 2 挡，牢牢吸住晶状体核，然后将脚踏踩至 3 挡，进行超声乳化。晶状体核在双手合力协调的机械推压与吸引作用下，始终被旋转切削，如同削梨或旋转木马一般逐渐变小直至完全被乳化清除。

削梨法超声乳化核时能量利用率高，用较小的总能量即能完成核乳化全过程，并且核旋转乳化过程中眼内器械活动范围小，对眼内组织影响较小，安全性高，更适合于硬核、过熟核，以及小瞳孔、术中后囊破裂等复杂病例的处理。削梨法对术者脚踏控制的要求较高，而对超声乳化手柄控制的要求相对于拦截劈核、原位碎核等操作技术而言，则相对低一些。

2）注意事项

a. 相对大的连续环形撕囊，充分水分离。

b. 使用半堵塞模式持续吸住晶状体核并乳化吸除，可用劈核钩抵住晶状体前表面，不断调整位置，使其如旋转木马一样转动。

2. 使用碎核操作的超声乳化技术 尽管不使用碎核操作的超声乳化技术也能获得较好的效果，但乳化硬核或/和操控不佳时，有时需要消耗大量的超声能量和时间而易造成角膜内皮的损伤。临床上越来越多的手术者更倾向于应用碎核操作的超声乳化技术，一般包括水平劈核技术和垂直劈核技术。我国白内障医生大都以使用水平劈核技术为主。

（1）水平劈核技术

1）乳化劈核法（phaco chop）：Nagahara 于 1993 年提出了此法，开创了低能量、高负压超声乳化手术的时代。劈核技术以晶状体核为"原木"，超声乳化头为"砧板"，劈核钩为

"刀",如同用刀劈木头那样将晶状体核劈成碎块,然后将核碎块超声乳化吸除。该技术的优点为应用机械力替代部分超声能量,通过高负压、低能量的超声乳化模式,减少了对眼内正常组织,尤其是角膜内皮的损伤,高效快速,是国内大多数白内障手术医生首选的碎核方法。缺点是对软核(Ⅰ度)和极硬核(Ⅴ度)不太合适,有时不能完全劈开。

操作方法:连续环形撕囊、水分离和水分层后,将超声乳化头伸入前房,脚踏踩至2挡,吸除晶状体中央部前表面皮质。然后将脚踏踩至3挡,采用连续或其他超声模式,以高能量、低负压进行超声乳化,从而将超声乳化头深埋至晶状体核中心。随后将脚踏复位,踩至2挡,以高负压用超声乳化头牢固吸住晶状体核。将劈核钩从侧切口伸入前房,自前囊撕囊口下缘,在皮质内贴着晶状体核前表面滑动,伸至晶状体核赤道部,然后从6:00位向12:00位方向拉劈核钩,此时超声乳化头保持不动,当劈核钩接近超声乳化头时,将两者向两侧分开,从而将晶状体核劈成两半。

将晶状体核旋转90°,重复上述操作将晶状体半核进一步劈成若干小块。然后将另一晶状体半核旋转至囊袋下方,使用同样操作将该半核劈成若干小块。最后将小核块逐一乳化吸除。也可在劈下每一个小核块后即将小核块乳化吸除以增加囊袋内操作空间,提高手术安全性。术中劈核次数依据晶状体核硬度而定(二维码5-6-8~二维码5-6-10)。

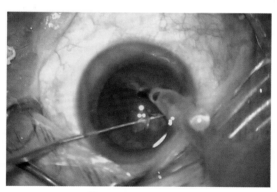

▶ 二维码 5-6-8 视频 乳化劈核法(1)

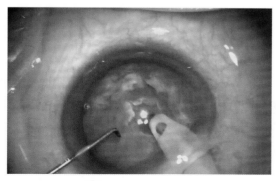

▶ 二维码 5-6-9 视频 乳化劈核法(2)

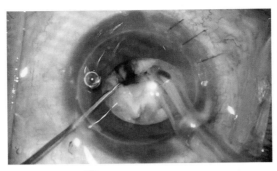

二维码 5-6-10 视频 乳化劈核法（3）

实践中,在水平劈核技术的基础上,还有几种细节稍作改变的劈核技术方法。

超声乳化头斜面向下的超声乳化技术:1997 年 Joo 等首先报道了超声乳化头斜面向下的超声乳化技术,并将该技术命名为 phaco drill。与传统超声乳化采用的超声乳化头斜面向上的操作方式不同,phaco drill 采用的是超声乳化头斜面向下的超声乳化方法,其优点是超声乳化头斜面与晶状体核紧贴,因而可以最大限度地利用超声能量,提高超声乳化效率。另外,由于超声乳化头斜面背离角膜内皮,避免了超声能量直接作用于角膜内皮细胞,从而减少对角膜内皮的损伤。phaco drill 可与劈核或分核技术联合使用,但在处理硬核和极硬核时,大多联合应用劈核技术(二维码 5-6-11)。超声乳化头斜面方向的选择各有优缺点。斜面朝下的抓握力更好,但是推进阻力较大,适合打桩;斜面朝上,抓握力差,但是推进阻力小,适合刻槽。

操作方法:连续环形撕囊后,充分水分离、水分层。将超声乳化头斜面向下进入前房,吸除晶状体中央区皮质和外核层,然后保持超声乳化针头斜面向下,在晶状体核中央部打桩,至少达 1/2~2/3 核深度。以高负压用超声乳化头吸住晶状体核,同时劈核钩将核掰成两半,

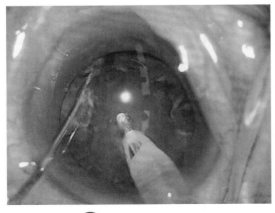

二维码 5-6-11 视频 乳化劈核法（4）

或者使用劈核钩从赤道部将核劈成两半。然后旋转晶状体半核,重复上述操作将半核进一步分为多个小核块,同时分别将小核块超声乳化吸除。

2)倾斜劈核法:操作方法,连续环形撕囊后,充分水分离、水分层。将超声乳化头斜面向下伸入前房,吸除晶状体中央区皮质和外核层,超声乳化头斜面可向上或向下,在晶状体核中央部刻槽,深达 1/2~2/3 核深度。以高负压用超声乳化头吸住晶状体核,向上方轻轻提起,使切口对侧晶状体和赤道部脱出撕囊口,使用劈核钩将核劈成两半。然后旋转晶状体半核,重复上述操作将半核进一步分为多个小核块,同时分别将小核块超声乳化吸除。本法最大的优点是劈核时赤道部远离后囊,损伤悬韧带及后囊的机会较小,缺点是离角膜内皮较近,核一半在囊前,一半在囊袋内,转核及进一步劈核不太方便。

3)弹坑式或火山口式 phaco chop 技术:phaco chop 技术对极硬核不太合适。实践中可以在晶状体核中央区雕刻出一个深而大的碗样坑洞,以尽可能去除致密而坚硬的晶状体内核。然后将超声乳化头交叉抵于 6:00 位坑底侧壁,再将劈核钩从侧切口伸入前房,自前囊撕囊口下缘,贴着晶状体核滑动,伸至晶状体核赤道部,然后从 6:00 向 12:00 方向拉劈核钩,此时超声乳化头保持不动,当劈核钩接近超声乳化头时,将两者向两侧分开,从而将晶状体核劈成两半。180° 旋转核,再重复一次,即可将硬核一分为二。用辅助器械和超声乳化头旋转晶状体核,重复上述操作再次分核。反复重复上述操作步骤,可将晶状体核分成若干小块,最后将小核块逐一乳化吸除。也可边分核,边将核碎块乳化吸除(二维码 5-6-12)。

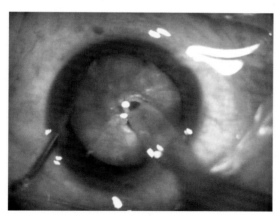

▶ 二维码 5-6-12　视频　乳化劈核法(5)

4)挤压碎核技术:操作方法,角膜切口和环形撕囊完成后,进行水分离和水分层。将超声乳化头从主切口内伸入前房吸除晶状体中央区皮质,然后以高能量、低负压进行超声乳化,将超声乳化头刺入核内深达 1/2 核厚度。随后以高负压固定住晶状体核,并使其略微倾斜,将劈核钩经 3:00 方向绕过晶状体核赤道部进入核下,将劈核钩和超声乳化头相向用力,使用挤和切的手法将核碎成数块,然后应用超声将核碎块分别乳化清除。

挤压碎核技术与普通劈核法的区别在于要求术者在劈核时双手同时、相向用力,因此劈核操作过程中应注意控制双手用力的均衡,用力方向须相向,力度须一致。本法最大的优点是劈核效率较高,缺点是硬核不合适,有时会出现晶状体核因双侧用力不一致而发生骤然偏斜或者旋转,以致引起不必要的囊膜或悬韧带损伤。

注意事项

a. phaco chop 法适合Ⅱ~Ⅳ级核。

b. 超声乳化头埋入晶状体核必须到达一定深度,以便起到支撑和固定作用。超声乳化头埋入晶状体核前,先吸除核表面皮质,将超声乳化头套管末端稍向后拉暴露出更多以利于超声乳化头埋入,可利用爆破模式埋入超声乳化头,维持高负压固定核。劈核钩必须确切钩住晶状体赤道部,在下方向上方拉劈核钩的过程中,不能越来越浅,否则劈不开核。

c. 劈核钩必须看清在前囊撕囊口下向赤道部滑动,不能在撕囊口上,否则前囊撕裂或悬韧带离断。劈核时,劈核钩和超声乳化头应在同一轴线上,超声乳化头不动,当劈核钩接近超声乳化头时,才改变方向成相切,以使核两半分开。

d. 有些极硬的核几乎没有皮质,俗称"裸核"。前囊紧贴着硬核,没有太多劈核钩进入的空间,此时,可以将劈核钩旋转 90°,使其前端放平,在前囊下滑过,当滑到晶状体赤道部边缘时,回转 90°,再勾住赤道部劈核。

e. 当晶状体核大而硬时,撕囊口也应相应扩大(6.0~6.5mm)。第一块碎核可先行乳化吸除,形成足够的操作空间,然后多次劈核,分别乳化吸除。

(2)拦截劈核法(stop and chop):单纯乳化劈核技术对于中等硬度核性白内障是有效的,但是,对于硬核白内障的处理则比较困难。单纯采用劈核技术时,部分硬核病例的晶状体核虽已劈开,但核碎块在核底部仍紧密相连而难以分开,因此,术者在囊袋内超声乳化第一块碎核时往往较为困难。1994 年 Koch 将分而治之法和劈核技术相结合,提出了拦截劈核技术,即先在晶状体核上刻槽,然后将核逐步劈成小块并乳化吸除。拦截劈核技术联合了蚀刻和乳化劈核操作技术,为分割碎核提供了较大的操作空间,有助于将坚韧的硬核分割成多个小的核块后安全地乳化吸除,是较多白内障手术医生选用的碎核方法,也是可以用于各种软硬核的方法。

操作方法:以超声乳化头吸除晶状体核中央部皮质,然后自 12:00 向 6:00 方向刻槽,接着将核掰成两半。将核旋转 90°,采用高能量、低负压进行超声乳化,将超声乳化头自断面侧壁埋入半核的中心,然后将劈核钩自晶状体核赤道部向超声乳化头方向劈拉,从晶状体半核上劈下一小块核,并将其乳化吸除。重复上述操作,将晶状体半核再分成若干小核块,并分别将其乳化吸除。术中将晶状体半核劈为多少碎块依据晶状体核硬度而定。将另一半核旋转到囊袋下方,重复上述操作,将其劈成若干小块并乳化吸除(二维码 5-6-13~二维码 5-6-15)。

Vasavada 等于 1996 年在拦截劈核技术的基础上提出了拦截劈核填入法,其特点在于术中劈核后,应用劈核钩钩住核块,将其送至超声乳化头开口处以加速核块的超声乳化。

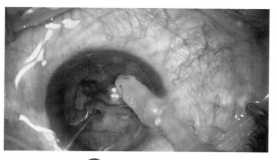

▶ 二维码 5-6-13 视频 拦截劈核法（1）

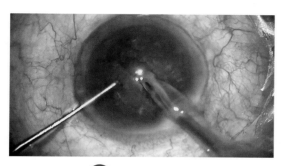

▶ 二维码 5-6-14 视频 拦截劈核法（2）

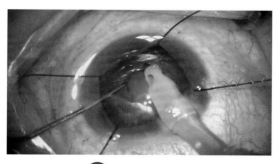

▶ 二维码 5-6-15 视频 拦截劈核法（3）

注意事项

1）软核一般刻窄槽，硬核稍微宽一点。分核时超声乳化头和劈核钩要平行或交叉置于沟槽的底部，反向用力。硬核可从中央部开始分核，软核可从周边部开始。极硬核不要强求一次性分开，以免损伤后囊或悬韧带，可以先分开 1/3~1/2，然后转核 180°，再分开剩下未分开的硬核。

2）硬核可以先将核分成 4 块或 8 块，再一一超声乳化吸除，因为超声乳化吸除完一半时，另一半活动度变大，无核的一半区域后囊会随前房涌动而漂动，在分核时硬核尖容易刺破向前漂动的后囊。

（3）Shepherd 原位碎核技术：1986 年 Gimbel 首创分而治之法，其原则是将晶状体核分成若干小块，再依次将核块乳化吸除，包括刻槽式分块清除法和弹坑式分块清除法。但有时分核比较困难。1989 年 Shepherd 在 Gimbel 分而治之法的基础上提出了原位碎核技术，后者随之成为目前较为广泛应用的分核技术。其基本原理是先将晶状体核分成 4 块，然后再分别将核块乳化吸除。原位碎核技术适用于软核、中等硬度核和较硬核，尤其适于初学分核技术者操作。

第一步：刻槽。将超声乳化头置于靠近撕囊口上缘的核表面，脚踏踩至 3 挡，自 12:00 向 6:00 方向边超声乳化边推动超声乳化头。根据核的硬度调节超声能量的大小，一般建议刻槽时采用较高的能量和较低的负压。当超声乳化头到达 6:00 位撕囊口边缘时即停止超声乳化，脚踏复位至 1 挡，并将超声乳化头抽回到 12:00 位。重复上述操作，在晶状体中央部刻出一沟槽，并将其逐渐加深。刻槽时超声乳化头应根据核乳化吸除的速度逐渐向前推进，以避免引起机械性推核，造成局部晶状体悬韧带损伤，甚至断裂或玻璃体溢出。

该步骤的关键在于正确掌握刻槽的深度，这需要有完整的晶状体解剖组织学知识支持。只有刻槽到足够的深度，才能顺利完成下一步的分核以及各个核块的依次乳化。初学者常常因刻槽偏浅，造成分核困难，无法顺利完成手术。那么什么时候刻槽足够深了呢？一般来说，槽的深度应达到晶状体核厚度的 80%~90%，或者是 3 个超声乳化头直径（核中央部）或 2 个超声乳化头直径（核周边部）。但因每个患者的核硬度不同，很难通过具体的数值来判断，尤其是硬核往往中央底部的核质最硬且韧，常常在分核时造成藕断丝连。一般来说，透过刻槽可观察到眼底的红光反射时即为合适的刻槽深度。

第二步：旋转核再刻槽。以超声乳化头抵于沟槽底部侧壁，或者自侧切口插入劈核钩，将其抵于沟槽底部侧壁，沿顺时针或逆时针方向将晶状体核旋转 90°，重复上述操作步骤雕刻出另外一沟槽，与第一个沟槽呈十字交叉。

第三步：分核。将超声乳化头和辅助器械分别抵于槽底的两侧壁，向两侧轻轻用力将核一分为二。将晶状体核旋转 90°，重复上述分核操作，将两个半核分别进一步一分为二。分核时切忌将超声乳化头和辅助器械未抵达沟槽底部时就匆忙分核，这样不仅无法有效分核，而且会造成用力过猛出现一系列并发症。

第四步：乳化吸除核块。以辅助器械抵住核块顶部，将其轻轻后推，使核块底部尖端对准超声乳化头。将脚踏踩至 2 挡，用超声乳化头吸住核块尖端。然后将核块拉向瞳孔中央，与此同时将脚踏踩至 3 挡，逐渐加大超声能量将核块乳化吸除。重复上述操作，将核块逐一乳化吸除。超声乳化核块时应注意保持负压不变，以避免超声产生的推斥力将核块推开或造成核块跳动。乳化核块时要密切关注前房的稳定性，尤其在最后一块核块被乳化吃进，全堵消失瞬间，容易发生大量房水被吸引至眼外导致前房浪涌，后囊破裂（二维码 5-6-16~二维码 5-6-20）。

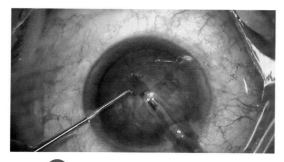

▶ 二维码 5-6-16 视频 Shepherd 原位碎核技术（1）

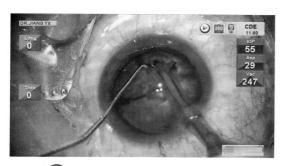

▶ 二维码 5-6-17 视频 Shepherd 原位碎核技术（2）

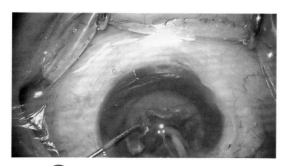

▶ 二维码 5-6-18 视频 Shepherd 原位碎核技术（3）

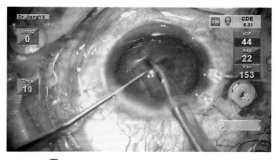

▶ 二维码 5-6-19 视频 Shepherd 原位碎核技术（4）

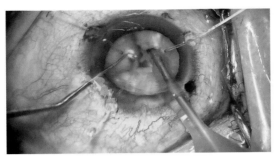

▶ 二维码 5-6-20　视频　Shepherd 原位碎核技术（5）

注意事项

1）操作时可以十字分核，一分为四；也可先一字分核，一分为二，再旋转核，二分为四。二分为四时，刻槽宜相对保守，超声乳化头埋入核不要太深，避免全堵刻槽，同时速度不要太快，以免刺穿核的赤道部，损伤囊袋或破后囊。

2）小瞳孔硬核使用此法较为合适，避免因瞳孔小劈核损伤撕囊口或囊袋。

（4）垂直劈核技术：又称为快速劈核技术，由 Dillman 在 Nagahara 水平配合技术的基础上改进而来。传统的水平劈核技术要求将劈核钩自撕囊口下方伸至晶状体核赤道部，在此过程中有可能引起劈核钩损伤囊膜，在小瞳孔病例的风险更大。而应用快速劈核技术时，劈核钩仅须置于超声乳化头的上方或周围，无须伸至晶状体赤道部，降低了损伤囊膜的风险。垂直劈核技术对大而硬的晶状体以及小瞳孔病例的效果更加。

操作方法：在连续环形撕囊、水分离和水分层后，以超声乳化头吸除晶状体中央部皮质，然后以高能量、低负压进行超声乳化，将超声乳化头深埋至晶状体核中央部的中心。建议术中将超声乳化头套管末端稍拉向手柄方向，暴露出更多头部以利于超声乳化头埋入。将劈核钩从侧切口伸入，置于超声乳化头的前上方。以高负压用超声乳化头吸附固定住晶状体核，将劈核钩自前上向后下拉向超声乳化头，当劈核钩和超声乳化头接近时，将两者向两侧分开，从而将核劈成两半。

将晶状体核旋转 90°，重复上述操作将晶状体半核劈成 2 个 1/4 象限核。

将另一个半核旋转至下方，采用同样方法将其一分为二，根据核的硬度操作需要，可将核碎块分成更小的碎块，然后将核碎块逐一超声乳化吸除。

注意事项

劈核时，劈核钩和超声乳化头用力应在同一轴线上，只有在两者接近时才改变方向。垂直劈核时，超声乳化头和劈核钩先通过上下相对运动再通过左右分核的力量将核一分为二。

三、专家经验分享

1. 超声乳化头一般有 4 种选择，15°、30°、45°、60°，选择的关键是术者根据晶状体核的类型和硬度确定需要堵塞还是刻槽为主？希望便于碎核,边碎核边乳化,45°超声乳化头比较合适;角度比较锐利的超声乳化头转动晶状体核和切削时比较有效,同时在深部刻蚀时便于观察等,所以一种超声乳化头不会适合所有术者,也不会适合所有病例。

2. **超声乳化头斜面朝向** 一般刻槽时斜面朝上;如需要快速全堵,斜面朝下或斜面按照核的形状贴上去;四分法后超声乳化头斜面可以侧过来面对核。

3. 侧切口的位置需要与劈核钩的类型和用力方向匹配。不能千篇一律在一个位置制作。

4. 核处理时尽量保证劈一块吃一块,在碎块较多的情况下,可摆正手柄,利用灌注液流在前房内形成湍流,有助于碎块随着回旋液流堵住超声乳化头,防止核碎块卡在前房角或睫状沟。

四、术中常见并发症及处理

硬核超声乳化过程可能带来很多问题,刻蚀之前应先判断核的硬度是否适合准备采用的乳化技术,如果核比预期的硬,最好改变手术方法,以免发生并发症。对于技术熟练的医生,在完整撕囊和黏弹剂的保护下,可采用碎核法乳化吸除。经验不足的医生最好改为囊外摘除。硬核往往都比较大,撕囊口过小时可在黏弹剂的保护下于10:00位和2:00位做两个松解切口,以防娩核时囊膜撕裂。

硬核乳化前要有彻底的水分离,否则超声乳化头在转动核时会造成悬韧带损伤。与此种情况,应再做一次水分离。首先向前房内注入水,然后慢慢将水注入囊膜与残留的核之间将核游离,如果仍不成功,可注入黏弹剂进行分离。

皮质混浊为主的白内障或中等硬度核(Ⅱ或Ⅲ级),乳化时刻蚀不可太深,保留核表层以保护后囊,可减少劈核时的并发症。较硬核往往皮质及表层核组织都很少,刻蚀的槽沟要有足够的深度,以看到眼底红光反射为宜,劈核及乳化过程中要避免核碎块的锐利边缘斜向后囊。核碎块脱入前房难以控制时,可采用脉冲模式或提高负压和降低灌注,必要时可辅助应用黏弹剂。

1. **刻蚀过程中的并发症**

(1)挖碗:不管是劈核法还是分核法,如果做的不到位,初学者甚至熟练者均有可能发生"挖碗"现象,如果撕囊口偏小或水分离不充分,吸除碗边时,很容易发生后囊破裂。其实挖碗法也叫原位超声乳化法,是以前最基本的超声乳化技术,尤其适合软核和中等硬度核白内障。但当今使用该技术者越来越少。如果超声乳化过程中,发生挖碗现象,如果碗边不是太薄,一般先用劈核钩轻抵切口下方碗边,向上方轻轻推一下,切口对侧的碗边就会离开囊袋,用超声乳化头吸住碗边,待负压最大时,轻轻拖到瞳孔区行超声乳化,拖过来时,劈核钩可以顺势抵住碗边,不让其退回到原来位置;如果碗边很薄,可以退出超声乳化头,前房消失,玻璃体压力推顶后囊及囊袋,一侧碗边可能就会直接脱到前房,注入黏弹剂,压回后囊及玻璃体,即可完成超声乳化;如果撕囊口较小,碗边脱不出来,可以重新用水做水分离或黏弹剂做碗边囊袋分离,此时一侧碗边可能就会翘起到前房,再注入黏弹剂,压回后囊及玻璃体,即可完成超声乳化。

(2)撕囊口边缘撕裂:刻蚀过程中超声乳化头接触撕囊口边缘,引起前囊破裂。一旦撕囊口破裂,核容易前移进入前房,此时应小心将核在虹膜平面进行乳化吸除,可以不处理核,直接用倾斜翻转或削梨法超声乳化,如需要使用劈核或分核技术,最好与裂开口成90°方向进行,尽量避免囊袋进一步撕裂。如果核硬度较大,最好扩大切口,改做白内障囊外摘除术(ECCE)。撕裂使得术后囊袋的收缩力量不对称,可引起囊袋内的人工晶状体位置偏移。为防止人工晶状体移位,可在撕裂口的对侧剪开前囊。

(3)后囊破裂原因:有前囊撕囊不连续向后囊撕裂;过度牵拉悬韧带引起断裂;刻蚀或碎核过程中,刻蚀过深或过于靠近赤道部,超声乳化头接触后囊,引起后囊破裂;劈核时囊膜撕裂;前房变浅,锐利的核碎块边缘刺破后囊。超声乳化过程中发生后囊破裂,容易导致核或核碎块下沉。如果核碎块位于前部玻璃体,估计比较容易取出,可采用前部玻璃体切除的方法取出;如果核碎块较大,脱入玻璃体位置较深,应采用后路玻璃体切除的方法取出。必要时请玻璃体视网膜专业的医生协助手术。

超声乳化过程中出现后囊破裂,核无下沉仅有玻璃体脱出时,首先应扩大切口,前房注入黏弹剂,用镊子或其他方法手工将剩余的核取出,彻底切除脱入前房的玻璃体。脱出玻璃体较多时最好采用后路玻璃体切除术,彻底切除脱出的玻璃体及核碎块,尽量减少黄斑囊样水肿、炎症和视网膜脱离的发生率。

(4)晶状体悬韧带断裂:超声乳化头乳化核或旋转核时用力过重可造成悬韧带断裂,悬韧带脆弱、假性剥脱综合征、全葡萄膜炎、外伤患者更易发生。如果有悬韧带断裂,要及时补充黏弹剂,置入囊袋拉钩稳定囊袋,小心操作,最好植入囊袋张力环或改良囊袋张力环,可参见本书相关章节。

2. 转核过程中的并发症　转核过程中最常发生的是悬韧带断裂及囊袋破裂,多因水分离不充分、核与囊膜没有分离引起,此时应进一步进行水分离充分使核游离,参见本书相关章节。

3. 劈核过程中的并发症　劈核时最大的危险是后囊破裂,往往是由于不正确的刻蚀或分开两部分核时用力过大而引起。用力过大还可造成前囊的撕裂。

4. 碎核过程中的并发症　核被一分为四后,核碎块的活动性增大,锐利的边缘可刺破后囊。另外,乳化核碎块的位置不可过于靠近角膜、虹膜及后囊,以减少相应组织的损伤。

总之,核处理是超声乳化整个手术的最重要部分。一个技术全面的超声乳化术者,应熟练地掌握核超声乳化以及水平和垂直两类劈核技术,在某些病例可以正确选择快速有效安全的超声乳化方法,而在某些复杂病例,也可以根据具体情况结合不同的超声乳化技术,加以安全地行超声乳化,同时也要熟悉操作过程中出现并发症时的早期识别与处理方法,最终使超声乳化安全高效的完成(二维码5-6-21~二维码5-6-24)。

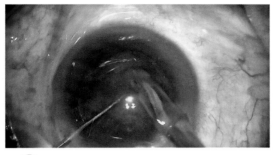

▶ 二维码 5-6-21　视频　不同的超声乳化技术结合完成手术（1）

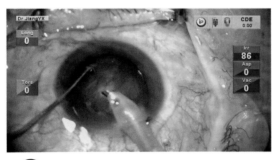

▶ 二维码 5-6-22　视频　不同的超声乳化技术结合完成手术（2）

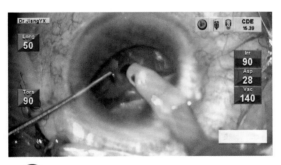

▶ 二维码 5-6-23　视频　不同的超声乳化技术结合完成手术（3）

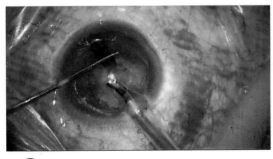

▶ 二维码 5-6-24　视频　不同的超声乳化技术结合完成手术（4）

（蒋永祥）

参考文献

1. LITTLE BC，SMITH JH，PACKER M. Little capsulorhexis tear-out rescue. J Cataract Refract Surg，2006，32（9）：1420-1422.
2. 孙兴怀，卢奕. 眼科住院医师规范化培训教材. 上海：复旦大学出版社，2017.
3. 蒋永祥. 实用晶状体脱位手术. 北京：人民卫生出版社，2022.
4. 姚克. 微小切口白内障手术学. 北京：人民卫生出版社，2012.
5. 张万洲. 劈核及高阶超乳技术. 香港：亮睛出版社，2014.
6. 蒋永祥，王才根，孙琪. 撕囊失败眼的晶状体超声乳化人工晶状体植入术. 浙江实用医学，1999，4（2）：11-12.
7. HOFFMAN RS，SNYDER ME，DEVGAN U，et al. Management of the subluxated crystalline lens. J Cataract Refract Surg，2013，39（12）：1904-1915.
8. 张昀，蒋永祥. 把握白内障手术的发展趋势与精准运用人工晶状体各种类型的特点. 中华眼科医学杂志，2019，9（5）：257-266.
9. 陈天慧，蒋永祥. 前部巨眼及其白内障手术治疗进展. 国际眼科纵览，2021，45（1）：6-11.
10. 张振平. 晶状体病学. 广州：广东科技出版社，2005.
11. 张振平. 人工晶状体屈光手术学. 北京：人民卫生出版社，2009.
12. 李凤鸣，谢立信. 中华眼科学. 3版. 北京：人民卫生出版社，2014.
13. 卢奕. 眼科临床指南解读：白内障. 北京：人民卫生出版社，2018.
14. 卢奕. 超声乳化白内障摘除和人工晶状体植入术：操作技巧及并发症. 上海：上海科学技术出版社，2019.

第七节　皮质注吸

在完成白内障超声乳化吸除后，下一步是用注/吸手柄（I/A）吸除剩余的晶状体皮质。在抽吸皮质的过程中，虽然操作相对简单，但是有报道接近1/2的后囊破裂发生在抽吸皮质的过程中。晶状体的皮质可以是游离的，或者是附着在后囊及残余的前囊上，游离的皮质呈棉绒样外观，主要位于虹膜平面之前的前房内，如果较软时就比较容易吸除，如果较硬时，需要相对较大的抽吸力量。白内障超声乳化术后的炎症反应与皮质的残留有直接关系，必须完全去除残留的皮质，减少术后并发症。

一、操作技巧基础

手术经验较少的医生一定牢记安全比有效更重要，采用适当的负压和流量，循序渐进、完全掌握之后可以设置高负压、高流量，提高抽吸效率。

1. 安全最重要　I/A在吸除残留晶状体皮质的操作过程中不能对眼组织造成损伤，避免钝性损伤角膜组织，包括角膜内皮、虹膜和悬韧带，且须保证后囊的完整性，尽可能避免误吸虹膜和后囊，误吸后需要及时停止抽吸，并回吐误吸组织。

2. 循序渐进　在I/A抽吸皮质的过程中，抽吸皮质首先是用适当力度踩脚踏、低负压抽吸,吸住皮质并拖离到中央区后,再加大踏板踩踏力度、增加吸力吸除。每一次只吸除部分的皮质,操作要小心轻柔,减少对悬韧带和囊袋的牵引。

3. 高效　抽吸的时间过长、动作重复或缓慢时,瞳孔受到刺激后缩小,也会损伤角膜和虹膜组织。为了保证抽吸的效率,抽吸口要足够大并正确应用一定的抽吸力。这样无论皮质的大小、软硬或形状如何,都可以达到高效率的皮质抽吸。但要注意,熟练掌握抽吸技术后方可全程采用高流量、高负压完成整个皮质抽吸步骤。

4. 完全　干净完全的皮质清除才可以明显减轻手术后的炎症反应,减少后囊混浊的发生率和程度,进而延缓后囊的切开,增进视功能恢复的程度和质量。但在极少情况下,不慎发生后囊抽吸破裂时会导致皮质与玻璃体混合抽吸至 I/A 抽吸孔,此时务必及时停止抽吸,根据手术进展程度酌情允许少量的周边皮质残留,以预防更加严重并发症的发生。

二、操作技巧精解

1. I/A 手柄的选择

(1)抽吸孔:I/A 的抽吸孔有不同的规格设计,0.2mm 和 0.3mm 直径的设计用于最大负压在 40~53.3kPa(300~400mmHg),是抽吸皮质选择应用最多的 I/A 头,可以较容易地捕捉所有类型的皮质,保持良好前房平衡,在吸引到后囊时,不会造成后囊破裂。0.5mm 和 0.7mm直径的抽吸孔用于最低的负压水平 8~13.3kPa,主要是抽吸较大块的晶状体皮质,而应用较高的负压值时,就容易引起前房消失从而吸引到虹膜和后囊。

(2)灌注头:I/A 头的灌注可以是硅胶套管或金属的灌注头(图 5-7-1),目前临床普遍采用硅胶套管。硅胶套管灌注较好,因为其是软性的,可以适应切口的形状,前房稳定性较好,液体不容易渗漏,且硅胶管不会反射显微镜灯光干扰手术,位置也可以任意调节。

2. 检查 I/A 手柄及测试　
在进行皮质吸除之前,应检查 I/A 头的抽吸孔是否阻塞、硅胶套管是否通畅、灌注水平是否合适、灌注硅胶管位置是否正确。必要时应用测试管来检查进入和流出液体的平衡情况,以防止灌注及抽吸的平衡失常所致的组织损伤。

3. 操作过程　
目前临床大部分采用蠕动泵或者蠕动模式为主的混合泵,应用蠕动泵为主的超声乳化仪时,要注意 I/A 抽吸皮质时涉及堵塞、流速和上升时间等因素。有些地方应用文丘里泵的超声乳化仪,抽吸力的控制呈线性,并由脚踏控制,这一点和蠕动泵不同,抽吸过程中堵塞解除时需要及时

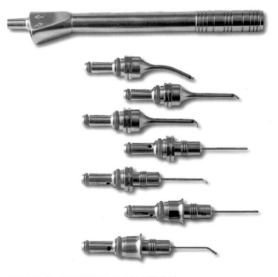

图 5-7-1　不同型号的 I/A 灌注头

松开脚踏。

初学者建议：

（1）将负压设定在较低水平，如 8~9.33kPa（60~70mmHg）。

（2）"开水进"：在 1 挡灌注位下将 I/A 头插入前房（此时可以看到 I/A 硅胶套管的灌注孔"打开"），在单纯灌注状态下接近皮质，此时较为安全。

（3）进入第 2 挡启动抽吸使皮质黏附在抽吸口上，并持续吸引，使皮质完全堵塞抽吸口，负压上升。

（4）将 I/A 头移向中央，牵引使皮质由其附着部位脱离，将其拖到中央。

（5）将真负压水平加大，如加大至 40~53.3kPa（300~400mmHg），皮质会很快被吸除。

（6）将负压调整回到最低水平，如此反复操作。

（7）"开水出"：完成抽吸后取出 I/A 头，离开前房时注意硅胶套管的灌注孔也是"打开"的状态。

抽吸皮质过程中务必注意抽吸孔一定在术者的视野中。

操作熟练后可简化步骤：

（1）选择线性控制模式，将最大峰值负压设定在 53.3~66.7kPa（400~500mmHg）。

（2）在 1 挡灌注位下将 I/A 头插入前房，将抽吸孔靠近皮质块并立即启动低水平的抽吸。

（3）一旦抽吸孔被堵塞，即可踩到 2 挡，吸住皮质，I/A 头移到中央使皮质牵引脱离。

（4）将脚踏加压到最大程度，使皮质快速吸除，而在皮质块即将被吸除的瞬间，要及时抬起脚踏减弱或中断抽吸力，来避免浪涌现象，防止前房突然变浅。

（5）重复以上操作使皮质完全清除。

4. 操作过程中前房平衡的保持　I/A 头进入前房时应保持灌注的开放，以能使前房加深，然后很快使脚踏进入第 2 挡开始抽吸，抽吸过程中要注意观察前房的稳定情况。如果前房浅，则要升高灌注瓶直到前房达到要求的深度；反之要降低灌注瓶的高度。在前房可以保持一定的深度数秒后，说明液体的进入和流出达到了平衡，即可开始皮质的抽吸。在皮质抽吸的过程中，前房的深度主要取决于 2 个因素，即灌注的量和液体流失的程度。实际上，当抽吸孔被堵塞时，液体的流出会减少，由于灌注仍然持续，前房的加深会与堵塞持续的时间呈比例，也与灌注瓶的高度呈比例。其中部分液体会由切口渗出。而在皮质块被抽吸掉时，涌流现象的出现又会使液体的流出增加，会部分减小前房的深度，而数秒即会重新达到平衡。

三、专家经验分享

1. 皮质抽吸的顺序　抽吸皮质一般应首先抽吸游离的皮质，然后是层状皮质，最后是附着在后囊表面的皮质。在抽吸的部位方面，首先是比较容易接近的部位，即颞侧、鼻侧和下方的区域；然后是接触比较困难的位置，如切口附近；切口下方的皮质相对较难，最后吸除。

2. **彻底吸除皮质** 皮质的抽吸完全彻底才会避免炎症反应,达到良好快速的视力恢复,使人工晶状体位置位于中心,减少术后后囊混浊的发生率。

3. 残留皮质较大或后囊黏附比较紧的情况下,可通过辅助器械的拨动将残留皮质与囊膜分离,以便容易吸除。

4. **避免吸引到前囊或后囊** 在抽吸皮质的过程中,应避免吸引到前囊,吸引的张力可以使悬韧带脱离或不同程度地减弱,所以如果吸引到前囊时不可牵拉,应立即按照设置的回吐模式踩脚踏或持续灌注释放。在注吸皮质时一定要在显微镜视野特别清楚的情况下进行,I/A抽吸孔一定要面向上方(整个过程中抽吸孔必须要在术者视野中),否则容易吸住后囊。发现后囊以I/A头为中心形成放射状皱褶时,应当意识到,后囊被吸住,要立刻放松脚踏板,并立即回吐。在应用较大的抽吸孔和前房较浅时容易吸引后囊,易发生在前房不稳定、玻璃体压力高以及在皮质抽吸的最后阶段。后囊的类型也有一定的影响,例如,前囊容易切开并且较薄时,后囊具有同样的特点,容易被吸引到。

5. 在操作过程中,显微镜的光线要垂直进入眼底,产生良好的红光反射。看清残留皮质的部位,以及是否注吸净。

6. 如前囊有破裂时,应先注吸远离裂口的皮质,最后再吸裂口处的皮质。否则囊膜裂口延伸到后囊易引起玻璃体溢出,影响皮质的清除。

四、术中常见并发症及处理

1. **皮质清除不完全** 在抽吸皮质的过程中,皮质残留的原因可以发生在瞳孔无法充分散大、皮质暴露不充分的情况下。在灌注液内加入适量的肾上腺素可维持瞳孔散大状态,术中也可以应用虹膜拉钩拉开虹膜以看清周边的皮质。如果皮质紧密贴附在后囊的表面时,即使应用很高的抽吸力,甚至后囊破裂也无法使其分离。手术过程中可以应用冲洗针头进行抛光分离,部分后囊前皮质钙化、术中无法分离者可以在术后应用YAG激光切开,不必勉强,并慎重采用后囊环形撕囊的方法,此方法仅限于极少数经验丰富的术者。

2. **后囊破裂** 在I/A过程中后囊破裂是比较常见的并发症,有报道超声乳化手术的后囊破裂有1/2以上是发生在抽吸皮质的过程中。后囊破裂发生的危险因素有:负压设置过高;抽吸孔朝后或过于接近后囊;浅前房;抽吸孔金属边缘锐利或过于粗糙;浪涌或涌流处理不当;患者出现突然转动眼球或咳嗽等加大眼压的行为。

后囊的破裂可大可小,形状不同,可以在中央或周边。常会伴随前玻璃体脱出。如果怀疑发生后囊破裂时,要立即停止抽吸,增大放大率和显微镜的亮度检查是否确实发生了破裂。确定后囊损伤后,脚踏回踩至注水的1挡,缓慢轻柔抽出I/A头。也可以让助手通过侧切口向前房注入气泡,同时抽出I/A头,2个步骤同时进行,减少前房变浅、前部玻璃膜撕裂和玻璃体脱出的风险。在前、后房内注入黏弹剂,封堵后囊的破孔,应用一个连接含有BSS

注射器的抽吸针头,进行干性抽吸。

3. 玻璃体脱出 玻璃体脱出可以合并或继发于后囊破裂后或者有悬韧带断离后。I/A 抽吸过程中发生后囊破裂时,后囊的透明性常常导致发现时机延迟滞后,发现的时候可能已有玻璃体被吸至抽吸孔内,撤出 I/A 头时常合并玻璃体脱出。I/A 头撤出时要避免撤出速度过快,否则会导致玻璃体大面积脱出并引发后囊破裂瞬间扩大。玻璃体脱出后需要进行前部玻璃体切除,去除玻璃体。去除的方法根据术者经验、后囊破裂的具体情况(比如破裂的大小、玻璃体由后囊孔脱出的量、类型以及残留皮质的量)来确定,程度轻微者可以使用前房剪剪除,程度严重者需要采用前部玻璃体切除手术。

4. 悬韧带断裂 I/A 头引起囊袋的损伤多发生在抽吸紧密黏附在周边后囊上的皮质时,尤其是小瞳孔手术。当非常大量的皮质被抽吸时也会发生悬韧带的撕裂。由于大面积与后囊的接触,在抽吸时较大的力量会引起相对应部位悬韧带的局部撕裂。

5. 前囊的撕裂 当环形撕囊的直径较小时,为了抽吸位于赤道部的皮质常会吸引到前囊而使前囊撕裂,前囊的撕裂比较局限时不是一个非常重要的问题,仍可将人工晶状体植入囊袋内,术后由于囊膜牵引而致光学部偏位的危险性也较小。而前囊的撕裂比较大时,就会影响人工晶状体的囊袋内固定。

6. 后囊抛光并发症 抛光后囊时器械加力过大时会使后囊破裂,应用不适应的器械进行抛光以及在应用负压抛光抽吸太薄的后囊时,也有使后囊破裂的危险,囊膜在紧张状态下,操作粗暴以及浅前房时的后囊抛光都会致后囊破裂。

(陈晓勇)

第八节 后囊抛光

后囊混浊是导致白内障吸除术后视力及对比敏感度下降的主要原因。文献表明,术后 3 年成年人的后囊混浊发病率为 20%~40%,儿童接近 100%。后囊混浊的发生率与患者的年龄密切相关,并与手术后的时间有关:手术年龄越小,发生率越高;术后时间越长,发生率越高。目前,有效的预防和减少其发生率的方法有:术中仔细进行抛光后囊残留的晶状体皮质和晶状体上皮细胞;认真清除赤道部残留的晶状体上皮细胞;囊袋内植入特殊设计的人工晶状体。也有人主张联合应用抗代谢药物比如氟尿嘧啶等治疗后囊混浊。

一些术者也会在术中针对前囊进行抛光,期望提供良好的透明光学通路。此操作存在一定争议,支持者认为前囊抛光可以减少前囊混浊,同时减少前囊混浊相关的生物学和光学并发症;反对者认为合适大小的撕囊已足以提供必需的透明光学通路,没有必要额外抛光,甚至有观点认为前囊抛光反而会增加囊袋收缩等并发症的风险。笔者本人基本不做前囊抛光,因此本章节只讨论后囊抛光。

一、操作技巧基础

1. 后囊的组织解剖特点　晶状体囊膜是晶状体上皮细胞分泌的产物,是上皮细胞的基底膜。后囊则是胚胎上皮细胞分泌的产物。晶状体上皮位于前囊及赤道部膜下,中央部位为静止区,旁中央及赤道部为生发区。赤道部的上皮细胞不断增生形成新的晶状体细胞,老的晶状体细胞不断地并入晶状体皮质内。通常,上皮细胞的基底部与晶状体囊膜之间紧密相连没有间隙。当晶状体囊膜的上皮受到刺激后,可出现增生和老化。增生的前囊上皮细胞,可以越过赤道部向后囊蔓延。增生的纤维结缔组织使后囊纤维化,在临床上形成后发性白内障或后囊混浊。

2. 后囊混浊的发生　后囊混浊一般可分为两种类型:再生型和纤维型。纤维型为后囊的增生和纤维化。其发生机制是慢性炎症反应和上皮细胞的增生。再生型是在后囊上形成圆形或椭圆形小体,称 Elschnig pearls,其形成时间较久。近年,印度医师报道一种新的类型:渔网型(fish-net),即后囊混浊为均匀的网状纤维交织成渔网样,网状纤维间,间断出现的混浊。

3. 后囊抛光的目的　在白内障吸除后,应仔细地进行后囊的物理抛光,尽可能地清除残留在赤道部和后囊上附着的晶状体上皮细胞,这样能有效地防止和减少后囊混浊的发生。此外,当前囊的开口范围较小时,膜开口附近的前囊上皮细胞可向前囊口处增生为结缔组织,使前囊口封闭。故前囊撕的范围不能太小,以防止前囊形成增生的纤维膜。由于晶状体后囊是保护囊袋完整的主要部分,晶状体后囊可避免玻璃体的脱出,对于植入后房型人工晶状体十分重要。手术中,既要彻底清除残留晶状体皮质和上皮细胞,又不能使后囊破裂。

二、操作技巧精解

1. 操作条件　临床主要应用注吸 I/A 头进行后囊抛光,也有部分术者采用后囊抛光器。

2. 抛光方法　抛光器抛光:最常用的抛光器是 Kratz 灌注针头,其顶端略弯曲,表面为磨砂粗糙面。将此抛光器连接在灌注手柄上,在前房注入黏弹剂后,高倍手术显微镜下,沿后囊内表面轻轻摩擦,特别是在有上皮细胞和残留物附着区域作为重点处理对象。抛光针头在后囊表面做前后左右或同心圆的摩擦动作。

注吸头抛光:直接用注吸头进行抛光,可随时将清除物排除,且可运用一定负压增强抛光效果。设定低负压值(5~15mmHg)和低流量(5~10mL/min),部分超声乳化仪自带抛光程序。抛光时可以用 I/A 直头的颈部背面金属部分或者弯头的同一部位+硅胶袖套对着后囊表面连续做往复运动,对皮质粘连顽固的部位,熟练的医生可以翻转注吸头的注吸孔,利用抽吸住再回吐的方法彻底清除,这种方法需要手术者有丰富的经验和熟练的操作技巧。初学者或经验较少的医生不宜采取这一操作。可以选择术后行 YAG 激光术治疗。

应用人工晶状体后表面旋转抛光：在手术过程中，植入人工晶状体后，由于部分人工晶状体后凸的后表面光学设计面特性，可利用其进行后囊抛光。用注吸头吸引人工晶状体进行旋转，注吸头在水平面进行操作，切向用力，避免下压力量，晶状体后表面摩擦后囊去除混浊。同时可以利用人工晶状体的襻旋转抛光，对赤道部的晶状体上皮细胞进行抛光，进一步减少上皮细胞残留、降低后发性白内障的发生率。

3. 后囊斑状混浊或钙化慎重抛光 对于常规后囊抛光方法不能奏效的后囊钙化斑块或混浊，可十分小心地用截囊针将混浊斑块刮去。前提是要保护后囊的完整性。初学者不要过于纠结用手术方法完全抛光，可以术后予以 YAG 激光切开，特别熟练的术者可以采用后囊环形撕囊方法。

三、专家经验分享

1. 为减少术后发生后囊混浊，术中应尽量做到以下几点。

（1）尽可能多地清除后囊前的残留晶状体上皮细胞，以减少增殖来源。在初学者，由于技术欠熟练，又缺乏经验，手术结束后，后囊表面残留较多细碎颗粒物或纤细的皮质纤维，这往往是术后后囊发生混浊的主要原因。

（2）重视清除赤道部的残留晶状体上皮细胞。手术中最易出现的问题是在赤道部残留大块皮质，除了残留大块皮质，赤道部的残留上皮细胞也是术后后发性白内障的原因之一，手术中需要予以重视。

2. 抛光器抛光注意事项 应用抛光器进行抛光时，摩擦时可以看见后囊环形反光，如反光环消失或不规则，表明后囊有可能破裂。操作中务必抛光器保持在同一平面做往复运动，角度太大容易损伤后囊。

3. 注吸头抛光注意事项 应避免注吸头吸引后囊。当注吸头吸住后囊时，后囊出现许多放射状皱褶，应立即放松，以免损伤后囊。抛光操作时，显微镜要保持较高的放大倍数，聚焦在后囊上。

4. 应用人工晶状体后表面旋转抛光注意事项 此方法须选择悬韧带正常、囊袋完整的患者，避免出现后囊破裂等并发症；同时可选择平板设计人工晶状体，襻及光学部与囊袋的接触更为充分。

5. 不适于后囊抛光的情况

（1）后囊菲薄，在手术显微镜下很难鉴别，这种情况在高度近视眼中和高龄患者中多见。

（2）玻璃体腔压力较高，不断向前涌动，无法保持稳定平面。

（3）后囊已发现有破孔，即使极小范围的破孔，亦不适合做抛光处理。

（4）角膜透明性发生改变影响观察、瞳孔过小影响操作、发现后弹力层发生脱离时，应取消后囊抛光操作。

四、术中常见并发症及处理

在后囊抛光的过程中,若抛光器边缘锐利、用力不当,或在应用注吸头抛光时吸住后囊而未及时停止操作,均可引起后囊破裂、玻璃体疝出。

因此时已经完成皮质吸除,所以处理相对简单:如果破口很小,只有部分玻璃体前界膜突出于破口处,可以将黏弹性物质注于破口上将玻璃体压回玻璃体腔内。注意不要把黏弹性物质注射到破口旁,可能导致破口扩大、更多的玻璃体溢出。可根据破口的大小做一环绕破口的后囊连续环形撕囊。处理的过程中注意避免眼压的波动,因为当后囊破裂发生后,任何不正常的压力或快速的灌注都会使破口增大和引起进一步的并发症。

(陈晓勇)

第九节 人工晶状体植入

操作技巧精解

人工晶状体植入是否正确直接影响术后视力的恢复程度。目前常用的人工晶状体分为软性人工晶状体和硬性人工晶状体,其植入方式主要为:囊袋内植入、睫状沟植入、经角巩膜缘悬吊术。

1. 人工晶状体囊袋内植入(二维码 5-9-1) 人工晶状体的囊袋内植入是屈光性白内障手术的基本要求。囊袋内植入使人工晶状体最接近生理状态下晶状体的解剖位置,术后屈光状态稳定、炎症反应轻、并发症少。根据人工晶状体的光学部设计及人工晶状体的屈光功能,可分成以下两种情况。

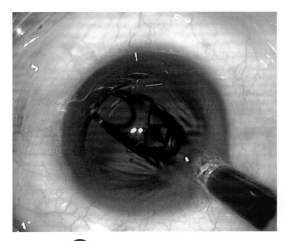

▶ 二维码 5-9-1 视频 人工晶状体囊袋内植入

（1）单焦、多焦点人工晶状体植入：白内障超声乳化吸除术后在确定没有发生晶状体悬韧带断裂或后囊破裂的状态下，向前房及晶状体囊袋内注入黏弹剂撑开晶状体囊袋，推注器开口斜面向下并置于角膜主切口内，缓慢旋转或轻推推注器将人工晶状体后襻及光学部植入囊袋内，人工晶状体完全脱离推注器后，使用人工晶状体调位钩按顺时针方向旋转人工晶状体使前襻进入晶状体囊袋内。待人工晶状体完全展开后，彻底吸除前房及人工晶状体后的黏弹剂，水密切口，同时调整人工晶状体使光学中心居中，检查眼压及切口有无渗漏。硬性人工晶状体植入须扩大主切口 5.5mm，右手用无齿镊夹住人工晶状体光学部约 1/3 处，左手用有齿镊夹住切口上唇中央部，以人工晶状体前襻进去囊袋内后用人工晶状体定位钩旋转至前襻进入囊袋内。

（2）散光矫正型人工晶状体或散光多焦点矫正型人工晶状体：散光矫正型人工晶状体

为保证术后最佳矫正效果及视觉质量应做到精准植入，在植入术前须进行角膜散光轴位标记。囊袋内植入后顺时针旋转人工晶状体光学部，使其轴位与角膜标记轴位基本重合；I/A 头充分吸除前房内及人工晶状体后黏弹剂，再调整人工晶状体轴位与角膜标记轴位重合轻压人工晶状体光学部使之与后囊紧密贴合（图 5-9-1），水密切口眼压正常即可。术毕取出开睑器后尤其需要再次确认前房深度，避免取出瞬间前房突然变浅人工晶状体轴位旋转。

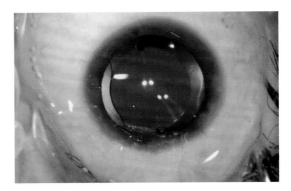

图 5-9-1　人工晶状体轴位与角膜标记轴位重合

2. 人工晶状体睫状沟植入（二维码 5-9-2）　对术中发生后囊破裂较小，撕囊口完整且直径大小合适的情况，可以选择人工晶状体睫状沟植入。人工晶状体睫状沟植入与囊袋内植入相比，睫状沟植入易引起虹膜睫状体炎、色素播散性青光眼、瞳孔粘连及人工晶状体偏

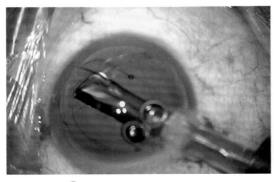

 二维码 5-9-2　视频　人工晶状体睫状沟植入

位等并发症,术中建议选择亲水性人工晶状体,以免发生术后色素播散,继发青光眼等。睫状沟植入时先将黏弹剂注入前房内瞳孔区中央,然后注入虹膜下方与晶状体前囊之间,再将人工晶状体后襻植入睫状沟,前襻的植入方法与囊袋内植入方法相同,采用人工晶状体镊将前襻送入上方睫状沟。完成人工晶状体睫状沟植入后前房内注入缩瞳剂,处理脱出的玻璃体,并将前房内的黏弹剂吸除干净。

　　3. 人工晶状体经角巩膜缘悬吊术　　对囊膜破裂前囊口直径过大,或前后囊撕裂无法支撑人工晶状体时,可以采用经角巩膜缘悬吊人工晶状体。具体步骤如下。

　　(1)在角巩膜缘处用3.0隧道刀水平位置做4mm、1/2角膜厚度切口(图5-9-2),再用隧道刀在1/2角膜厚度处向锯齿缘方向做2~3mm深巩膜隧道,两侧大小一样成直线(图5-9-3)。

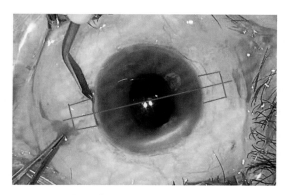

图 5-9-2　角巩膜缘切口

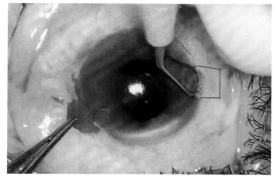

图 5-9-3　深巩膜隧道切口

　　(2)前房内注入黏弹剂,保护角膜内皮。

　　(3)使用长针聚丙烯缝线,在其中一端巩膜隧道距角膜缘后1~1.5mm处经巩膜穿入后房,然后将长针尖从对侧巩膜隧道距角膜缘后1~1.5mm处穿出,并将长针引出巩膜(图5-9-4)。

　　(4)扩大主切口5mm,从主切口取出后房内的聚丙烯缝线后将其剪开,形成的两个断端分别固定于人工晶状体上下襻。

　　(5)拉紧两侧缝线,调整人工晶状体位置,使人工晶状体位置居中。

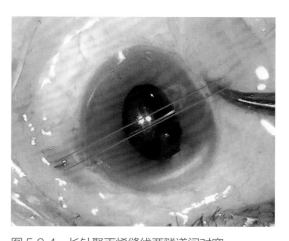

图 5-9-4　长针聚丙烯缝线两隧道间对穿

　　(6)用人工晶状体调位钩伸入隧道内钩出缝线,并在隧道口内缝合固定,线埋入隧道内,打结时注意人工晶状体位置,并松紧适度。

（7）手动注吸前房内黏弹剂，间断缝合主切口。

（赖均伟）

第十节　黏弹剂注吸

一、操作技巧基础

人工晶状体植入囊袋后，眼内的黏弹剂必须清除。在正常情况下，清除眼内黏弹剂并不困难，也是一个常规的步骤。通常的操作是：在连续灌注模式下，I/A 手柄进入前房，将抽吸孔朝上，位于瞳孔中央，逐渐加大负压抽吸黏弹剂；可以适当旋转手柄，调整抽吸孔的方向，以利于黏弹剂的吸除；同时轻轻按人工晶状体，或者旋转人工晶状体，将囊袋内人工晶状体后方的黏弹剂挤压至人工晶状体侧方或前面进行抽吸，直至黏弹剂抽吸干净。也可以用辅助钩轻轻钩起人工晶状体的边缘，将 I/A 头伸到人工晶状体后方进行抽吸。在熟练的情况下，也可以单手用 I/A 头经人工晶状体边缘翘起人工晶状体，进入人工晶状体后方囊袋内进行黏弹剂抽吸。此时应注意 I/A 头抽吸孔的方向，不宜向后，避免误吸后囊，造成后囊的损伤。也不宜在过高负压状态下，将 I/A 头伸到囊袋周边部，吸住囊袋，导致囊袋损伤或悬韧带损伤。应保持 I/A 头抽吸孔在直视范围内进行操作。初学者建议用双手法进行人工晶状体后方的黏弹剂抽吸。

不同类型的黏弹剂，其清除的效率有所不同。内聚性黏弹剂相对容易吸除，由于其分子间的作用力强，吸除时黏弹剂会成团被清除；而对于弥散性的黏弹剂，则相对难一些，要尽可能清除干净，特别要注意前房角、角膜后表面及人工晶状体后方弥散性黏弹剂的清除，避免残留导致术后眼压升高。在质量较好的显微镜下，仔细观察可以看到黏弹剂与房水间的界面，从而判断黏弹剂是否被彻底清除干净。

二、专家经验分享

1. 常规情况下的黏弹剂清除　对于普通的人工晶状体，抽吸人工晶状体前后方黏弹剂的顺序并不重要，可以先抽吸前房和人工晶状体前的黏弹剂，再抽吸囊袋内和人工晶状体后的黏弹剂。但是对于散光矫正型人工晶状体，建议先抽吸人工晶状体前和前房内黏弹剂，将人工晶状体的散光轴位调整到接近预定的标记位置附近时，再抽吸囊袋内和人工晶状体后面的黏弹剂。黏弹剂抽吸干净后，将人工晶状体的散光轴位与预定的位置调整一致，轻压人工晶状体，使之与后囊贴附，增加人工晶状体与囊膜间的摩擦力，有助于防止人工晶状体的旋转，导致散光轴位的偏离。

对于多焦点人工晶状体，可借助人工晶状体的中心环进行定位。方法是调暗显微镜光源亮度，让患者注视显微镜的灯，观察人工晶状体中心环的位置、显微镜光源的反光点是否落在人工晶状体中心环的中央。

　　周边皮质残留可在植入人工晶状体后,轻压人工晶状体前表面,旋转 I/A 头方向,使 I/A 头抽吸口朝向残留皮质,将皮质吸除;或者旋转人工晶状体,利用人工晶状体的襻端摩擦囊袋内与囊膜粘连紧密的晶状体皮质,使囊袋内的晶状体皮质松动,方便彻底清除残余的晶状体皮质,避免术后发生后发性白内障(PCO)。植入人工晶状体后可进行后囊二次抛光,将后囊表面残存的丝状皮质清除干净。

　　抽吸过程中仍需要避免负压过大对晶状体囊膜的损伤;黏弹剂充分吸除可避免术后继发性青光眼的发生,提高患者术后舒适度。

　　2. 特殊情况下的黏弹剂清除　由于后囊不完整,彻底清除黏弹剂比较困难,稍有不慎可能会导致玻璃体脱出,使得手术更加复杂。后囊不完整时,在植入人工晶状体后,应在保证安全的情况下尽可能清除眼内黏弹剂,减少眼内黏弹剂的残存。有一种说法,认为后囊已经不完整,前房与玻璃体没有囊膜隔断,黏弹剂存留多少对术后眼压的影响不大。其实不然,眼内残存黏弹剂过多,仍然能导致眼压升高。虽然可以通过切口放液降低眼压,但是增加了风险。第一,感染的风险:眼压升高时通过切口放液,一般情况下不会再次进手术室进行,通常在治疗室或者检查室的裂隙灯下操作,消毒比手术室要差,无菌环境相对差一些;虽然放液过程液体是自眼内向外流动,但创口会短时开放,增加了感染的风险。第二,人工晶状体位置变化:放液时,对于熟练的医生来说,可能做到平稳控制放液量和放液速度,前房深度变化平缓,但对于不熟练的医生,有可能放液时液体快速外流,前房突然变浅,虹膜脱出或嵌顿于伤口。如果本身就存在后囊缺陷的话,则可能发生人工晶状体的位置变化,甚至人工晶状体瞳孔夹持。第三,患者的心理负担:白内障术后任何再操作,都可能引起患者的疑惑,高眼压带来的不适和术后放液的操作,会增加患者心理上的负担。

　　后囊不完整分为两种情况,一种是后极性白内障或术中后囊损伤,另一种是因为后囊混浊主动行后囊连续环形撕除。

　　这两种情况下的黏弹剂清除方法稍有不同。

　　后极性白内障或术中后囊的损伤,后囊的破孔形态大小是不可控的,边缘也不连续,可能存在锐角,囊膜两侧压力的不平衡可能导致囊膜裂口进一步扩大。所以在清除黏弹剂时应更加小心慎重。根据裂孔大小、植入人工晶状体的类型和位置、玻璃体脱出的量及处理方法、黏弹剂的类型等,选择合适的方法清除眼内黏弹剂。在通常情况下,可以采用单管冲水针头进行,也可以降低灌注压力后用 I/A 抽吸。需要注意的是,此时不宜将 I/A 头伸到人工晶状体后面进行抽吸,尽量保持在人工晶状体前面进行,适当用力轻压人工晶状体,将人工晶状体后面的黏弹剂压出(内聚性黏弹剂比较容易),密切关注后囊裂孔、人工晶状体位置的变化。此时不宜强求彻底清除,应适可而止,避免将玻璃体压出到人工晶状体边缘,甚至进入前房,造成人工晶状体偏位或者瞳孔不圆,需要花更多的时间和精力继续处理玻璃体。特别是在单片折叠式人工晶状体囊袋内植入时,更应该巩固人工晶状体囊袋内植入的成果,不可以因为追求完美而前功尽弃。也可以采用非同轴前节玻璃体切割头进行黏弹剂清除，遇到玻璃体脱出时，及时用玻璃体切割头切除。应注意的是灌注速度不宜太快，保持前房稳定。

如果术中后囊破裂很小而且及时被发现，没有发生玻璃体脱出，可以在注入黏弹剂维持前房的情况下，试图进行连续环形撕后囊，将后囊破孔的锐角包进去，增加后囊孔缘的抗张力，减少裂口向周边撕裂的机会。

在结束前一定要检查人工晶状体的位置是否居中，人工晶状体边缘是否有玻璃体疝，切口处是否有玻璃体粘连或嵌顿等；如果人工晶状体边缘无玻璃体阻挡，人工晶状体位置正常居中，则可以缩瞳，进一步检查是否有玻璃体条索与切口粘连。瞳孔正圆居中，说明没有玻璃体绕过瞳孔缘，可以关闭手术切口结束手术。如果瞳孔欠圆，呈水滴状或梨形，则可能有玻璃体残丝与切口粘连，需要进一步处理。可以利用侧切口注入少量黏弹剂到主切口下方，将主切口处虹膜下压，用虹膜恢复器的细端，从侧切口进入，到达主切口下方，沿虹膜表面向瞳孔方向滑过拨动，并越过瞳孔不圆的区域。此时如果瞳孔恢复圆形，则说明此处有玻璃体残丝，用玻璃体切割头或囊膜剪清除之。

另一种情况是术中有需要进行的连续环形撕后囊，在通常情况下，连续环形撕后囊时，撕除的后囊直径不会太大，约在 4mm 左右，而且玻璃体前界膜完整，后囊孔边缘是连续的。所以，清除眼内黏弹剂相对安全和容易一些。常用的操作是，在植入人工晶状体后，降低灌注压，将 I/A 头直接伸到人工晶状体后方，注吸孔朝上，开启注吸，动作宜轻柔，不宜过多移动 I/A 头，也不强调彻底清除人工晶状体后方的黏弹剂。如果是内聚性黏弹剂，灌注水流可能将人工晶状体后方的黏弹剂冲出来。再将 I/A 头移到人工晶状体前表面进行黏弹剂抽吸，可以适当轻柔加压人工晶状体前表面。

不幸有玻璃体脱出时，应用玻璃体切割头清除脱出的玻璃体，同时可以用玻璃体切割头清除眼内黏弹剂，确保人工晶状体居中正位，瞳孔正圆活动不受限。

（梁先军）

参考文献

1. ARSHINOFF SA，WONG E. Understanding, retaining, and removing dispersive and pseudodispersive ophthalmic viscosurgical devices. J Cataract Refract Surg, 2003,29（12）:2318-2323.
2. OSHIKA T，OKAMOTO F，KAJI Y, et al. Retention and removal of a new viscous dispersive ophthalmic viscosurgical device during cataract surgery in animal eyes. Br J Ophthalmol, 2006,90（4）:485-487.
3. TOGNETTO D，CECCHINI P，RAVALICO G. Survey of ophthalmic viscosurgical devices. Curr Opin Ophthalmol, 2004,15（1）:29-32.

第六章　手术进阶必备操作技术

第一节　小瞳孔超声乳化技术

小瞳孔白内障常常伴有葡萄膜炎、假性剥脱综合征、高度近视、糖尿病、高龄等局部和全身问题。术前应使局部和全身病变稳定,提前判断手术难度并制定手术方案,准备好可能使用的缝线、瞳孔扩张器、张力环等耗材。小瞳孔手术各个步骤环环相扣,从切口到皮质吸除每一个步骤都会很大程度影响后续操作。为此,术前需评估好自身能力,是否有处理硬核、晶状体半脱位等危险因素的经验,而术中则应保持耐心和高度专注,有必胜的信心。

一、操作技巧基础

1. 小瞳孔的危害

(1)血-房水屏障破坏:容易出现炎症反应,眼前节炎症反应易渗出机化粘连,甚至继发青光眼,眼后部黄斑囊样水肿等。

(2)虹膜、晶状体、悬韧带退行性改变和生物力学性能减退:术中易出现虹膜松弛、悬韧带脆弱及晶状体半脱位。男性老年患者应该注意,对于术中虹膜松弛综合征(IFIS)或者虹膜角膜内皮(ICE)综合征的患者,其虹膜呈破布样松弛,使其易吸入超声乳化头,造成虹膜损伤并形成恶性循环。

(3)手术视野小、操作受限:小瞳孔缺乏红光反射使撕囊、劈核、皮质吸除可见度受限,不可视操作大大增加手术操作的难度,容易造成核、皮质、黏弹剂残留,不能在直视下将人工晶状体植入囊袋内,同时术者也要承受更大的心理压力。

(4)并发症增加:常常伴有独眼、硬核、晶状体半脱位、浅前房、青光眼、玻璃体切除术后等高难度手术因素。术中存在手术时间长、硬核劈核困难、后囊破裂,甚至坠核、切口烧灼、悬韧带断裂、虹膜损伤、浅前房操作等困难情况。术后出现角膜内皮失代偿、瞳孔移位、持续性炎症反应、黄斑水肿等各种眼底病变和高眼压、低眼压、眼球萎缩等并发症。并发症不但高发而且处理困难,极其考验术前规划和术中的应变能力,因此重在预防。由于术前病变的严重性和并发症高发导致预后的不确定性,术前应尽量与患者及家属进行沟通。

2. 小瞳孔超声乳化手术的术前管理

(1)原发病控制:葡萄膜炎并发性白内障应有效控制炎症3个月以上,重点关注前房内无浮游的炎症细胞,而不是血-房水屏障损害的房水闪辉。尽量控制糖尿病、高血压、青光眼在稳定状态。

（2）术前检查:裂隙灯检查重点看角膜后沉着物(KP)、前房浮游细胞及闪辉,瞳孔粘连程度、部位、房角关闭情况,有无新生血管,判断眼内炎症情况。注意前房的深浅及各象限是否均匀,判断手术操作空间和悬韧带情况。检查眼表角膜上皮及既往手术瘢痕、滤过泡的位置。

B超及眼底检查帮助我们判断有无出血、黄斑水肿及视网膜脱离等严重影响术后视力的因素。

部分眼压低的患者要注意术后有眼球萎缩的可能。

（3）术前散瞳和术中瞳孔维持:常用的散瞳药包括抗胆碱能药物和拟交感神经药物,常见的有复方托吡卡胺、环喷托酯等。无论瞳孔能否散开,手术前都要点散瞳药3次以上,最后一次最好在术前30分钟到1小时之间。

非甾体抗炎药物(NSAIDs)普拉洛芬术前1~3天点眼可以增强、维持瞳孔散大,减少术中瞳孔缩小。

前房内应用散瞳药联合麻醉药可以维持散瞳及眼内麻醉状态,如不含防腐剂的利多卡因、肾上腺素等。

（4）手术方案制订:避开虹膜前粘连、滤过泡、角膜混浊部位,选择容易处理虹膜粘连的部位做切口。术前干眼需要积极治疗,常规准备囊袋张力环、玻璃体切割机、囊膜剪等器械设备,根据需要准备虹膜扩张器、虹膜或囊袋拉钩等。

3. 小瞳孔手术的原则　维持瞳孔散大到4mm以上;手术全过程注意减少各种激惹炎症反应的刺激;维持眼压稳定,减少前房波动;注意保护虹膜、角膜内皮、后囊、悬韧带。

二、操作技巧精解

1. 双钩牵拉扩张　属于非切开牵拉扩张,瞳孔括约肌尚有功能,虹膜后粘连限于瞳孔缘时效果较好。使用两个器械,劈核钩与定位钩或劈核钩与撕囊镊配合向相反方向牵拉开大瞳孔(图6-1-1),扩张要点是两个器械一定要钩住瞳孔缘缓慢牵张到周边部,中途器械脱落则达不到最好效果,注意浅前房时不要损伤角膜后弹力层,发现瞳孔缘机化膜可以撕除,开大瞳孔效果更好。用内聚性黏弹剂扩张瞳孔,可以达到4.0mm以上。这种方法不需要使用特殊器械,简单

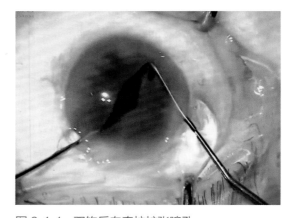

图6-1-1　双钩反向牵拉扩张瞳孔

方便,绝大部分手术可以顺利完成,是最常用的方法。缺点是瞳孔扩张有限,粘连部位虹膜损伤导致炎症渗出。

2. 瞳孔括约肌剪开　用囊膜剪在瞳孔缘括约肌做多个对称性瞳孔缘剪开,注入黏弹剂后瞳孔散大,为避免锯齿状虹膜边缘在超声乳化时对中央手术区产生影响,也可以做对称性部分瞳孔缘剪除(二维码 6-1-1),尤其是瞳孔括约肌萎缩、虹膜后粘连范围较大时,锐性剪开比大范围钝性分离术后炎症反应更轻。

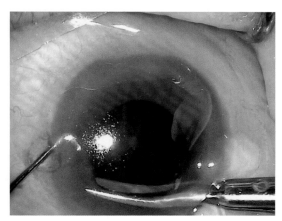

▶ 二维码 6-1-1　视频　小瞳孔白内障瞳孔缘部分剪除

3. 虹膜拉钩　用 15°刀在 4 个象限分别各做一个辅助切口,将 4 个虹膜拉钩分别钩住瞳孔缘向切口处牵拉,虹膜拉钩上的硅胶块固定在切口处,瞳孔呈四方形扩大(二维码 6-1-2)。

4. 瞳孔扩张器　瞳孔扩张器可以折叠进入眼内,将瞳孔缘固定在环上卡槽内张开扩大瞳孔(图 6-1-2)。

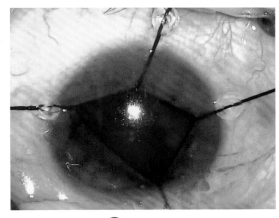

▶ 二维码 6-1-2　视频　虹膜拉钩

双钩牵拉和瞳孔括约肌剪开不需要特殊器械和耗材,不需要额外切口,基本上可以完成所有小瞳孔手术。虹膜拉钩和瞳孔扩张环通过牵张瞳孔的方式扩大瞳孔至6.0mm以上,需要特殊耗材,操作时间也比较长,可以根据不同需求采用。

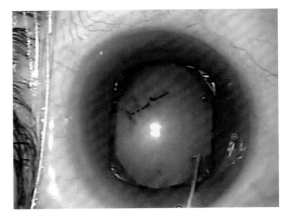

图6-1-2　瞳孔扩张环扩大瞳孔

三、专家经验分享(以葡萄膜炎相关小瞳孔为例)

如何减少手术损伤,尤其是虹膜损伤导致的术后炎症反应是我们关注的重点,虹膜粘连的分离范围越小越好,严重的周边虹膜前粘连尽量不做分离,否则容易造成后弹力层脱离,有创面的虹膜、角膜仍然容易形成虹膜前粘连。虹膜后粘连尽量分离到手术需要的部分就可以,锐性分离比钝性分离损伤小,尽量少接触损伤的虹膜组织,尤其是在超声乳化、注吸过程中,超声乳化头一旦损伤虹膜,损伤的虹膜组织弹性下降,会像破布一样被反复吸入超声乳化头内造成更严重的损伤,甚至虹膜根部离断、前房积血,术后也会发生严重的炎症反应、瞳孔移位等情况。

手术方式选择:首选超声乳化手术,切口小、在密闭眼球内手术眼压波动小、晶状体内容物清除得更干净,可以减少晶状体源性炎症反应。此类并发性白内障患者年轻患者居多,晶状体核硬度不高。

手术操作要点

1. 切口　主切口一定要标准,尤其避免切口过短,葡萄膜炎患者虹膜弹性差,更容易出现虹膜脱出,一旦脱出不易恢复,反复脱出虹膜损伤严重,术后加重炎症反应,术中很快出现瞳孔缩小,使手术更加困难。

双刀透明角膜切口最大限度地减少手术引起的眼表损伤,术后可以耐受更多眼药使用引起的眼表刺激。

切口避开虹膜前粘连部位,如果前房极浅可以先做侧切口注入黏弹剂后再做主切口,一定选择锋利的手术刀完成规范的切口。

2. 撕囊　小瞳孔及前囊机化增殖增加了撕囊难度,撕囊口不要太小,太小会影响后续操作。术后炎症反应重,容易出现囊袋阻滞和囊袋收缩综合征。小瞳孔下撕囊在虹膜后进行,不能看到撕囊边缘,我们可以观察瞳孔缘出现的切迹间接提供撕囊行进的位置,但这需要娴熟的撕囊技巧,连续的撕囊对整个手术非常重要(二维码6-1-3)。

3. 水分离　小瞳孔切口下和虹膜后非直视下清除皮质会遇到困难,充分的水分离有利于后续皮质吸除。

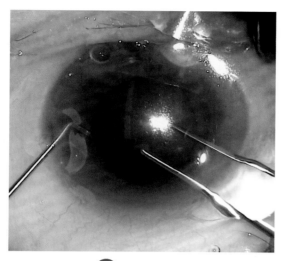

▶ 二维码 6-1-3　视频　小瞳孔撕囊

4. 核处理　软核常规使用原位劈核技术,硬核可以先做刻槽,去除核心最硬部分,然后可以用分核或劈核方式将核分成小块后再乳化吸除,动作的幅度不要太大,小动作高效率可以保护后囊和悬韧带。保持在瞳孔中心区操作,可以通过超声乳化头在眼内旋转,使眼内乱流变成旋转涡流,具体操作是超声乳化头向下,按顺时针或逆时针旋转超声乳化头,接近须处理的核块或皮质,可以大大提高手术效率,提高手术安全性,减少误吸虹膜和后囊。保持超声乳化头瞳孔中心操作,核块按顺序乳化避免小核块遗留(二维码 6-1-4、二维码 6-1-5)。

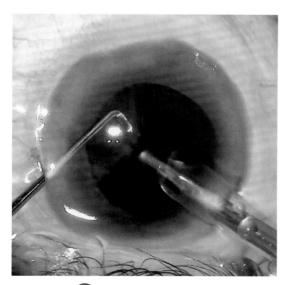

▶ 二维码 6-1-4　视频　小瞳孔硬核刻槽劈核

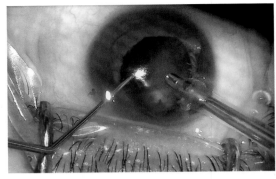

▶　二维码 6-1-5　视频　小瞳孔超声乳化手术

在超声乳化手术中尽量避免超声乳化头接触虹膜,否则瞳孔会进一步缩小,给后面操作带来更大困难(二维码 6-1-6)。

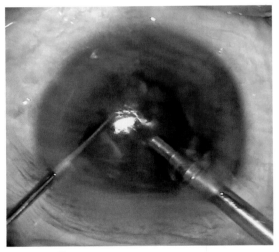

▶　二维码 6-1-6　视频　虹膜误吸或嵌顿致瞳孔缩小

　　5. 注吸皮质　小瞳孔常常需要在虹膜后吸除皮质,可以用劈核钩牵拉虹膜以暴露需要吸除的皮质部位,按顺序尽量吸净皮质,以免残留引起炎症反应。切口下皮质由于小瞳孔虹膜遮挡可见度更差,需要时刻注意后囊反光情况,可以通过旋转注吸头的方法快速清除皮质(二维码 6-1-7)。

　　6. 人工晶状体植入　人工晶状体应该做到囊袋内植入,这样可以最大限度地减少其与虹膜睫状体组织的接触。确保人工晶状体是否植入囊袋内至少需要旋转人工晶状体180°~360°,确认人工晶状体襻和光学部位于前囊下。肝素表面处理和丙烯酸酯折叠人工晶状体生物相容性较好。尽量避免缝线固定人工晶状体。

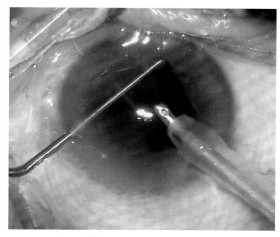

二维码 6-1-7　视频　小瞳孔皮质吸除

7. 虹膜周边切除　考虑炎症反应重的患者,可以做一个略大的虹膜周边切除,防止术后瞳孔闭锁引起瞳孔阻滞,防止虹膜前粘连引起继发性青光眼。

(卢建民)

第二节　虹膜修补及瞳孔成形术

虹膜缺损常见因素包括先天性与继发性。先天性因素如脉络膜缺损合并瞳孔异形或异位、先天性无虹膜等。继发性因素包括眼外伤导致的虹膜撕裂或瞳孔括约肌麻痹、虹膜根部离断等,以及术源性虹膜损伤;或者继发性眼部疾病,如急性闭角型青光眼发作后的瞳孔散大等。虹膜损伤继而引起瞳孔扩大、变形、偏位,在临床上可以引起眩光、单眼复视、视力下降、畏光等不适症状,显著影响患者的视觉质量。虹膜修复的适应证常为虹膜缺损范围超过1/4象限、瞳孔散大超过 IOL 光学部直径(6mm)或者瞳孔移位至 IOL 光学部显露小于 1/2 时,则建议行虹膜修补或瞳孔成形手术。虹膜组织较松软且含血管,缝合操作时虹膜容易撕脱,可能导致术源性损伤或者虹膜出血。虹膜修复常通过狭小的角膜缘切口操作,眼内前房空间小,缝线打结困难,因此虹膜修复及瞳孔成形术一直是眼科手术中具有挑战性的手术操作。

一、操作技巧基础

1. 确定虹膜缺损的形态及修补策略　虹膜修补根据虹膜缺损的形态及部位有不同的缝合方法,三种类型的缺损形态分类如下。

（1）象限性虹膜缺损（图 6-2-1）：多见于手术操作损伤或者眼球穿通伤或者先天发育异常。

（2）虹膜根部离断（图 6-2-2）：多见于眼球钝挫伤或者手术操作损伤。

（3）无张力虹膜瞳孔散大（图 6-2-3）：多见于眼球钝挫伤、急性闭角型青光眼发作后继发等导致瞳孔括约肌麻痹。

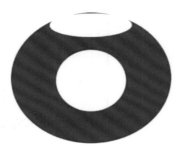
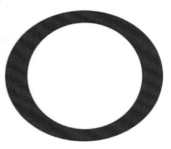

图 6-2-1 象限性虹膜缺损　　图 6-2-2 虹膜根部离断　　图 6-2-3 无张力虹膜瞳孔散大

2. 缩瞳下操作　前房内注入 0.01% 卡巴胆碱（卡米克林）注射液缩瞳，避免在散瞳下行缝合虹膜操作。

3. 松解游离粘连或嵌顿的虹膜组织　外伤或者手术损伤导致的虹膜损伤通常伴有虹膜粘连或者嵌顿，在缝合修复前，需要先松解游离虹膜组织。分离虹膜组织时，先在前房内注入黏弹剂压平虹膜，再用 25G 或更细的钝冲洗针头或者较细的调位钩，沿着虹膜缺损处边缘向周边粘连处钝性分离。如粘连太紧不能分离时，不能强行拉扯，避免损伤眼内组织，或者引起虹膜出血。可以用囊膜剪或者微切口眼内剪从粘连处的根部小心地剪开虹膜，注意要尽可能多地保留虹膜组织。

4. 辨认游离虹膜组织的边缘　术中仔细辨认粘连嵌顿及虹膜缺损处的边缘。先用调位钩贴着虹膜探查，判断有多少虹膜组织是可以活动的。再用眼内镊联合调位钩，双手合作夹持虹膜，把两段虹膜尽量连接在一起，来模拟缝合后虹膜组织的状态。

5. 从缺损部位少的方位开始修复　虹膜组织比较松软，先从虹膜缺损较少的方位开始操作，其对合虹膜的张力较小，可减少虹膜修复撕脱的风险。

二、操作技巧精解

1. 象限性虹膜缺损修补（二维码 6-2-1）　虹膜修复的难点在于通过狭小的切口在眼内打结，有多种缝合打结方法，本文中介绍临床上一种操作较便捷的虹膜修复缝合方法，即单针四缠绕结技术（single-pass four throw technique）。

所需要的器械包括 10-0 聚丙烯缝线（含直弯针、单股线）、持针器、23G 微切口眼内镊、IOL 调位钩或者 H 型虹膜钩等。

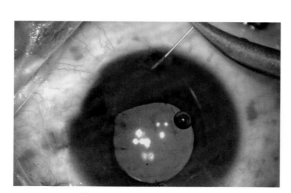

二维码 6-2-1　视频　象限性虹膜缺损修补

（1）靠近虹膜缺损处做单侧的角膜缘穿刺侧切口，用带 10-0 聚丙烯线长针，从穿刺口进针，注意进针时可以采用钟摆式方式穿过侧切口，针尖不要带上角膜基质组织。针尖进入前房后，分别穿过虹膜缺损处的两侧边缘。针尖不要附带过多虹膜，大约距离虹膜边缘 1mm。再从对侧角膜缘出针，出针可以在便于操作的方位，透明角膜、角膜缘或巩膜均可（图 6-2-4）。

（2）出针后，从进针处的穿刺口伸入眼内镊或者调位钩（图 6-2-5），将穿过缺损处虹膜远端的缝线从进针穿刺口拉出部分缝线，形成一个线环（图 6-2-6）。

（3）将原滞留在眼外的一侧线尾，绕入拉出眼外的线环内，连续绕四圈（图 6-2-7）。

（4）拉紧两侧线尾，线环自动收紧到眼内，贴着虹膜进针处形成固定的衔接（图 6-2-8）。伸入眼内剪或者囊膜剪，贴着虹膜剪断缝线，注意勿剪掉线结或者虹膜（图 6-2-9）。拉出剪断的线尾，整复虹膜对齐（图 6-2-10）。

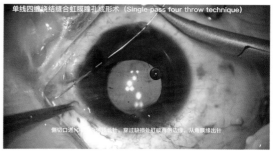

图 6-2-4　带 10-0 聚丙烯线的长针从距离虹膜缺损处附近的角膜缘穿刺口进针，针尖穿过缺损虹膜两侧边缘，再从对侧角膜缘出针

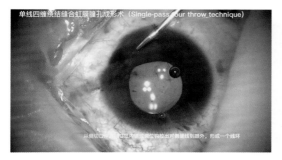

图 6-2-5　从穿刺口伸入眼内镊，夹出穿过缺损处虹膜远端的缝线

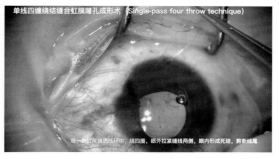

图 6-2-6　从穿刺口夹出部分缝线，形成一个线环

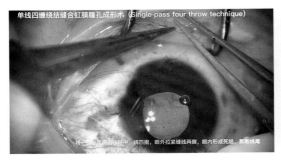

图 6-2-7　将原滞留在眼外的一侧线尾,绕入拉出眼外的线环内,连续绕四圈

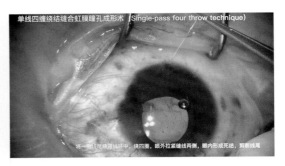

图 6-2-8　收紧两侧线尾,线环自动收紧为眼内线结

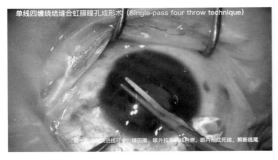

图 6-2-9　伸入囊膜剪或眼内剪,贴着虹膜剪断缝线

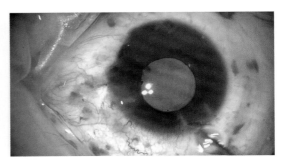

图 6-2-10　拉出两侧剪断的线尾,整复对合好虹膜

2. 虹膜根部离断修补(二维码 6-2-2)　虹膜根部离断主要分为两大类型,一类是切开虹膜离断对应角巩膜缘的开放修复法,如虹膜嵌顿法等。另一类是不切开角巩膜缘的闭合修复法,如连续褥式缝合(缝纫机缝合法)等。闭合式虹膜修复手术的优点是在密闭状态下保持前房的稳定性,术中无虹膜嵌顿风险,手术创伤相对较小,术后恢复较快,且虹膜及瞳孔形态规整,因而成为目前虹膜根部离断修复的主要手术方式。本文介绍了一种无须剪开球结膜的闭合式修补虹膜根部离断的方法,操作较为便捷。

所需要的器械包括 7-0 聚丙烯缝线、30G 穿刺针头、23G 微切口眼内镊、笔式电凝器等。

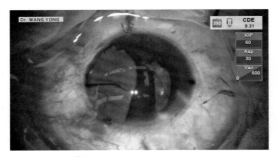

二维码 6-2-2　视频　虹膜根部离断修补

（1）前房注入黏弹剂，整复离断的虹膜。在角膜缘后 1.5mm 处，用 30G 针头先平行于虹膜，穿过结膜在巩膜层间做一 1.5mm 长隧道，然后垂直巩膜穿刺进入眼内，用眼内镊辅助，针尖穿过虹膜根部，距离离断边缘约 1mm。再剪一段 7-0 聚丙烯线，用眼内镊夹持缝线，塞入 30G 针头内。回退针头，将缝线的一侧引出眼外（图 6-2-11）。

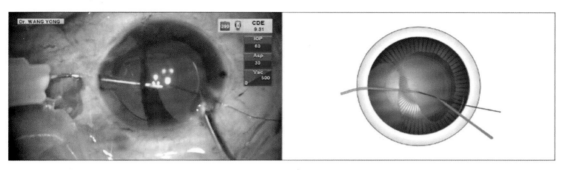

图 6-2-11　30G 针头经角膜缘后 1.5mm，穿刺进眼内并穿过虹膜根部，将 7-0 聚丙烯线塞入针管内，回退 30G 针头，将缝线引出眼外

（2）在眼外距离首次穿针处间隔 1.5mm 处，用 30G 针头再次经结膜和巩膜穿刺入眼内，针尖穿过虹膜根部，穿刺点距离前一次虹膜穿刺点约 1.5mm。将之前穿过虹膜的 7-0 缝线的另一侧塞入 30G 针头内，回退针头，将缝线的另一端引出眼外（图 6-2-12）。

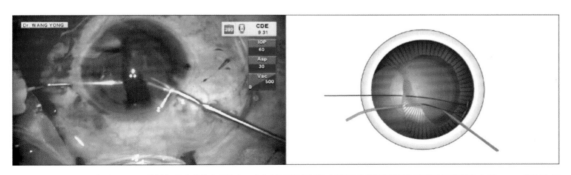

图 6-2-12　再次用 30G 针头穿刺进入眼内，穿过虹膜根部，穿刺点距离前次穿刺点间隔 1.5mm，将 7-0 聚丙烯线的另一侧塞入针头内，回退针头，将缝线引出眼外

（3）在眼外拉紧缝线，牵拉虹膜根部贴附于房角处。注意牵拉过程缓慢，避免缝线撕裂虹膜（图 6-2-13）。

（4）剪断眼外缝线两侧，预留 3mm 左右线尾，用笔式电凝器热灼缝线尾部，缝线受热后回缩呈一钝头秃端，并贴附结膜面，用镊子将缝线钝头嵌顿于针尖穿刺形成的巩膜隧道内（图 6-2-14）。

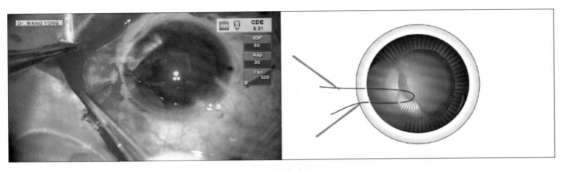

图 6-2-13　在眼外拉紧缝线,牵拉虹膜根部贴附于房角处

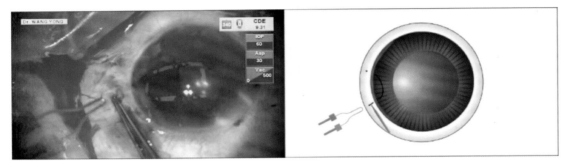

图 6-2-14　电凝器热灼缝线,形成图钉帽式钝头,用镊子将钝头嵌入巩膜隧道内

3. 无张力虹膜瞳孔散大修补(二维码 6-2-3)　无张力虹膜瞳孔散大的患者常有显著的畏光、视物模糊或者复视等视觉干扰症状。对于瞳孔散大的修补方法主要有两种,方法一是间断缝合,如参考之前描述的象限型虹膜缺损的修补方法,间断对不同钟点位的虹膜瞳孔缘缝合。间断缝合的操作相对便捷,但瞳孔的形状和大小较难准确控制。修补瞳孔散大的方法二是连续荷包式虹膜缝合,该术式较好控制瞳孔的形状和大小,但操作上需要一定的学习曲线,本节介绍的是连续荷包式虹膜缝合方法。

所需要的器械包括 10-0 聚丙烯缝线(含直弯针、单股线或者双弯针、双股线)、23G 微切口眼内镊、25 或 27G 钝针头(用于对接缝线针)等。

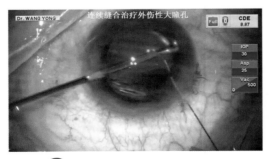

▶　　二维码 6-2-3　视频　无张力虹膜瞳孔散大修补术

（1）通常需要制作 1 个主切口，2~3 个侧切口，便于出针及转向再进针。先从主切口（10:00 位）进针，用长针穿刺距离主切口 1.5mm 处的虹膜，穿刺点距离瞳孔缘约 1mm。然后出针，间隔 1.5~2mm 再次进针穿刺虹膜，如此反复，致针尖接近下方角膜缘侧切口（6:00 位）。从下方侧切口伸入钝针头，将针尖塞入针管内，对接引出带缝线长针（图 6-2-15）。

（2）长针从下方侧切口出针后，针尖转向，从原切口再次进针，针尖反复穿刺虹膜，再从 2:00 位侧切口，用钝针头对接出针（图 6-2-16）。注意 3 个切口呈等边三角形排列，缝线针进出侧切口时，可以用摆针法进出，避免针尖穿透角膜基质。

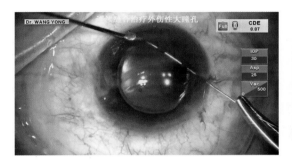
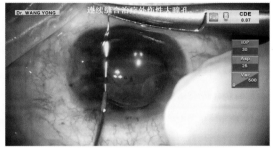

图 6-2-15　从主切口进入带 10-0 聚丙烯缝线长针，反复间断穿刺虹膜瞳孔缘，每个穿刺点间隔 1.5~2mm，从下方侧切口伸入钝针头，对接引出长针

图 6-2-16　长针从下方侧切口出针后，针尖转向，从原切口再次进针，针尖反复穿刺虹膜，再从 2:00 位侧切口，用钝针头对接出针

（3）将经侧切口引出的长针再次转向，从刚出针的侧切口进针，继续反复穿刺虹膜，从主切口用钝针头引出长针（图 6-2-17）。

（4）收紧两端线尾，调整瞳孔大小，眼内镊辅助两侧线打结，固定线结后剪断。形成一沿着瞳孔缘的闭合线环（图 6-2-18）。

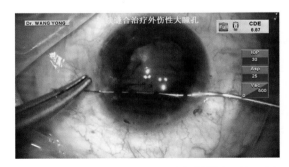
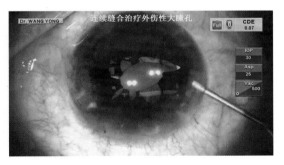

图 6-2-17　将从侧切口引出的长针转向后经刚出针的侧切口进入眼内，反复穿刺虹膜，从主切口引出

图 6-2-18　收紧两侧缝线，调整线环大小，打结后调整瞳孔形态和直径

三、专家经验分享

虹膜组织较松软,容易撕裂,且含有血管,尤其虹膜根部。缝合操作时,注意控制虹膜张力,从张力较小的方位开始操作。虹膜修补要注意瞳孔的形态和直径,直径大容易眩光,直径小又影响后续散瞳观察眼底,通常缝合后的瞳孔直径目标为 3~5mm。

(周　莉　王　勇)

第三节　晶状体悬韧带病变与囊袋张力环植入

随着白内障手术技术的提高与器械的改进,常规白内障手术医源性晶状体悬韧带损伤的发生率已显著降低。但在高龄、晶状体悬韧带脆弱或硬核白内障等情况下,医源性晶状体悬韧带损伤也时有发生。另外,由于不正确、过度或粗暴的器械操作,以及部分初学者手术经验缺乏也可能导致悬韧带损伤。因此对于医源性晶状体悬韧带损伤仍应受到重视。一旦发生医源性悬韧带损伤,正确及积极的应对措施对于减少或避免进一步损伤,获得尽可能最小损伤的效果是十分重要的。

一、操作技巧基础

1. 晶状体悬韧带解剖结构　晶状体悬韧带是连接晶状体赤道部和睫状体的纤维组织,其在保持晶状体位置居中及稳定、实施调节功能方面至关重要。按照解剖结构,晶状体悬韧带可分为前组、赤道组和后组。

前组起始于睫状体平坦部,是三组中直径最粗、最坚固的韧带纤维,其在发出后向前伸展,并与一部分睫状突相接触,然后轻度转弯,与起自睫状突的纤维相交叉,最后附着于晶状体前囊近赤道部。赤道组起始于睫状突侧面和睫状突间凹,一部分向后延伸,越过前行纤维,附着在晶状体后囊近赤道部,另一部分附着于晶状体赤道部。后组起始于锯齿缘附近,并与玻璃体前界膜接触,止于晶状体后囊近赤道部。

来自睫状体平坦部(前组)和锯齿缘附近(后组)的悬韧带纤维附着于晶状体赤道部的前囊与后囊,与晶状体囊相交成锐角,但来自睫状突侧面和睫状突间凹(赤道组)的悬韧带纤维与晶状体囊相交成直角。

2. 晶状体悬韧带的年龄改变　晶状体悬韧带的主要成分为微原纤维,伴随生长发育而不断更新。随着年龄的增长,微原纤维的更新速率变得十分缓慢,但降解速率不断加快,纤维结构缩短,且排列无序,进而导致悬韧带发生退行性改变。悬韧带作为一种弹性微纤维系统,具有很强的弹性和延展性。相较于年轻人,老年人的悬韧带脆性增加,张力减弱。另外,随着年龄的增长,悬韧带前部附着点向前囊中心靠近,由此导致无韧带区随年龄的增加而变小。悬韧带在囊膜上的附着点其实没有改变,这种向心性变化是由于囊膜组织结构的变化所导致的,主要发生在50岁以后。因此,对于老年白内障患者手术,在撕囊时应当注意尽可能在无韧带区内完成,撕囊直径不能过大,同时在撕囊、超声乳化、转核及人工晶状体植入过程中避免粗暴操作,以避免悬韧带的断裂。

3. 白内障术中晶状体悬韧带损伤的原因及表现

①撕囊口较小,在劈核、转核和吸除皮质时容易误伤悬韧带。②超声乳化刻槽时应先启动超声能量,乳化并吸除超声乳化头前面的核块组织,同时在超声乳化头向前方移动时,避免对核块产生显著的推力。对于核块,需要像刨木头一样,逐层切削。如果在没有启动超声能量时开始推核,可导致反方向的悬韧带离断。③水分离不彻底,劈核钩用力在囊袋中转核也会使悬韧带发生扇形离断。

如出现以下征象需要特别注意:①转核后核又回到原位或反复转不动核;②钩核、吸核或皮质注吸时,出现清晰透亮的边缘或多重囊袋、边缘皱褶;③多次反复吸住后囊,不易松开;④小核块或皮质出现在后囊下。

4. 囊袋张力环(capsular tension ring,CTR)的结构和作用原理

(1)CTR:如图6-3-1所示,CTR是一个PMMA开环装置,末端有孔眼,在术中可提供支撑力以稳定囊袋,术后可保持IOL的居中性和稳定性。CTR直径大于囊袋赤道部直径,植入囊袋后可在囊袋赤道部产生一个均匀分布的离心力,使正常悬韧带分担缺失悬韧带处囊袋的张力,重建囊袋-悬韧带复合体结构。CTR放置在囊袋赤道部,还可以阻止赤道部晶状体上皮细胞向后囊迁移生长,减少术后后囊混浊(PCO)的发生。

(2)改良囊袋张力环(modified capsular tension ring,MCTR):虽然CTR可以解决轻度晶状体不全脱位的问题,但是对于中重度的晶状体不全脱位或是进展性悬韧带病变,如马方综合征等,植入CTR依然无法使脱位晶状体完全复位。对此,Cionni于1998年设计出了可以固定在巩膜上的CTR即MCTR。之后,很多学者也设计出了各种可以固定在巩膜上的囊袋张力装置。

如图6-3-2所示,MCTR是在标准CTR的基础上,在环上增加1~2个固定的PMMA小钩,小钩前端有孔眼,小钩高出CTR环平面,孔眼用于穿缝线,通过这个固定钩可以将MCTR固

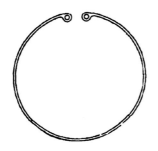

图6-3-1　标准CTR示意图

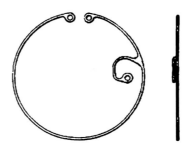

图6-3-2　改良囊袋张力环示意图

定在巩膜上。

对于局部悬韧带松弛的患者,植入 CTR 或 MCTR,可使术中对于悬韧带的机械压力重新分布:刻槽时把压力分布到悬韧带健康的区域,可保证超声乳化手术的安全;IOL 植入后,通过压力再分配,弥补悬韧带病变区域的牵拉力不足,以保持囊袋及 IOL 相对正位。对于悬韧带广泛松弛患者,可维持囊袋的轮廓,产生向外周扩张的张力,并对抗囊袋收缩产生的向心性牵引力,有助于术后保持 IOL 位置长期稳定,同时也可在一定程度上预防后发性白内障的发生。

(3)CTR 的种类:包括预装式和手动植入式两种。

国内使用的预装式 CTR 代表为博士伦 ACPi-11 一次性预装式 PMMA CTR,可以方便地推注式植入,闭合时直径为 11.0mm,充分展开时,直径为 13.0mm;手动植入式 CTR 以 Morcher CTR 为主,有三种型号:14 型(10.0~12.3mm,指闭合时直径为 10.0mm,充分展开时,直径为 12.3mm,图 6-3-3,以下类推);14C 型(11.0~13.0mm);14A 型(12.0~14.5mm)。

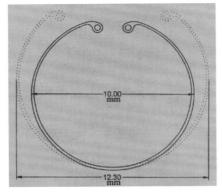

图 6-3-3　Morcher CTR 14 型示意图

MCTR 有 5 种类型(图 6-3-4):1G(11.0~12.3mm)、1L(11.0~13.0mm)、2L(11.0~13.0mm)、2S(11.0~13.0mm)、2C(11.0~13.0mm)。

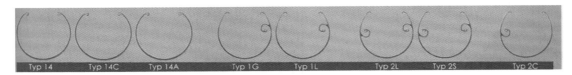

图 6-3-4　Morcher CTR/MCTR 类型

国产爱博诺德 CTR 既可以预装植入,也可手动植入,有 5 种尺寸:11.0mm(可压缩至 9.0mm)、12.0mm(可压缩至 10.0mm)、13.0mm(可压缩至 11.0mm)、14.0mm(可压缩至 12.0mm)、15.0mm(可压缩至 13.0mm)。

临床上可以根据患者眼轴长度(AL)、角膜白到白距离、IOL 屈光度等因素估计囊袋直径或者根据囊袋直径进行估算。

估算公式:囊袋直径 =7.227+AL×0.139−K×0.002

AL 为眼轴长度,K 为角膜曲率。计算后根据囊袋直径选择合适的型号。

二、操作技巧精解

1. CTR 的植入方法和时机　可以用镊子手工植入,也可以用预装式注射器植入。有公司还开发了可以单手操作的可循环使用的 CTR 注射器。

　　CTR 在连续环形撕囊完成后即可植入,可以在超声乳化和皮质吸除前植入,也可以在这之后植入。在超声乳化前植入 CTR 可以稳定囊袋结构,避免在超声乳化和注吸过程中造成囊袋的塌陷和破裂。但是在超声乳化前,由于晶状体核的存在,植入操作的难度更大。Ahmed 的研究显示,和吸除后植入相比,在超声乳化前植入 CTR 对悬韧带造成的压力和术源性创伤更严重。超声乳化前植入 CTR 还会造成皮质注吸困难,术后 PCO 发生率增加。如果必须要在超声乳化前植入,建议选择 Henderson CTR。因其有凹凸不平的轮廓设计,植入后皮质注吸较标准 CTR 容易,但目前国内没有此类产品。

　　2. MCTR 的植入方法和时机　　与 CTR 类似,MCTR 可以在撕囊完成后的任何一步植入。在植入 MCTR 前,用带单针或双针的 10-0 或 9-0 聚丙烯缝线穿过固定钩上的孔眼,缝针从角膜主切口进入前房,朝向脱位的方向穿过睫状沟和巩膜,然后将 MCTR 主体通过主切口送入前房,将张力环置于囊袋穹窿部,此时固定钩位于前囊前方,调节缝线松紧,使囊袋居中,然后将缝线在巩膜上打结,线结置于巩膜瓣下,也可以将缝线在巩膜层间穿行 4~5 次,不用打结。

　　3. 大范围晶状体悬韧带松弛或断裂患者的 CTR 或 MCTR 鱼尾植入法　　当晶状体悬韧带松弛或断裂范围较大时,可能很难将 CTR 或 MCTR 直接植入,此时可用 CTR 或 MCTR 鱼尾植入法。

　　CTR 鱼尾植入法(二维码 6-3-1):前房及晶状体囊袋内再次充填黏弹剂,两把显微无齿镊夹住固定钩的前方,显微无齿镊交叉,尾部呈“鱼尾”状,CTR 头部先经切口进入囊袋,在调位钩辅助下再分别于两侧植入 CTR 两端。

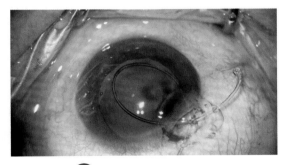

▶　二维码 6-3-1　视频　CTR 鱼尾植入法

　　MCTR 鱼尾植入法(二维码 6-3-2):前房及晶状体囊袋内再次充填黏弹剂,将带 10-0 或 9-0 聚丙烯缝线的双弯针分别固定在 MCTR 的两个固定钩上,显微无齿镊夹住固定钩的前方,尾部交叉呈“鱼尾”状,MCTR 头部先经切口进入囊袋,再分别于两侧植入,MCTR 植入囊袋后,调整其位置,缝线固定于角膜缘后 2~2.5mm 处巩膜,连续往返巩膜层间 4 次,拉紧缝线,使囊袋-MCTR 复合体正位。

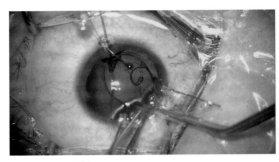

▶ 二维码 6-3-2　视频　MCTR 鱼尾植入法

4. 晶状体悬韧带损伤的其他必要处理措施　不管白内障超声乳化术中何时出现晶状体悬韧带损伤,必须及时发现悬韧带断裂,并避免对悬韧带的进一步损伤。可前房注入弥散性黏弹剂(如 Viscoat),并注入悬韧带离断区域以阻止玻璃体脱出。与处理后囊破裂的原则相似,所有器械的作用力方向要指向悬韧带薄弱的象限,避免"拉开"邻近完好的悬韧带。如有必要,及时植入囊袋张力环。

当松弛的囊袋不能提供对抗力时,撕囊、吸除晶状体核及抽吸皮质都会变得很困难。在这些病例中,最好借助虹膜拉钩、囊袋拉钩或囊袋张力环来稳定囊袋,以便于吸除晶状体核和皮质。在抽吸皮质时,由于松弛的囊袋很容易被吸住,须频繁使用脚踏板的回吐功能或一手及时捏住负压管道解除负压。此外,术者也可行晶状体皮质"干吸",用弥散性黏弹剂充盈囊袋,然后用水分离或泪道冲洗针头进行抽吸。悬韧带离断区的皮质应尽量留到最后清除。操作中应避免沿放射状子午线吸除皮质,而要沿着与离断区呈切线的方向吸除皮质。如果皮质紧贴在囊袋上,可先用黏弹剂使两者分离。不必过分强调皮质彻底吸除,所谓"适可而止或见好就收",有时过度尝试清除所有残余皮质会有导致更大范围悬韧带断裂的风险。为避免发生玻璃体脱出,需要用黏弹剂充盈囊袋,同时避免前房变浅。

如果玻璃体通过悬韧带离断处脱出,则需要在低灌注流量或无灌注下使用双手前段玻璃体切除器械加以处理。从睫状体平坦部入路进行玻璃体切除,能避免更多的玻璃体持续向前脱出,或先缝合主切口,再做一个侧切口进行切除。

一旦前段的玻璃体被清除,对于较小范围的悬韧带离断(小于 90°),可将三片式人工晶状体襻的顶端置于离断中心的位置,即将 IOL 垂直于悬韧带离断切线方位植入。IOL 襻与悬韧带离断区所在的径线垂直放置,能抵抗术后导致 IOL 偏中心的囊膜收缩,仅限在没有 CTR 的情况下使用,而植入标准囊袋张力环仍是最安全正确的方法。标准的囊袋张力环是末端开口的 PMMA 环,囊袋内植入可扩张囊袋,在悬韧带断裂区域提供支持。囊袋张力环可用预装式植入器植入,或者用镊子直接置入囊袋。囊袋张力环的植入可以在水分离后,将囊袋和晶状体组织分离后植入囊袋中,也可以在核或者皮质吸除后植入囊袋中。大多数学者倾向于后者,一是可以避免在悬韧带断裂和松弛的病例中,术中医源性损伤进一步加重悬韧带断裂范围,造成囊袋和囊袋张力环一起坠入玻璃体腔;二是可避免皮质嵌顿造成皮质吸除困难。如果悬韧带离断严重,必须使用单钩甚至双钩 MCTR,将囊袋张力环缝线固定在悬韧带离断区,使囊袋张力环可以通过其上小钩永久地缝合固定于睫状沟,而同时张力环本身则位于囊袋内(二维码 6-3-3~二维码 6-3-7,图 6-3-5)。

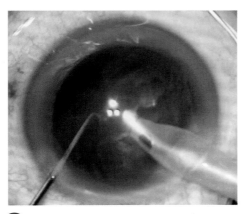 

▶ 二维码 6-3-3 视频 医源性晶状体不全脱位(手术劈核损伤悬韧带)

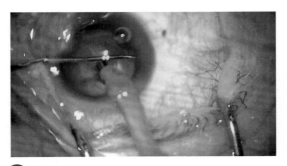 

▶ 二维码 6-3-4 视频 医源性晶状体不全脱位(手术转核损伤悬韧带)

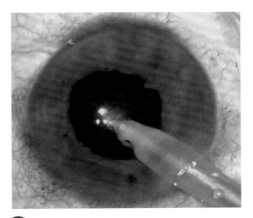 

▶ 二维码 6-3-5 视频 医源性晶状体不全脱位(玻璃体切除术后并发性白内障)

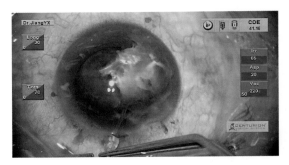

▶ 二维码 6-3-6　视频　医源性晶状体不全脱位(术中劈核转核后发现)

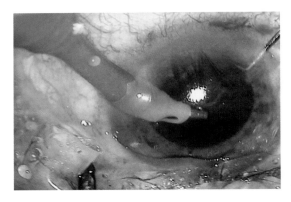

图 6-3-5　医源性晶状体悬韧带损伤(注吸皮质时发生)

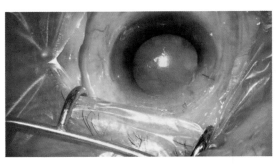

▶ 二维码 6-3-7　视频　医源性晶状体悬韧带损伤(皮质未注吸,术后高眼压,再次手术)

　　在国外,可供选择的囊袋辅助固定装置还有囊袋张力带(capsule tension segment,CTS)和囊袋锚(capusular anchor)。将松弛的囊袋重新撑开并固定在巩膜上,然后将 IOL 植入囊袋。

　　对于悬韧带断裂范围超过 3 个象限,不必强求囊袋内植入后房型人工晶状体,可根据病情选择悬吊式人工晶状体、虹膜固定人工晶状体等方式。

三、专家经验分享

1. CTR 植入的适应证　CTR 适用于治疗轻度晶状体悬韧带松弛或离断。如轻度虹膜晶状体震颤，小于 120° 静止性悬韧带松弛或离断；MCTR 适用于 120° 以上较为严重晶状体悬韧带松弛或离断、进展性晶状体悬韧带病变，晶状体不全脱位患者。一般单钩 MCTR 适用于 120°~210° 悬韧带离断或进展性病例；双钩 MCTR 适用于 180° 或更大范围悬韧带离断或进展性病例或 360° 悬韧带松弛。

2. CTR 植入的禁忌证　前囊或后囊撕裂。因为 CTR 对囊袋的离心力会进一步扩大撕裂口，存在 CTR 掉入眼后段的风险。在这种情况下可以使用 CTS，因为 CTS 对囊袋的作用力是横向的力，而不是圆周离心力，但目前国内无此类产品。

3. CTR 直径选择　囊袋的大小决定植入 CTR 的直径。如果植入的 CTR 末端孔眼正好互相重叠，此时 CTR 支撑囊袋的力量最大。正常眼轴眼可以通过角膜白到白距离来预估囊袋的大小，从而作为 CTR 直径选择的依据；而异常眼轴眼除了通过角膜白到白距离来预估囊袋的大小外，眼轴亦是十分重要的依据，尤其是高度近视眼，其解剖改变主要是以眼球后 2/3 变长为主。预防和治疗性植入的 CTR 一般要求略大于囊袋，术者可以根据患者白到白和眼轴长度的测量结果选择合适尺寸的 CTR。使用较大的 CTR 可以保证其两端孔眼互相重叠或交叉重叠一部分，支撑囊袋力量达到最大，但在植入时会有一定的困难。

4. 术中 CTR 植入时机　国外 Ken Rosenthal 教授建议："As late as you can, but as early as you must"。我们的经验也是如此。相对来说，CTR 或 MCTR 越晚植入，越容易，但安全性并非如此。因为提前植入 CTR 或 MCTR，理论上超声乳化和皮质注吸更安全，但也存在植入时可能进一步损伤囊袋和悬韧带，皮质注吸困难，以及一旦术中前囊撕裂或后囊破裂，CTR 或 MCTR 被迫取出等问题。如术前发现有悬韧带脆弱松弛、晶状体和虹膜震颤，在囊膜划开或撕囊时，前囊出现明显皱褶或晶状体轻度移位等情况，白内障核较软、估计手术可顺利进行，可在超声乳化后或皮质注吸后植入 CTR；否则建议撕囊或水分离后植入；如发现晶状体不全脱位，可在用拉钩固定囊袋下直接超声乳化或超声乳化前先植入 CTR 或 MCTR 再手术。双钩 MCTR 植入由于有两个突出的固定钩，在一定程度上会影响晶状体乳化等眼内操作，单钩 MCTR 对于手术操作影响相对较小。当放射状前囊和/或后囊撕裂时，禁忌植入张力环，这是由于张力环植入时可能导致囊膜撕裂加重，并出现玻璃体脱出、张力环脱位、损伤视网膜等风险。

（蒋永祥）

参考文献

1. HOFFMAN RS, SNYDER ME, DEVGAN U, et al. Management of the subluxated crystalline lens. J Cataract Refract Surg, 2013, 39 (12): 1904-1915.

2. LI B, WANG Y, MALVANKAR-MEHTA MS, et al. Surgical indications, outcomes, and complications with the use of a modified capsular tension ring during cataract surgery. J Cataract Refract Surg, 2016, 42 (11): 1642-1648.

3. GROVE K, CONDON G, ERNY BC, et al. Complication from combined use of capsule retractors and

capsular tension rings in zonular dehiscence. J Cataract Refract Surg,2015,41(11):2576-2579.

4. PLAGER DA,PARKS MM,HELVESTON EM,et al. Surgical treatment of subluxated lenses in children. Ophthalmology,1992,99(7):1018-1021.

5. 郑佳蕾,邓麦可,蒋永祥. 球形晶状体的治疗进展. 国际眼科纵览,2021,45(4):295-299.

6. 闻一诺,蒋永祥. 眼前节发育不良并发白内障的手术与 IOL 选择. 国际眼科纵览,2022,46(3):211-216.

7. 陈天慧,蒋永祥. 前部巨眼及其白内障手术治疗进展. 国际眼科纵览,2021,45(1):6-11.

8. 蒋永祥. 实用晶状体脱位手术. 北京:人民卫生出版社,2022.

9. 蒋永祥,卢奕. 术中人工晶状体张力环囊袋复合体脱位的改良囊袋张力环处理. 中国眼耳鼻喉科杂志, 2018,18(5):305-306.

10. 陈佳惠,景清荷,蒋永祥. 晶状体不全脱位手术方法研究进展. 国际眼科纵览,2017,41(2):101-105.

11. 蒋永祥,卢奕. 晶状体不全脱位的手术治疗进展. 中国眼耳鼻喉科志,2017,17(2):88-91.

12. HAKIN KN,JACOBS M,ROSEN P,et al. Management of the subluxed crystalline lens. Ophthalmology, 1992,99(4):542-545.

13. NISHIMURA E,YAGUCHI S,NISHIHARA H,et al.Capsular stabilization device to preserve lens capsule integrity during phacoemulsification with a weak zonule. J Cataract Refract Surg,2006,32(3):392-395.

第四节　白内障超声乳化术中并发症如何转白内障囊外摘除术（非"超小"）处理

一、操作技巧基础

当我们在白内障超声乳化（phaco）过程中出现以下情况,就应该及时停止手术,改手术方式为白内障囊外摘除术（ECCE）（非"超小"）,并在主切口注入黏弹剂形成前房和维持眼压。

（1）超级硬核或黑核。

（2）撕囊不完整有撕裂:连续环形撕囊不完整出现撕裂,这个并发症初学者尤其常见。

（3）乳化晶状体过程中出现其他并发症。

二、操作技巧精解

下面主要介绍白内障囊外摘除术（ECCE）（非"超小"）步骤及方法。

1. 剪开球结膜

（1）假如患者不合作,眼球转动明显应行球后麻醉或直接直肌牵引线固定（一般都不用）。

（2）沿角膜缘剪开球结膜约 7~9mm,略宽于预计隧道宽度即可。

（3）主切口部位巩膜表面血管要烧灼或电凝止血,但不要过分止血。防止巩膜烧伤甚至坏死引起术后不适。

2. 制作隧道切口

（1）用 3.0mm 的角膜穿刺刀在角巩膜缘后 2~2.5mm 处呈"反眉弓"弧形切开 1/2~2/3 厚度巩膜 6~7mm（图 6-4-1）。如晶状体呈黑核,必要时延长。

（2）将 3.0mm 角膜穿刺刀在 1/3~1/2 巩膜切口深处向角膜缘的方向插入,两边打层形成隧道,直到进入角巩膜缘 2mm(不能少于 1mm,否则会出现虹膜脱出)抬高穿刺刀的根部,至刀片与虹膜面平行向下全部进入前房内切口 3mm(二维码 6-4-1)。

3. 撕囊(前面章节已详细说明,这里提示小切口的注意要点) 前囊口不要过小,过小会导致晶状体在囊袋内娩出前房比较困难,容易对晶状体悬韧带造成牵拉,即造成悬韧带离断。

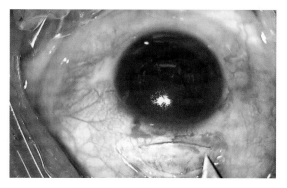

图 6-4-1 "反眉弓"巩膜切口

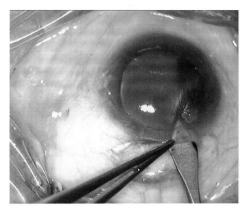

二维码 6-4-1 视频 隧道切口制作

假如囊膜不完整或撕裂,可以用截囊针(可以用 1mL 的针头制作)点状截开(图 6-4-2、图 6-4-3)。

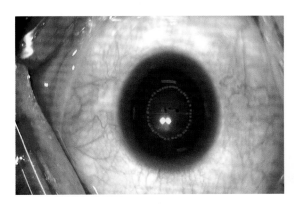

图 6-4-2 点状截囊范围示意

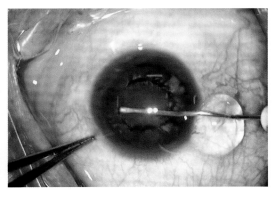

图 6-4-3 点状截囊

4. 扩大切口 用锋利的 3.0mm 角膜穿刺刀从原隧道切口进入,在同一平面前推扩大切口,这样所做的内切口呈直线。要形成梯形隧道,内外口厚度一致,外口 5~7mm,内口 8~9mm(图 6-4-4,二维码 6-4-2)。

5. 水分离、水分层和娩核移到前房 隧道做好后的首要任务就是如何把晶状体硬核安全移入前房。

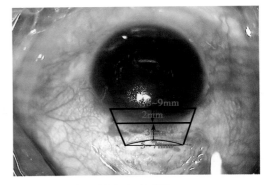

图 6-4-4 切口扩大大小图示

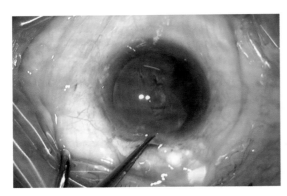

二维码 6-4-2 视频 扩大切口

(1)水分离:把冲洗针头从主切口或原来超声乳化角膜缘切口进入,插入前囊下,打水、分离皮质与囊膜内的连接,详细见水分离章。

(2)将晶状体核移入前房:用水分离针头在左侧核边缘打水下压晶状体核使右侧核边缘向上抬头移出囊袋(图 6-4-5),用黏弹剂针头从右边核边缘下面注入黏弹剂,在晶状体核与后囊间形成间隙后,针头再伸入核下方一边注入黏弹剂一边向左边移动把晶状体向上顶将全部晶状体核挤出囊袋从而进入前房,注意黏弹剂不要打得太多,足够分离即可(二维码 6-4-3)。

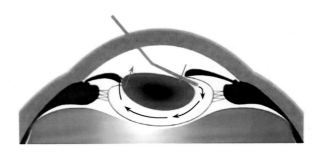

图 6-4-5 将晶状体核移入前房

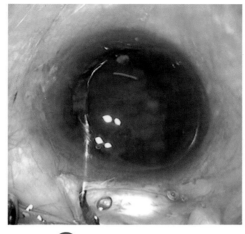

▶ 二维码 6-4-3 视频 晶状体核移入前房

6. 娩核 将晶状体硬核转移到前房后就可以经隧道口娩出,器械方面我们常用的是 3mm×8mm 长方形带注水功能圈套器(图 6-4-6、图 6-4-7)加 10mL 注射器。

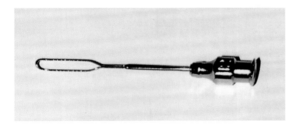

图 6-4-6 圈套器

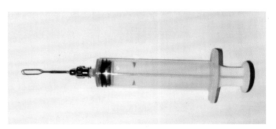

图 6-4-7 圈套器加注射器组合

方法:

(1)在硬核上下方注入足够的黏弹剂来保护角膜内皮以及后囊和切口下方的虹膜,在硬核下方形成能够把圈套器伸入的间隙。

(2)左手拿显微有齿镊,夹住角膜切口上唇中央部位,右手持圈套器从核的侧边进去在核下方中央轻轻托起晶状体核,下压下唇切口,边注水边拖出晶状体核,此时要注意观察晶状体核下方有无黑色虹膜被卡在隧道口,如果存在,必须松出圈套器将黏弹剂注入压下虹膜后重复上述步骤,将晶状体硬核娩出(图 6-4-8,二维码 6-4-4)。

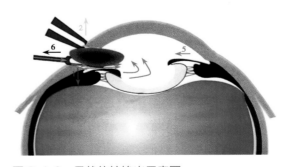

图 6-4-8 晶状体核娩出示意图

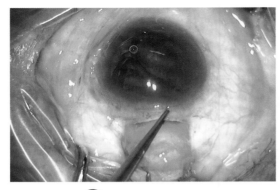

二维码 6-4-4　视频　晶状体硬核娩出

7. **皮质清除**　清除皮质、维持前房深度是手术安全的首要条件,常规升高吊瓶约 160cm,选择 8 号双腔抽吸针头(图 6-4-9),开睑器开睑松紧度适中,从主切口或原超声乳化切口处抽吸,假如从主切口抽吸,必须向上抬起抽吸针头形成前房,清除皮质应该从容易到复杂,冲洗松软皮质,抽吸黏附的皮质,必要时用到黏弹剂(二维码 6-4-5)。

8. **人工晶状体植入**　人工晶状体分硬人工晶状体和软人工晶状体。

植入前用黏弹剂注满前房,软人工晶状体装入推注器直接植入前房,用晶状体调位钩将襻旋转进去囊袋内;硬人工晶状体植入,右手用显微无齿镊夹住人工晶状体光学部约 1/3 处,

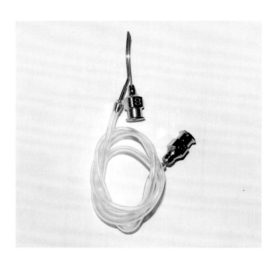

图 6-4-9　双腔抽吸针头

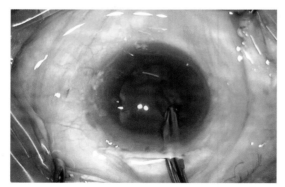

二维码 6-4-5　视频　皮质清除

左手用显微有齿镊夹住切口上唇中央部,以人工晶状体前襻进入囊袋内后,用晶状体调位钩旋转至上襻进入囊袋内(二维码6-4-6)。

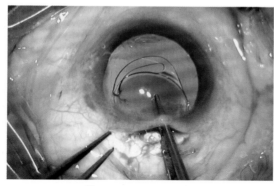

▶ 二维码6-4-6 视频 人工晶状体植入

双腔管进入前房抽吸黏弹剂,最后检查眼压,瞳孔大小与人工晶状体位置,在切口处结膜下注入地塞米松+头孢呋辛钠,遮盖切口,结束手术。

(赖均伟)

第五节 前段玻璃体切除术

前段玻璃体切除术是玻璃体切除技术之一,常用于切除因晶状体疾病而溢出的玻璃体或者切除影响视轴区屈光介质透明度的玻璃体,以治疗晶状体玻璃体疾病。例如后囊破裂、悬韧带断裂、严重的星状玻璃体变性等。这项技术的适应证相对广泛,可以帮助白内障医生处理术中后囊破裂、玻璃体溢出等并发症,在很大程度上提升了手术效果,降低患者二期手术的概率。

一、操作技巧基础

1. 器械准备 前房维持器(适用于经角膜缘的前段玻璃体切除术以维持眼压)(图6-5-1)、套管针、20G、23G、25G玻璃体切割头(图6-5-2、图6-5-3)等。

2. 药品准备 肾上腺素:散大瞳孔。曲安奈德:玻璃体染色。

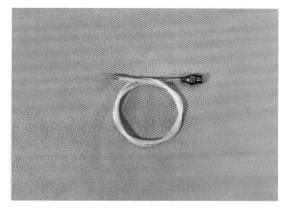

图6-5-1 前房维持器

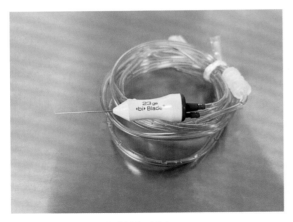

图 6-5-2　23G 玻璃体切割头

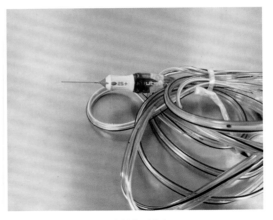

图 6-5-3　25G 玻璃体切割头

3. 运用前段玻璃体切除术的时机　临床中遇到的病例千变万化,由于前段玻璃体切除术适应证相对宽泛,常用于外伤性白内障、儿童白内障、后极性白内障、普通白内障术中后囊破裂等,运用的时机可根据临床医生的经验判断,初学者独立进行此项技术操作前,可以多学习相关手术案例的视频资料,充分理解前段玻璃体切除术的意义与作用,在自己操刀时能有条不紊、如鱼得水。下面列举一些常规使用前段玻璃体切除术的时机。

(1)后极性白内障:术中若发现后囊混浊无法使用 I/A 完全清除时,尤其是严重影响视觉发育、术后视功能的后囊混浊病例,术中应使用前段玻璃体切除术清除混浊的后囊及与其粘连的前部玻璃体,防止因后囊缺损导致的玻璃体溢出而引发的继发性青光眼等并发症,以获得术后最佳视力。

(2)永存原始玻璃体增生症(PHPV):对于部分 PHPV 患者早期行晶状体切除联合前段玻璃体切除术,可以重建视觉通道并解除增殖膜牵引,保存视力,减少继发性青光眼等并发症的发生,结合手术后弱视训练可提高视力。

(3)后囊破裂(PCR):不论是眼外伤导致的 PCR 还是常规白内障术中发生的 PCR,为降低术中后囊和玻璃体的损伤,减少脱入玻璃体腔的晶状体、积血、异物等对视网膜的侵扰,应尽可能一期手术行前段玻璃体切除术,减少行二期手术的可能或者为二期手术创造最佳条件。

二、操作技巧精解

1. 经角膜缘的前段玻璃体切除术　前段玻璃体切除术是经角膜缘侧切口固定前房灌注器以维持眼压稳定,经角膜缘主切口用 20G、23G、25G 玻璃体切割头进行。

相较于经睫状体平坦部的前段玻璃体切除术,其优点是术中不需要另行巩膜隧道,减少手术切口;其缺点是,由于有虹膜及晶状体前囊袋的遮挡,导致可操作空间小,难以将前段的玻璃体完全清除干净。

手术步骤：

（1）经角膜缘侧切口固定前房灌注器（灌注器禁止接触角膜内皮，以防止长时间的手术操作造成术后角膜内皮失代偿）；

（2）经角膜缘主切口行前段玻璃体切除术；

（3）密闭角膜切口（须严密检查角膜缘切口是否有嵌顿的玻璃体，如果有，必须用玻璃体切割头切除或显微剪剪除；如切口渗漏，可用 10-0 可吸收缝线间断缝合密闭切口）。

2. 经睫状体平坦部的前段玻璃体切除术　经睫状体平坦部的前段玻璃体切除术操作空间大，易于术中控制玻璃体切除范围，使得玻璃体清除更加彻底，且不容易损伤晶状体囊膜。

手术步骤：

（1）经角膜缘侧切口固定前房维持器（灌注器禁止接触角膜内皮，以防止长时间的手术操作造成术后角膜内皮失代偿）；

（2）在 11:00 位于角膜缘后 3.5~4.0mm 插入套管针（第一部分板层刺入，第二部分垂直刺入以形成巩膜密闭）；

（3）经睫状体平坦部行前段玻璃体切除术；

（4）拔出套管，密闭手术切口（须严密检查巩膜隧道是否有嵌顿的玻璃体，如果有，必须用玻璃体切割头切除或显微剪剪除；如果巩膜口有渗漏，须用 8-0 可吸收缝线间断缝合密闭切口）。

通过以上的介绍，术者可以根据实际临床案例选择前段玻璃体切除术的方式，对于初学者有必要充分了解前段玻璃体切除术的意义与作用，从而在自己操刀时能气定神闲、成竹于胸。

（胡　珂）

第六节　房角分离术

房角分离术（goniosynechialysis，GSL）是一种通过分离房角处虹膜前粘连恢复经小梁通道流出以降低眼压的手术。眼压和房角粘连关闭的程度有直接但非线性的相关关系。房角粘连范围 >180° 时经常引起眼压升高，当粘连范围 >270° 时，仅通过药物降眼压往往效果不佳。因此，在房角粘连关闭的早期、小梁网发生超微结构改变之前，消除前房角粘连以恢复小梁网流出功能是理想且合理的治疗选择。

目前的 GSL 基于 Campbell 和 Vela 提出的改良操作方法。其基础是借助黏弹剂加深并维持前房以在直视辅助下进行房角操作。其提出的手术方式可有效降低眼压、减少房角粘连和闭合的程度、恢复前房角的开放。在周边虹膜前粘连（peripheral anterior synechia，PAS）

出现不足 1 年的患者中成功率可达 80%。同时联合白内障摘除术可提高术后成功率。

晶状体因素在原发性闭角型青光眼（PACG）的机制中起着重要作用。随着白内障超声乳化吸除手术的出现及进步，通过晶状体吸除术治疗原发性闭角型青光眼的理念不断加深，特别是远视或晶状体较厚且呈前拱形者。进行白内障摘除联合人工晶状体植入后，原发性房角关闭患者的前房深度和房角宽度均有明显增加。提示该手术可帮助改善前房角的拥挤和减少再次黏附闭合的可能。然而，在行单纯白内障囊外摘除术或超声乳化联合人工晶状体植入术而不行房角分离的患者中，高达 32% 的患者 PAS 持续存在。一方面会继续加重粘连性房角关闭和小梁网功能障碍，另一方面也会影响控制眼压的长期效果。因此，联合 GSL 是晶状体相关手术进一步解除房角前粘连和控制眼压的有效措施。

GSL 的术后疗效不仅取决于前粘连的持续时间，还取决于术后前粘连的复发情况。促使虹膜周边前粘连发生的因素包括术后早期的炎症反应、高褶虹膜、晶状体增厚或位置靠前，尤其对急性闭角型青光眼发作后瞳孔散大导致周边虹膜堆积的患者，更易在术前术后的炎症反应中进行性粘连，因此对这类患者提倡做瞳孔成形术以更好地分离房角。

一、操作技巧基础

1. 手术原理即通过黏弹剂或器械机械性分离虹膜前粘连，重新开放房角。其使用的工具众多，包括黏弹剂、虹膜恢复器、劈核钩、眼内镊等。GSL 原则上应当在房角镜或眼内镜辅助直视下进行。

2. 手术过程可分为三个阶段

（1）加深前房：表面麻醉或局部麻醉即可满足麻醉要求。加深前房首先须去除前房和后房中的房水。首先制作穿刺口，轻压切口的后唇可以使前房水流出。在角膜缘 360° 使用斜视钩轻轻按压可促使后房水进入前房，并再次通过轻压后唇使之流出。而后向前房注入黏弹剂以加深前房。过多的黏弹剂可导致眼压升高和角膜水肿。

（2）术中房角镜检查：通过前房角镜对房角粘连程度和位置进行检查。只有在清晰地看见房角并确认虹膜前粘连存在的情况下，才能进行进一步操作。

（3）分离虹膜前粘连：使用黏弹剂或劈核钩等器械可在直视下分离虹膜前粘连部位。使用器械分离时应在前端轻轻前后按压房角黏附点附近最周边的虹膜，直到小梁网完全暴露。在分离过程中需要注意避免水平横扫或过度用力，以免引起出血或睫状体脱离。在房角分离完成后，必须去除黏弹剂以避免眼压升高。使用平衡盐溶液冲洗即可通过切口将黏弹剂冲出。完成后可注入一个大气泡加深前房，并将虹膜向后推离房角壁。如果对缩瞳有反应，可前房内注入卡巴胆碱以进一步使周边虹膜远离房角壁。

二、操作技巧精解

1. 联合超声乳化术时，应首先完成晶状体吸除和人工晶状体植入术。

2. 使用非惯用手操作房角镜。房角镜不应向下推压角膜以避免出现角膜褶皱而阻碍视线。通过房角镜观察时需要向下聚焦。

3. 在角膜上放置耦合剂,如内聚性黏弹剂或甲基纤维素以改善房角镜下的视野并避免房角镜与角膜直接接触。

4. 单面房角镜放置位置与治疗区应为 180° 对称,通常对应于切口部位。若通过房角镜直视下操作,需要注意房角镜下的图像是翻转而反向的,要注意避免误操作损伤角膜内皮。

5. 操作前应先在前房内注射 1∶100 稀释的卡巴胆碱缩瞳,特别是若前序眼内操作是在散瞳下进行的。

6. 内聚性黏弹剂可用于将前房角部位的虹膜向后推,但要注意避免填充过满。

7. 目前临床实践中普遍使用黏弹剂进行分离,且术中未使用房角镜检查。这可能会出现分离不够充分、准确且难以定量的问题。术后若眼压升高、房角关闭,也难以定性原因。在条件允许的情况下,建议尽量在房角镜直视下进行操作。

8. 有学者推荐使用大劈核钩进行操作,由于其底部较宽,轻轻触碰虹膜根部即可分离粘连部位。相比而言,黏弹剂分离不够充分,虹膜恢复器精确性较差,小劈核钩和眼内镊容易引起出血。

三、房角分离术的适应证

原发性闭角型青光眼的房角粘连程度通常是均匀一致的,粘连部位无炎症反应且较易通过机械分离的方法处理。急性原发性房角关闭的患眼会出现眼压失控和持续性的房角前粘连。虹膜粘连持续的时间越短,小梁网结构功能越正常,手术的预后则越好。因此,GSL 最适用于慢性或急性原发性房角关闭,也可应用于眼部手术或外伤导致房角粘连的患者。但同时,急性发作 4 周内进行白内障摘除联合 GSL 通常会出现术后的前房纤维素性反应,因此建议急性发作 6 周后进行。

四、房角分离术的禁忌证

GSL 不适用于因长期虹膜前粘连而导致小梁网超微结构已发生改变的患者,例如严重的青光眼大视杯或大范围的视野缺损。因为这提示已存在长时间无症状的慢性房角关闭和小梁网功能异常。

先天性房角发育异常和新生血管性青光眼、虹膜角膜内皮综合征等继发性房角关闭患者的房角粘连多致密且坚韧,也不是理想的 GSL 适应证。

五、房角分离术的并发症及处理

并发症包括白内障进展、角膜内皮细胞丢失、术中出血、纤维蛋白渗出、短暂性眼压增高以及无意中造成的睫状体脱离。轻柔、精细的手术操作、彻底冲洗黏弹剂和术后局部类固醇治疗可有助于缓解轻微的并发症。

1. 术中出血   大多数房角分离是不会出血或出血较少的,出血往往发生在以下情况:操作不够轻柔、器械损伤虹膜根部及周围组织、触及房角内异常血管、葡萄膜炎或急性房角关闭等患者。

2. 难以分离   原发性闭角型青光眼的房角粘连通常是均匀、一致且沿 Schwalbe 水平线分布的,粘连早期很容易进行分离。而继发性青光眼的房角粘连通常超出 Schwalbe 线水平,且粘连是致密、坚韧的。若发现房角难以分离时,要考虑是否应进一步明确诊断。

六、房角分离术的局限性

GSL 联合白内障手术对于早期 PACG 有较好的疗效。一方面,GSL 可机械性分离 PAS 重新打开房角,另一方面,白内障手术有利于解决瞳孔阻滞、加深前房、减少 PAS 再次形成的风险。然而,有研究表明,对于房角关闭范围较大、已存在青光眼视神经损伤的中晚期 PACG,由于小梁网-Schlemm 管功能受损,即使房角重新开放依然不能解决房角引流功能障碍问题。此时,进一步联合 Schlemm 管手术等其他方案为进一步减少房水流出阻力从而治疗中晚期 PACG 患者提供了新思路。

七、房角分离术联合白内障手术及其他手术治疗的同时联合

近年来,以小梁网-Schlemm 管相关手术为代表的微小切口青光眼手术(MIGS)成为研究热点,各类型 MIGS 联合白内障超声乳化吸除术联合人工晶状体植入术(phacoemulsification cataract extraction combined with intraocular lens implantation,PEI)+GSL 在 PACG 的应用方面也取得了良好的降低眼压疗效,原因在于其在加深前房、分离房角的基础上进一步去除了功能已丧失的小梁网、增强 Schlemm 管的房水流出。其适用于合并白内障、2 种或 2 种以上抗青光眼药物能或不能控制眼压的进展期或晚期 PACG 患者,主要是房角关闭超过 180°的原发性慢性闭角型青光眼中晚期以及原发性急性闭角型青光眼慢性期患者。

以下就 Schlemm 管切开、小梁消融术为代表对 PEI+GSL 联合 MIGS 做简要介绍。

1. Schlemm 管切开   Schlemm 管切开术,也称房角切开术(goniotomy,GT),是通过去除功能丧失的小梁网及 Schlemm 管内壁以减少近端阻力,增强房水流出的手术。目前 GT 对于合并白内障的 PACG 尚无统一的治疗共识。回顾性研究结果显示,Schlemm 管不同位置和切开范围的最终疗效差异不明显。采用 KDB 刀辅助进行 PEI+GSL+GT 治疗 PACG 患者的不同研究均显示,术后 24 个月的眼压明显下降,药物使用数量显著减少,随访中未发生需要再次青光眼手术者。Greenwood 等的研究表明,联合 GT 对中晚期 PACG 患者可明显降低眼压并减少使用降眼压药物的种类和数量,常见并发症是前房积血和一过性高眼压,但多数无须手术干预。因此认为,PEI+GSL+GT 对中晚期 PACG 患者有较好的疗效和安全性。

2. 小梁消融术   小梁消融术则是通过小梁消融器烧灼消除小梁网,从而打开 Schlemm

管以促进房水流出、降低眼压。Wang 等人研究了 PEI+GSL 联合小梁消融术治疗 PACG 的疗效和安全性,结果显示术后 12 个月患者的眼压和药物数量明显改善,并进一步证明了该术式对于长期、广泛房角前粘连的患者安全且有效。

综上所述,本节主要论述了房角分离术的具体手术操作、适应证、禁忌证、局限性、术后并发症及其在各类新型抗青光眼手术中联合应用的情况,总体来说,房角分离术是一类相对安全、简单、在多数闭角型青光眼中有着较好疗效、值得尝试的一类手术。

(范志刚)

参考文献

1. CAMPBELL D G, VELA A. Modern goniosynechialysis for the treatment of synechial angle-closure glaucoma. Ophthalmology, 1984, 91 (9): 1052-1060.
2. HAYASHI K, HAYASHI H, NAKAO F, et al. Changes in anterior chamber angle width and depth after intraocular lens implantation in eyes with glaucoma. Ophthalmology, 2000, 107 (4): 698-703.
3. PEREIRA F A, CRONEMBERGER S. Ultrasound biomicroscopic study of anterior segment changes after phacoemulsification and foldable intraocular lens implantation. Ophthalmology, 2003, 110 (9): 1799-1806.
4. HAMANAKA T, KASAHARA K, TAKEMURA T. Histopathology of the trabecular meshwork and Schlemm's canal in primary angle-closure glaucoma. Invest Ophthalmol Vis Sci, 2011, 52 (12): 8849-8861.
5. HUSAIN R, DO T, LAI J, et al. Efficacy of phacoemulsification alone vs phacoemulsification with goniosynechialysis in patients with primary angle-closure disease: A randomized clinical trial. JAMA Ophthalmol, 2019, 137 (10): 1107-1113.
6. OKADA N, HIROOKA K, ONOE H, et al. Comparison of efficacy between 120° and 180° Schlemm's canal incision microhook ab interno trabeculotomy. J Clin Med, 2021, 10 (14): 3181.
7. SATO T, KAWAJI T. 12-month randomised trial of 360° and 180° Schlemm's canal incisions in suture trabeculotomy ab interno for open-angle glaucoma. Br J Ophthalmol, 2021, 105 (8): 1094-1098.
8. DORAIRAJ S, TAM M D, BALASUBRAMANI G K. Two-year clinical outcomes of combined phacoemulsification, goniosynechialysis, and excisional goniotomy for angle-closure glaucoma. Asia Pac J Ophthalmol (Phila), 2020, 10 (2): 183-187.
9. AL HABASH A, ALBUAINAIN A. Long term outcome of combined phacoemulsification and excisional goniotomy with the Kahook Dual Blade in different subtypes of glaucoma. Sci Rep, 2021, 11 (1): 10660.
10. GREENWOOD M D, SEIBOLD L K, RADCLIFFE N M, et al. Goniotomy with a single-use dual blade: Short-term results. J Cataract Refract Surg, 2017, 43 (9): 1197-1201.
11. WANG Y, LIANG Z Q, ZHANG Y, et al. Efficacy and safety of phacoemulsification plus goniosynechialysis and trabectome in patients with primary angle-closure glaucoma. Sci Rep, 2021, 11 (1): 13921.

第七节　无囊膜支撑的人工晶状体植入术

无晶状体囊膜支撑的人工晶状体植入术包括前房角固定型、虹膜固定型以及巩膜固定型等手术方式,适用于各种外伤后无晶状体眼、晶状体全脱位或者严重的晶状体不全脱位、白内障囊内摘除术以及白内障术中囊膜破裂等缺乏或者完全无囊膜支撑的情况。前房角固定型人工晶状体依靠其襻固定在前房角,虹膜固定型人工晶状体被夹持在虹膜前或后表面,巩膜固定型人工晶状体则被置于睫状沟及后房。前房角固定型和虹膜固定型人工晶状体植入术由于角膜内皮损伤、角膜内皮失代偿、虹膜损伤、色素剥脱、虹膜根部离断、继发性青光眼等并发症,临床上已较少采用。巩膜固定型人工晶状体由于被放置在接近晶状体原有的解剖部位,避免了对前房组织结构的损伤,目前应用最为广泛。本章节主要阐述无囊膜支撑的经巩膜固定的后房型人工晶状体植入术(scleral fixation of posterior chamber intraocular lens,SF-PCIOL)。

SF-PCIOL 分为缝线固定和非缝线固定两种,适用于所有无囊膜支撑的无晶状体眼,包括伴有虹膜根部离断,甚至虹膜缺损的情况。鉴于每一种术式,其人工晶状体的选择及具体操作方法多种多样,不尽相同,在此我们重点阐释临床应用相对广泛且有一定代表性的术式,还有不少手术方式更多的是基于其上的改良或改变。

一、经巩膜缝线固定后房型人工晶状体植入术

经巩膜缝线固定后房型人工晶状体植入术,可使用特别设计的后房悬吊型人工晶状体,借助缝线固定于巩膜,将人工晶状体尽可能置于睫状沟。

手术主要技术及要点(图 6-7-1):分别用 10-0 聚丙烯带针缝线捆绑人工晶状体(CZ70BD)两只襻上的圆孔,间隔 180° 固定于角膜缘后 2.0mm 处的巩膜上。为避免缝线暴露引起的相关并发症,须预先制作巩膜瓣或者板层巩膜隧道。最近有报道无须制作巩膜瓣,将缝线在巩膜层间 Z 形来回穿行(3 次或以上)后,缝线末端打结并退回巩膜层间,以此增加缝线在巩膜层间的摩擦,稳定人工晶状体的固定。缝针可直接由眼内经睫状沟穿出眼外(内路);也可借助 25G 或 27G 注射针引导,从外巩膜进针,经睫状沟刺入眼内,缝线针头对接插入引导针的内腔,缝针通过引导针牵引穿出(外路)。经外路巩膜固定人工晶状体的技术最先被 Lewis 报道,缝针引出的过程在直视下进行,相比缺少引导针的缝针经内路盲穿出来的方法,有着更高的准确性和安全性。

经巩膜缝线固定后房型人工晶状体植入术,也可以选用襻上带孔的其他可折叠式人工晶状体,比如 C 襻、三襻,甚至四襻设计的三片式或一片式人工晶状体等,因此,除了常用的人工晶状体在巩膜上制作两个固定点,文献报道的 SF-PCIOL 改良手术中,常见的还有三点和四点位固定法。使用的三片式人工晶状体常有,如:Tecnis ZA9003、MA60MA,也有一片式人工晶状体:Tecnis ZCB00、AcrySof SN60WF,以及三襻和四襻设计的人工晶状体等。

1993 年,Lewis 首次报道了四个巩膜固定点的 SF-PCIOL 手术方式。四点固定的人工晶状体主要是通过缝线固定人工晶状体的四个襻后缝合于巩膜上,主要应用的是四襻的人工晶状体 Akreos AO60、Akreos MI60 等。多数用于 SF-PCIOL 的人工晶状体原本是设计用于囊袋内植入的,Migliorati 等人在 2008 年报道了一种专为 SF-PCIOL 设计的折叠式人工晶状

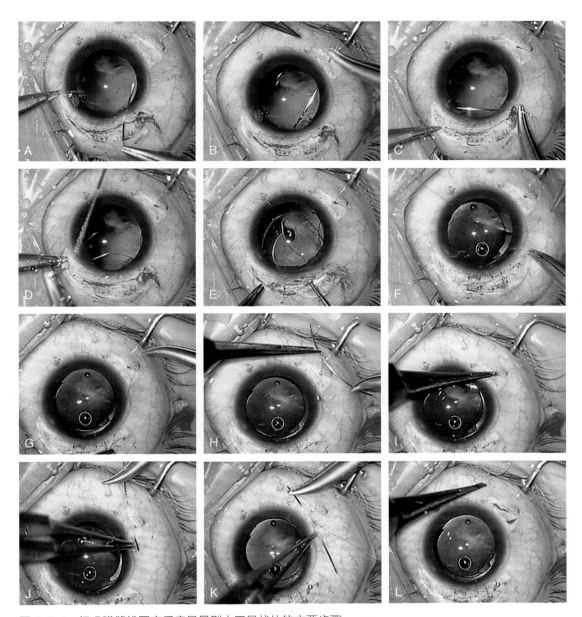

图 6-7-1　经巩膜缝线固定后房悬吊型人工晶状体的主要步骤

A、B. 在 2:00 和 8:00 方位制作以穹窿为基底的结膜瓣,预制上方巩膜板层隧道切口,用 10-0 聚丙烯带针缝线借助人工晶状体两只襻上的圆孔,捆绑人工晶状体襻;由内路经睫状沟于 8:00 方位角巩膜缘后 2mm 出针;C、D. 于 2:00 方位同 B 操作固定另一只人工晶状体襻;E. 经上方巩膜板层隧道切口植入后房悬吊型人工晶状体(CZ70BD);F. 保留颞侧 2mm 左右切口,用 10-0 尼龙缝线缝合其余巩膜隧道切口;G~I. 调整缝线松紧,使人工晶状体居中,然后缝线自身打结(做缝线活套,缝针穿过线套,收紧线套形成缝线结);J~L. 缝针在巩膜层间做 2~3 次来回穿行,使线结埋藏于巩膜层间后,轻轻拉紧缝线并紧贴巩膜出针口剪断缝线,断端自行退回巩膜层间隧道,无任何缝线暴露。

体 Ultima©, 人工晶状体上有四个孔用于缝线固定。

关于巩膜固定点与人工晶状体的稳定性和倾斜度关系, 有研究者认为两点固定时人工晶状体襻与缝线固定点会形成一条轴线, 人工晶状体可绕轴线发生倾斜及变形, 人工晶状体倾斜超过 15°, 会导致难以矫正的彗差。四点固定较两点固定的人工晶状体更能减少术后倾斜度。一般而言, 巩膜上固定的点越多, 人工晶状体的倾斜度越低。还有巩膜上三个点固定的手术方式的报道, 将带有三个环形襻的人工晶状体(如 CT ASPHINA 603P)植入 21 只眼中, 人工晶状体平均倾斜度为 $2.81° \pm 1.41°$。

缝线固定人工晶状体手术的最主要远期并发症是缝线裂断及由此引起的人工晶状体脱位。考虑聚丙烯缝线断裂的相对较高发生率(有文献报道高达 24%), 目前更推崇使用 Gore-Tex 缝线。Gore-Tex 缝线, 是由聚四氟乙烯(polytetrafluoroethylene)材料制成。由于其优良的生物相容性, 被制成缝线和外科植入物运用于心血管、腹部的外科治疗及整形手术中。将 Gore-Tex 缝线运用于眼科手术中目前属于超出说明书范围的用法。常用于 SF-PCIOL 中的 Gore-Tex 缝线是 7-0 或 8-0 的聚四氟乙烯缝线, 具有比聚丙烯缝线更高的拉伸强度, 在眼内易于操作, 炎症反应小。Gore-Tex 缝线柔软、灵活和可压缩的特点更利于在术中构成稳定的线结。Khan 等描述了使用 Gore-Tex 缝线经外路巩膜固定的方法, 此方法使用带四个小孔的人工晶状体, 每个孔眼用 Gore-Tex 缝合法固定, 随访期内没有发现人工晶状体移位或缝线裂断, 中位随访时间是 533 天。

将三片式人工晶状体置于睫状沟是 SF-PCIOL 的挑战。1989 年, Duffey 等人通过对 SF-PCIOL 术后的眼球进行解剖发现, 距离角膜缘后方 1mm 处巩膜穿刺更容易将襻固定于睫状沟内。Sugiura 等人的研究结果却表明巩膜穿刺点应选择距离角膜缘后方 2.37mm(1.96mm±0.41mm)。最近研究表明, 对于正常眼轴的患者, 巩膜上固定点距离角膜缘后方 2mm 时, 襻更易位于睫状沟内, 而长眼轴高度近视的患者须后移至角膜缘后 2.5mm, 甚至 3mm。为了更好地将人工晶状体襻置于睫状沟, Sugiura 等应用特殊设计的睫状沟置入引导器械(ciliary sulcus pad injector), 通过内路方式引导缝针准确地由眼内睫状沟穿刺出眼球, 从而将人工晶状体襻固定于睫状沟内。

二、经巩膜纤维蛋白胶辅助固定人工晶状体植入术

缝线法固定人工晶状体的缺点是手术时间较长、缝线相关炎症反应、缝线降解和迟发性人工晶状体移位或脱位。纤维蛋白胶是一种生物凝胶, 取自人类血浆, 具有止血、黏合和加速伤口愈合的作用, 已用于多个医学领域。Agarwal 等首先报道了在晶状体后囊支撑不足的后房型人工晶状体固定术中, 运用纤维蛋白凝胶快速黏合巩膜瓣的方法。

手术须做眼内灌注或前房维持, 为避免影响巩膜瓣的制作, 灌注管通常是放置在鼻下象限, 接着制备两个距角膜缘 1.5mm 的 180° 对称的 2.5mm×3.0mm 的巩膜瓣, 然后做经睫状体平坦部或前部入路的玻璃体切除以解除玻璃体的牵拉, 做巩膜隧道切口植入人工晶

状体,再用 25G 引导针从巩膜瓣下刺入眼内依次将人工晶状体的两个襻引出,最后用重组纤维蛋白原以及纤维蛋白的凝血酶制剂注入巩膜瓣下,施压 20 秒使巩膜瓣和巩膜床黏合。此项技术适用于巩膜固定型人工晶状体植入术的指征,比如人工晶状体移位、人工晶状体脱位、晶状体悬韧带疾病或二期人工晶状体植入,适用的人工晶状体包括聚甲基丙烯酸酯(polymethylmethacrylate,PMMA)人工晶状体、三片式人工晶状体或襻改良型的人工晶状体。

由于人工晶状体襻在巩膜内保持原有的形态,不受牵拉,所以人工晶状体的光学部没有扭曲或变形。沿着人工晶状体襻的弯曲度引出大部分的襻,稳定了人工晶状体的轴向位置,防止人工晶状体的倾斜。将人工晶状体襻置于巩膜瓣下可预防襻的移位,减少人工晶状体震颤导致的玻璃体运动或视网膜损伤。另外,襻末端被包裹在巩膜隧道里,可避免异物感或结膜融解,减少炎症反应。纤维蛋白胶黏合巩膜瓣也可预防缝线缝合导致的结膜下囊肿的发生,避免眼内炎或缝线相关并发症,比如缝线融解、缝线结暴露、缝线降解或断裂带来的人工晶状体移位。在一项对 118 眼、平均年龄(10.16±3.94)岁、平均随访时间长达(31.28±13.22)个月的回顾性研究中发现,经巩膜生物凝胶辅助固定后房型人工晶状体植入术对于缺乏囊膜支撑的无晶状体眼是一项安全有效的方法。但是,使用生物制剂,从理论上来说有病毒感染的传播风险,并发症包括术后炎症反应、出血、人工晶状体偏心、青光眼、角膜水肿和生物凝胶可能导致的反应,而且此项技术的开展需要具备特别设计的末端开口的凝胶人工晶状体镊(glued IOL forceps)、纤维组织凝胶和一定的学习曲线。

三、经巩膜层间无缝线固定人工晶状体植入术

2017 年,Yamane 等报道了双针技术辅助操作的后房型人工晶状体巩膜层间固定手术,此手术方式无需纤维蛋白生物凝胶或缝线辅助固定人工晶状体襻,避免了生物凝胶及缝线相关的并发症。手术主要利用两个 30G 的注射针头,分别制作巩膜隧道并穿刺进入眼内,借此将对接于针腔内的人工晶状体襻,用双手法同时沿隧道牵引出眼球外,并且在襻末端低温烧灼制作"凸缘(flange)"增加稳定性,将人工晶状体固定于巩膜层间。此手术报道后,受到很多眼科医生的关注、尝试及改良。

1. 相关解剖　巩膜质地坚韧,由胶原纤维和弹力纤维组成。巩膜各个部位的厚度不同,其组织化学成分随年龄有轻微改变,厚度逐渐变薄。后极部约 1mm,从后极部向前逐渐变薄,角膜缘附近巩膜厚度约 0.8mm,4 条直肌附着处最薄,厚度约 0.3mm。巩膜内血管和神经较少,代谢缓慢,一般不易发病。

睫状前动脉是巩膜层间固定手术时特别应避免伤及的血管。睫状前动脉是 4 条眼直肌肌动脉的延续。这些肌动脉在眼直肌肌腱的附着位置并没有结束,而是在巩膜表层组织中继续前行,改称为睫状前动脉,在距离角巩膜缘 3~4mm 的位置穿过巩膜,进入眼内,与睫状后长动脉的分支吻合,在虹膜根部睫状体内构成虹膜动脉大环。巩膜隧道及人工晶状体襻的固定,最好选择于两条直肌之间的位置,以避免伤及睫状前动脉引起出血。

2. 术前检查　除了常规的白内障术前检查及生物测量外,特别强调术前彻底散瞳检查,了解有无囊膜残留(可能影响人工晶状体的居中性和倾斜度)及玻璃体与视网膜的状况;术前坐/立位确定经角膜中央水平线位置(术前标记、照相或术中导航),有助于术中手术切口位置的布局和操作,同时避开由直肌止端前行的血管;而超声生物显微镜和眼前节光学相干断层扫描检查尤其有助于了解巩膜的厚度及前节的其他情况。

3. 人工晶状体的选择及屈光力计算　经巩膜无缝线层间固定术,不需要特殊的人工晶状体,但在巩膜隧道中需要保留一定长度的人工晶状体襻,以保证人工晶状体的稳定性。在三片式人工晶状体中,长的 C 型襻较 J 型襻更适合此手术。文献报道中使用的人工晶状体,襻大多数是由常见的透明或蓝色的 PMMA、聚偏二氟乙烯(polyvinylidene fluoride)、聚酰亚胺(polyimide)或聚丙烯(polypropylene)材料制成,可以用于热制作凸缘结构。有人认为聚偏二氟乙烯材料更具延展性,不易断裂。

使用 IOL Master 测量眼轴长度及角膜曲率等重要生物学参数,可采用 SRK/T、Holladay 1,以及 Haigis 等公式,按照囊袋内植入人工晶状体计算其屈光度数。但鉴于人工晶状体非囊袋内植入,其术后屈光状态的预测性较常规白内障手术囊袋内植入人工晶状体差。

4. 手术步骤及关键点　手术无须特殊器械,除了常规的白内障手术器械外,还需要 30G 薄壁针头或 27G/25G 注射器针头(图 6-7-2,BD PrecisionGlide™ Needle 25G x 5/8″)、25G revolution 末端抓持镊(如 Alcon Grieshaber AG),绝大多数眼科手术室具备。

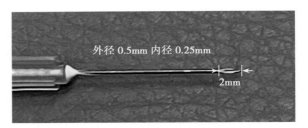

图 6-7-2　25G 注射针头及其参数和"自带尺度"(针头斜面长度刚好与所需巩膜隧道长度一致)

主要手术步骤:手术切口的合理布局有利于后续手术的操作和顺利进行(图 6-7-3、图 6-7-4)。首先,于 6:00 至 7:00 位处建立玻璃体腔(或前房)灌注通道,以维持稳定的眼压(图 6-7-4A);于 2:00 和 8:00 方位,在角膜缘进行标记;于 11:00 位做 2.75mm 透明角膜主切口,经 1:00 和 10:00 位左右的透明角膜做两个侧切口(0.5~1.0mm);经主切口在前房内植入三片式人工晶状体前襻(第一只襻)及其光学部,保持后襻(第二只

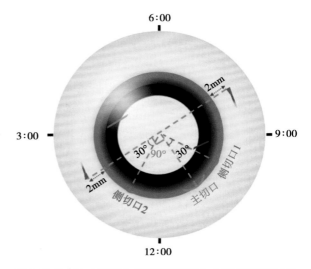

图 6-7-3　手术切口布局示例(根据个人手术习惯调整)

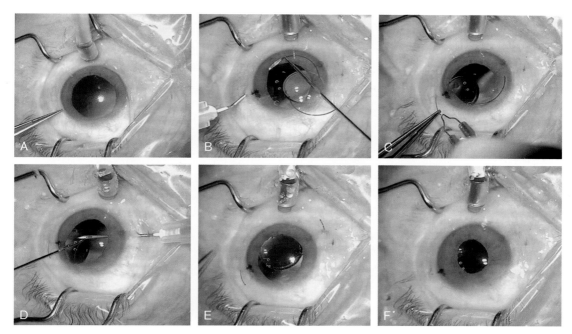

图 6-7-4　手术方法及步骤

襻)在主切口外;在标记的 2:00 位,用 25G 的注射针头在距离角巩膜缘 2.0mm 处,经结膜穿刺入巩膜层间,做长度为 2mm 左右(穿刺针头斜面完全进入巩膜)的巩膜隧道后进入眼内(图 6-7-4B);经 10:00 位的侧切口,借助 25G revolution 末端抓持镊将眼内的人工晶状体襻与 25G 针腔对接后牵引出眼球外,使用低温电凝器烧灼襻末端制作凸缘结构(0.3mm 左右);然后,在 8:00 处按照同样方式将第二只襻牵引出眼球外(图 6-7-4C、D),第二只襻末端做凸缘结构(图 6-7-4E);最后,调整好人工晶状体光学部位置,将其襻末端完全退回巩膜隧道外口内(图 6-7-4F),切除前房内残留玻璃体,抽吸黏弹剂,卡巴胆碱缩瞳,水密切口,调整眼压,抗生素眼膏敷料遮盖术眼,结束手术。

　　手术关键点总结:①散瞳准备,瞳孔不宜过大,约 6mm 最佳,周边虹膜可临时支持人工晶状体襻在前房内,避免人工晶状体下沉至玻璃体腔,有利于针腔对接操作。②穿刺针头及人工晶状体的选择,术前确保用于巩膜隧道穿刺的针头内径与人工晶状体襻直径相匹配,而且襻可以烧灼制作成形的凸缘结构。③穿刺点及巩膜隧道,穿刺点须对称,在巩膜上呈 180°角。穿刺点距离角膜缘约 2mm,常位于 2:00 及 8:00 位,须避开 3:00 及 9:00 位睫状前动脉及睫状神经走行的部位。巩膜隧道长度约 2mm,襻末端凸缘完全退回至巩膜层间,可以维持人工晶状体良好的居中性及稳定性,同时避免术后渗漏和低眼压,以及襻末端暴露所带来的更严重的并发症。④分次将人工晶状体襻牵引出眼球外,可以降低操作难度,避免第一只襻在对接后意外滑脱。⑤手术最难点在于第二只襻的对接和引出,因为第一只襻引出后,第二只襻和 25G 针头的方向几乎成 90°角,导致在前房内襻的对接非常困难,此时需要特殊的手术技巧完成操作：首先镊子辅助调整人工晶状体襻末端与 25G 针头尖端内壁垂直，而后将襻"顶"着内壁并顺势送入针腔内对接固定（二维码 6-7-1）。

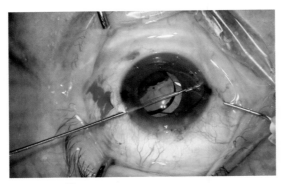

▶ 二维码 6-7-1　视频　第二支人工晶状体襻引出

5. Yamane 术式的其他改良设计　巩膜隧道的直径由巩膜穿刺针的外径决定。不同规格的针头或套针可用作巩膜隧道制作及穿刺并与人工晶状体襻对接。Yamane 报道了 27G 针头和 30G 薄壁针头制作巩膜隧道的应用。有研究结果表明，30G 的薄壁针头相较于 27G 的针头更细，对巩膜的创伤更小，术后出现人工晶状体偏心及移位程度更小。25G 针头（外径 0.5mm）也可用于制作巩膜隧道，引出人工晶状体襻，并且襻与针头对接相对容易，但 25G 针头制作巩膜隧道直径较大，所以更强调隧道的长度至少 2mm，同时确保术毕襻末端退回到巩膜隧道内。术后随访眼前节光学相干断层扫描检查显示，使用 25G 针头做巩膜隧道时，隧道内人工晶状体襻稳固且对称，人工晶状体居中性良好，倾斜度仅 3.28°±3.00°。

人工晶状体的两只襻与针腔对接通常须做两个辅助角膜侧切口。借助视网膜镊夹持，将人工晶状体的两只襻分别与注射针头针腔对接，然后将人工晶状体襻引导出眼球外固定，此操作是大多数手术者学习的难点。Sternfeld 等人对人工晶状体前襻与 30G 针腔对接操作进行了改良，并在 12 例儿童中采用此改良的 Yamane 术式Ⅱ期植入人工晶状体。其具体操作：在眼内植入人工晶状体前，先用 30G 注射针头，做巩膜隧道，在眼内预置针头。随后将三片式人工晶状体经角膜切口推注进入前房，推注器在推出前襻时，将其直接与针腔对接，而后引出前襻。其报道的 12 例患儿在术中未出现前襻对接后从针腔滑脱的情况。经改良后，前襻的对接更加简单快速，而且手术只须做一个辅助的角膜侧切口。随后，此改良法得到了更多临床的应用。

针对人工晶状体襻与针腔对接的另一种改良方式是利用套针做巩膜隧道，视网膜镊通过套针进入眼内抓持人工晶状体襻末端，将其引出眼球外。Diamint 和 Giambruni 报道了使用 27G 的玻璃体切割系统，行改良的 Yamane 式后房型人工晶状体巩膜层间固定术的手术操作。在距离角膜缘 4mm 处做玻璃体腔灌注通道，另外两个 27G 穿刺套针在距离角膜缘

2mm 处做巩膜隧道,穿刺点相距 180°;将人工晶状体推注入前房时,27G 视网膜镊通过套针进入眼内,抓持人工晶状体前襻末端,将套针与前襻同时移出眼球外,做凸缘结构;在角膜缘做侧切口,23G 的眼内界膜镊经侧切口进入眼内,辅助 27G 视网膜镊抓持人工晶状体第二只襻,同法引导出眼球外,做凸缘结构。Jujo 等在此基础上进行了进一步改良,使用三个 27G 穿刺套针,无需 23G 的眼内界膜镊辅助固定第二只人工晶状体襻。此改良方法对于熟悉眼后节操作的医生更为可行。

不同的三片式人工晶状体襻末端烧灼后形成的凸缘结构有轻微差异。Ucar 等用 27G 的针头分次固定 Sensar AR40 人工晶状体的两只襻在巩膜隧道中,人工晶状体襻末端制作成扁平凸缘结构。与 Yamane 报道的凸缘结构相比,扁平凸缘的最大横径更大,术中人工晶状体襻从巩膜隧道滑脱的发生率更低。

6. 后房型人工晶状体巩膜层间固定术的优势 YAMANE 式后房型人工晶状体巩膜层间无缝线固定术,无须特殊人工晶状体,无须特殊手术器械,无须使用生物纤维蛋白凝胶等特殊材料,无须缝线从而可以避免线结暴露、缝线断裂等并发症。初学者使用此手术方式有一定的学习曲线。术者一旦掌握手术技术后,此手术所需时间短,手术创伤小,术后视力恢复快且维持良好,术后并发症少,人工晶状体固定稳定。Yamane 首先报道了经巩膜后房型人工晶状体层间固定的优势,随后得到了更多临床应用证实。Mustafi 等人,观察 27 例术后患者在术后 1 个月内的视力明显改善,并在术后 1 年内维持稳定水平。在我们观察的 20 例患者中,术后第一天巩膜隧道闭合良好无渗漏,裸眼视力显著提高,矫正视力优于术前框架镜视力。现平均随访年限逾 5 年,视力稳定。此外,在复杂病例中,此手术方式可以与其他手术方式联合,如抗青光眼手术、角膜内皮移植手术、人造虹膜植入术等。而且,在实际临床应用中,术者熟练掌握手术技巧后,可以根据所在手术室的条件因地制宜地对手术进行改良。

YAMANE 式人工晶状体巩膜层间固定术,由于其襻末端的"凸缘扣",人工晶状体的固定稳定是其特别突出的优势之一。我们随访了 17 例手术患者术后人工晶状体襻在巩膜内的位置,鼻侧及颞侧襻固定长度的平均值分别为 2.24mm、2.17mm;鼻、颞侧襻末端中心与巩膜突距离的平均值分别为 1.58mm、1.66mm,没有襻末端暴露,说明襻在巩膜隧道内固定对称且稳定无滑脱移位。由于此手术方式可以在巩膜层间有效固定人工晶状体襻,Gelman 等利用 YAMANE 凸缘襻技术,对其他术式后暴露的人工晶状体襻进行复位固定。2 例患者在纤维蛋白生物凝胶辅助的后房型人工晶状体巩膜固定术后出现一侧襻暴露,调整人工晶状体位置后,对暴露的襻做凸缘结构后顺利固定于巩膜层间。

7. 手术并发症 YAMANE 式人工晶状体巩膜层间固定术,主要的术中并发症有出血,偶尔有襻滑脱或者人工晶状体脱入玻璃体腔等。术后并发症主要包括人工晶状体虹膜夹持、玻璃体积血、黄斑水肿、人工晶状体移位、襻暴露等。既往研究对行改良 YAMANE 式后房型人工晶状体巩膜固定术的 20 例患者随访,平均随访时间 7.2 个月(3~26 个月),仅术后早期出现一过性角膜水肿(6 例),一过性高眼压(3 例),玻璃体腔积血(1 例)及黄斑水肿(2

例),没有观察到手术相关的远期并发症,其中出现玻璃体腔积血的 1 例患者经治疗后矫正视力未受影响。规范正确的手术操作,可以减少或避免不少的并发症,尤其是人工晶状体的襻暴露,以及由此引发的更严重的并发症如感染性眼内炎等。在术后随访中对人工晶状体位置的观察非常重要。在裂隙灯下可以对人工晶状体光学部进行大致的观察,超声生物显微镜和眼前节光学相干断层扫描不仅可以测量人工晶状体光学部倾斜度,而且还可对其襻在巩膜层间的位置进行定位,了解人工晶状体固定的稳定性和对称性。总之,根据目前文献报道及实际临床应用现状,YAMANE 式后房型人工晶状体巩膜层间固定术不失为一种安全有效的人工晶状体囊袋外植入手术。

参考文献

1. DIMOPOULOS S.,DIMOPOULOS V.,BLUMENSTOCK G.,et al. Long-term outcome of scleral-fixated posterior chamber intraocular lens implantation with the knotless Z-suture technique. J Cataract Refract Surg, 2018,44(2):182-185.
2. LEWIS J.S. Sulcus fixation without flaps. Ophthalmology,1993,100(9):1346-1350.
3. KELKAR A.S.,FOGLA R.,KELKAR J.,et al. Sutureless 27-gauge needle-assisted transconjunctival intrascleral intraocular lens fixation:Initial experience. Indian J Ophthalmol,2017,65(12):1450-1453.
4. LEUNG E.H.,MOHSENIN A.,SMIDDY W.E. Scleral suture fixation technique for one-piece acrylic intraocular lens. Retin Cases Brief Rep,2018,12(3):251-253.
5. FASS O.N.,HERMAN W.K. Sutured intraocular lens placement in aphakic post-vitrectomy eyes via small-incision surgery. J Cataract Refract Surg,2009,35(9):1492-1497.
6. PATEL N.A.,SHAH P.,YANNUZZI N.A.,et al. Clinical outcomes of 4-point scleral fixated 1-piece hydrophobic acrylic equiconvex intraocular lens using polytetrafluoroethylene suture. Clin Ophthalmol,2018, 12:2145-2148.
7. WANG Z.,LU Y.,XIAO K.,et al. Bimanual irrigation-aspiration for ectopia lentis and use of a small incision for 4-point scleral-sutured foldable intraocular lens and anterior vitrectomy in patients with Marfan syndrome. Indian J Ophthalmol,2019,67(10):1629-1633.
8. MIGLIORATI G,BRUSINI P. The Ultima foldable scleral fixation intraocular lens:A 2-year follow-up. EUR J Ophthalmol,2008,18(6):895-902.
9. NI S,WANG W,CHEN X,et al. Clinical observation of a novel technique:Transscleral suture fixation of a foldable 3-looped haptics one-piece posterior chamber intraocular lens implantation through scleral pockets with intact conjunctiva. BMC Ophthalmol,2019,19(1):105.
10. HOLLADAY J.T. Evaluating the intraocular lens optic. Survey of ophthalmology,1986,30(6):385-390.
11. TERVEEN D C,FRAM N R,AYRES B,et al. Small-incision 4-point scleral suture fixation of a foldable hydrophilic acrylic intraocular lens in the absence of capsule support. J Cataract Refract Surg,2016,42(2): 211-216.
12. HANNUSH S.B. Sutured posterior chamber intraocular lenses:Indications and procedure. Curr Opin Ophthalmol,2000,11(4):233-240.
13. ASADI R.,KHEIRKHAH A. Long-term results of scleral fixation of posterior chamber intraocular lenses in children. Ophthalmology,2008,115(1):67-72.
14. GODIN M S,WALDMAN S R,JOHNSON C M JR. Nasal augmentation using gore-tex:A 10-year experience. Arch Facial Plast S,1999,1(2):118-121.

15. WATANABE K,HIRANO A,HONKURA Y,et al. Complications of using gore-tex in medialization laryngoplasty：Case series and literature review. EUR ARCH OTO-RHINO-L,2019,276（1）:255-261.

16. SLADE D S,HATER M A,CIONNI R J,et al. Ab externo scleral fixation of intraocular lens. J Cataract Refract Surg,2012,38（8）:1316-1321.

17. KHAN M A,GERSTENBLITH A T,DOLLIN M L,et al. Scleral fixation of posterior chamber intraocular lenses using gore-tex suture with concurrent 23-gauge pars plana vitrectomy. Retina,2014,34（7）: 1477-1480.

18. DUFFEY R J,HOLLAND E J,AGAPITOS P J,et al. Anatomic study of transsclerally sutured intraocular lens implantation. AM J Ophthalmol,1989,108（3）:300-309.

19. SUGIURA T,KAJI Y,TANAKA Y. Anatomy of the ciliary sulcus and the optimum site of needle passage for intraocular lens suture fixation in the living eye. J Cataract Refract Surg,2018,44（10）:1247-1253.

20. TODORICH B,STEM M S,KOORAGAYALA K,et al. Structural analysis and comprehensive surgical outcomes of the sutureless intrascleral fixation of secondary intraocular lenses in human eyes. Retina,2018, 38（Suppl 1）:S31-S40.

21. SUGIURA T,KAJI Y,TANAKA Y. Anatomy of the ciliary sulcus and the optimum site of needle passage for intraocular lens suture fixation in the living eye. J Cataract Refract Surg,2018,44（10）:1247-1253.

22. AGARWAL A,KUMAR D A,JACOB S,et al. Fibrin glue-assisted sutureless posterior chamber intraocular lens implantation in eyes with deficient posterior capsules. J Cataract Refract Surg,2008,34（9）:1433-1438.

23. KUMAR S,SINGH S,SINGH G,et al. Visual outcome and complications of various techniques of secondary intraocular lens. Oman J Ophthalmol,2017,10（3）:198-204.

24. SINHA R,ASIF M I,KALRA N,et al. Long-term outcomes of fibrin glue-assisted intrascleral haptic fixation of posterior chamber intraocular lenses in children. Eye & Contact Lens,2022,48（1）:33-37.

25. NARANG P,NARANG S. Glue-assisted intrascleral fixation of posterior chamber intraocular lens. Indian J Ophthalmol,2013,61（4）:163-167.

26. YAMANE S,SATO S,MARUYAMA-INOUE M,et al. Flanged intrascleral intraocular lens fixation with double-needle technique. Ophthalmology,2017,124（8）:1136-1142.

27. 葛坚,王宁利. 眼科学.3 版. 北京:人民卫生出版社,2015.

28. KARADAG R,CELIK H U,BAYRAMLAR H,et al. Sutureless intrascleral fixated intraocular lens implantation. J Refract Surg,2016,32（9）:586-597.

29. PRENNER J L,FEINER L,WHEATLEY H M,et al. A novel approach for posterior chamber intraocular lens placement or rescue via a sutureless scleral fixation technique. Retina,2012,32（4）:853-855.

30. WILGUCKI J D,WHEATLEY H M,FEINER L,et al. One-year outcomes of eyes treated with a sutureless scleral fixation technique for intraocular lens placement or rescue. Retina,2015,35（5）:1036-1040.

31. SCHARIOTH G B,PRASAD S,GEORGALAS I,et al. Intermediate results of sutureless intrascleral posterior chamber intraocular lens fixation. J Cataract Refract Surg,2010,36（2）:254-259.

32. GABOR S G,PAVLIDIS M M. Sutureless intrascleral posterior chamber intraocular lens fixation. J Cataract Refract Surg,2007,33（11）:1851-1854.

33. CANABRAVA S,CANEDO DOMINGOS LIMA A C,RIBEIRO G. Four-flanged intrascleral intraocular lens fixation technique：No flaps,no knots,no glue. Cornea,2019,39（4）:527-528.

34. 姜惠,陈浩,杨尚飞,等. 改良 YAMANE 式巩膜层间无缝线后房型人工晶状体固定术的疗效观察. 国际眼科杂志,2020,20（02）:385-389.

35. IOVIENO A,MAMMO Z N,YEUNG S N. Neurotrophic keratopathy as a complication of scleral fixated intraocular lens implantation. Int Ophthalmol,2022,42（4）:1259-1262.

36. ISHIKAWA H,FUKUYAMA H,KOMUKU Y,et al. Flanged intraocular lens fixation via 27-gauge trocars

using a double-needle technique decreases surgical wounds without losing its therapeutic effect. Acta ophthalmologica,2020,98(4):e499-e503.

37. GAMALELDIN S A,ELSHAZLY M I,SALAMA M M. Trocar-assisted flanged transconjunctival intrascleral sutureless intraocular lens fixation. EUR J Ophthalmol,2022,32(6):3699-3702.

38. YAMANE S,INOUE M,ARAKAWA A,et al. Sutureless 27-gauge needle-guided intrascleral intraocular lens implantation with lamellar scleral dissection. Ophthalmology,2014,121(1):61-66.

39. IGLICKI M,ZUR D,NEGRI H P,et al. Results in comparison between 30 gauge ultrathin wall and 27 gauge needle in sutureless intraocular lens flanged technique in diabetic patients:24-month follow-up study. Acta diabetol,2020,57(10):1151-1157.

40. 姜惠,陈浩,谭舟利,等. 频域光学相干断层扫描观察改良 YAMANE 式后房型人工晶状体巩膜固定术的临床疗效. 四川大学学报(医学版),2020,51(06):859-865.

41. STERNFELD A,TARANUM BASITH S S,KURUP S P,et al. Secondary intraocular lens implantation using the flanged intrascleral fixation technique in pediatric aphakia:Case series and review of literature. Journal of AAPOS,2020,24(5):286.

42. JUJO T,KOGO J,SASAKI H,et al. 27-gauge trocar-assisted sutureless intraocular lens fixation. BMC Ophthalmol,2021,21(1):8.

43. DIAMINT D V,GIAMBRUNI J M. 27-gauge trocar-assisted transconjunctival sutureless intraocular lens scleral fixation. EUR J Ophthalmol,2021,31(3):Np65-np69.

44. KRONSCHLÄGER M,BLOUIN S,ROSCHGER P,et al. Attaining the optimal flange for intrascleral intraocular lens fixation. J Cataract Refract Surg,2018,44(11):1303-1305.

45. UCAR F,CETINKAYA S. Flattened flanged intrascleral intraocular lens fixation technique. Int Ophthalmol, 2020,40(6):1455-1460.

46. KUNISHIGE T,TAKAHASHI H. Early experience with two techniques of intrascleral intraocular lens fixation. J Nippon Med Sch,2020,87(3):138-141.

47. DO J R,PARK S J,MUKAI R,et al. A 1-year prospective comparative study of sutureless flanged intraocular lens fixation and conventional sutured scleral fixation in intraocular lens dislocation. Ophthalmologica,2021,244(1):68-75.

48. MUSTAFI D,TOM E,MESSENGER W B,et al. Outcomes of sutureless secondary intraocular lens fixation with haptic flanging in a cohort of surgically complex eyes. Graefes Arch Clin Exp Ophthalmol,2021,259 (5):1357-1363.

49. PATHAK-RAY V,BANSAL A K,MALHOTRA V. Combining flanged intrascleral IOL fixation with glaucoma surgery:Initial experience. EUR J Ophthalmol,2022,32(5):2899-2906.

50. KARADAG R. Trocar-assisted,flanged haptics,sutureless intrascleral fixated intraocular lens implantation combined with Descemet membrane endothelial keratoplasty. Arq Bras Oftalmol,2020,83(6):547-551.

51. KARADAG R,KILIC G,ARDAGIL A,et al. Trocar-assisted,flanged sutureless scleral-fixated intraocular lens implantation combined with silicone oil injection after penetrating keratoplasty surgery. GMS ophthalmology cases,2020,10:Doc03.

52. MUTH D R,PRIGLINGER S G,SHAJARI M,et al. Novel surgical technique of sutureless artificial iris and intraocular lens scleral fixation using Yamane technique. Am J Ophthalmol Case Rep,2022,26:101502.

53. GELMAN R A,GARG S. Novel yamane technique modification for haptic exposure after glued intrascleral haptic fixation. Am J Ophthalmol Case Rep,2019,14:101-104.

54. YAMANE S,ITO A. Flanged fixation:Yamane technique and its application. Curr Opin Ophthalmol,2021, 32(1):19-24.

55. CANABRAVA S,ANDRADE N JR,HENRIQUES P R. Scleral fixation of a 4-eyelet foldable intraocular lens in patients with aphakia using a 4-flanged technique. J Cataract Refract Surg,2021,47（2）:265-269.

（范玮　姜惠　黄庆）

第八节　功能性人工晶状体的选择和使用

随着白内障手术技术的提高和人工晶状体的发展,白内障手术的目的已经不仅仅是去除白内障造成的遮挡,还包括让患者获得更为理想的屈光状态,这就是具有屈光矫正功能的白内障手术,即屈光性白内障手术。

功能性人工晶状体的产生和发展是屈光性白内障手术的基础。随着散光矫正型人工晶状体、多焦点人工晶状体、景深延长型人工晶状体等功能性人工晶状体的问世,通过植入功能性人工晶状体精准矫正患者的屈光不正甚至老视,让患者拥有良好的裸眼视力甚至不依赖眼镜的全程视力成为现实。同时,功能性人工晶状体的选择和使用对手术医生也提出了更高的要求。

一、功能性人工晶状体分类

根据中华医学会眼科学分会白内障及人工晶状体学组于 2021 年制定的中国人工晶状体分类专家共识,基于人工晶状体光学区功能将人工晶状体分为具有潜在保护黄斑功能(滤蓝光人工晶状体)、减少术后球差功能(非球面人工晶状体)、满足不同距离视物功能(多焦点人工晶状体或称老视矫正型人工晶状体)及矫正散光功能(散光矫正型人工晶状体)。在本节中主要介绍散光矫正型人工晶状体(Toric IOL)以及满足不同视距的多焦点人工晶状体(multifocal IOL,MIOL)的选择和使用。

1. **散光矫正型人工晶状体**　散光矫正型人工晶状体设计原理为在环曲面透镜基础上加上柱镜,用于降低人工晶状体眼残留的散光度数,从而提高术后视觉质量。散光矫正型人工晶状体适用于规则性角膜散光度数≥0.75D,并有远视力脱镜意愿的白内障患者。根据是否具有老视矫正功能,可进一步分为单焦点、双焦点、三焦点、景深延长型(EDOF)散光矫正型人工晶状体。图 6-8-1 和图 6-8-2 为目前临床上常用的散光矫正型人工晶状体。

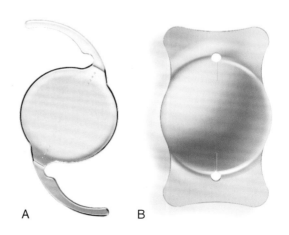

图 6-8-1　散光矫正型单焦点人工晶状体
A. L 型襻的散光矫正型单焦点人工晶状体;B. 板式襻散光矫正型单焦点人工晶状体。

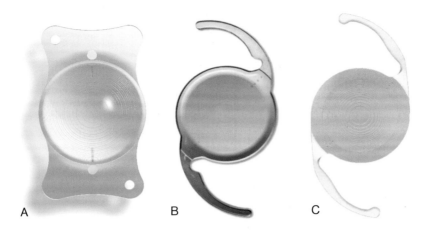

图 6-8-2　散光矫正型多焦点人工晶状体
A. 板式襻散光矫正型双焦点人工晶状体;B. L 型襻散光矫正型双焦点人工晶状体;C. C
型襻散光矫正型三焦点人工晶状体。

2. 多焦点人工晶状体　参照《中国人工晶状体分类专家共识(2021 年)》,根据焦点范围和设计原理将多焦点人工晶状体分为如下类别。

（1）双焦点人工晶状体:基于折射或衍射,使光线经人工晶状体产生 2 个焦点,人眼根据同时知觉原理,还原较清晰图像,抑制模糊图像。根据光学原理,双焦点人工晶状体可进一步分为折射型双焦点人工晶状体、衍射型双焦点人工晶状体、折射衍射混合型人工晶状体。图 6-8-3 为目前临床上常用的双焦点人工晶状体。

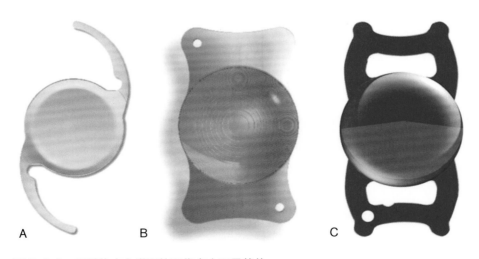

图 6-8-3　目前临床上常用的双焦点人工晶状体
A. L 型襻衍射型双焦点人工晶状体;B. 板式襻衍射型双焦点人工晶状体;C. 折射型双焦点人工晶状体。

（2）三焦点人工晶状体：光学部为中央衍射型，周边为折射型，通过阶梯渐进衍射设计，使人工晶状体从中央到周边逐渐修正物像，将中焦点的二阶衍射波与近焦点重合设计，进一步提高光能利用率。图 6-8-4 为目前临床上常用的三焦点人工晶状体。

（3）景深延长型（extended depth of focus，EDOF）人工晶状体：又称连续视程人工晶状体。采用小阶梯衍射等方式，将入射光线聚焦在一个扩展的纵向平面上，从而达到扩展景深或延长焦深的效果，使物像清晰范围扩大。根据延长景深的原理，可进一步分为基于衍射、波前像差、小孔成像原理的 EDOF 人工晶状体；根据焦点设计原理，可分为单焦点、双焦点、三焦点 EDOF 人工晶状体。景深延长型人工晶状体适用于注重远中距离视力需求者。图 6-8-5 为目前临床上常用的景深延长型多焦点人工晶状体。

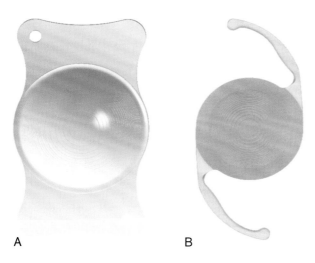

图 6-8-4　目前临床上常用的三焦点人工晶状体
A. 板式襻衍射型三焦点人工晶状体（Zeiss AT LISA tri 839M）；
B. C 型襻衍射型三焦点人工晶状体（Alcon PanOptix）。

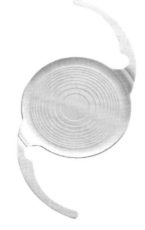

图 6-8-5　L 型襻景深延长型多焦点人工晶状体

（4）可调节人工晶状体：模拟人眼调节机制，通过调整人工晶状体光学部在囊袋内的前后位置调节"节点"的位置，实现远中近距离视力变化。目前此类人工晶状体的长期效果不明确。

二、功能性人工晶状体的使用原则

功能性人工晶状体使用得当可以极大地增加患者的生活质量，使用不当则可能给患者带来严重的视觉干扰从而降低患者的生活质量，因此使用功能性人工晶状体须加强术前评估，严格把控使用适应证。

1. 散光矫正型人工晶状体的适应证和禁忌证　根据《我国散光矫正型人工晶状体临床应用专家共识（2017 年）》，散光矫正型 IOL 植入术的适应证为规则性角膜散光≥0.75D 并有远视力脱镜意愿的白内障患者,禁忌证为角膜不规则散光如角膜瘢痕、角膜变性、圆锥角膜等。存在以下情况的患者须谨慎使用散光矫正型IOL:①白内障伴有可能影响晶状体囊袋稳定性眼病者须慎用,如晶状体悬韧带松弛或轻度离断、假性剥脱综合征等;②瞳孔散大不充分或有虹膜松弛综合征的白内障患者,在术中可能影响IOL的准确定位;③高度近视眼患者可能因为晶状体囊袋较大发生IOL旋转的风险增加。翼状胬肉切除术后患者须观察1个月以上,待角膜曲率稳定后再进行选择。

2. 多焦点人工晶状体的适应证和禁忌证   参照《中国多焦点人工晶状体临床应用专家共识(2019年)》,多焦点人工晶状体的使用适应证为:①希望减小术后阅读对眼镜的依赖,对远、中、近视力均有较高要求的患者;②通过合理的散光控制方法使术后散光度数≤1.00D;③暗室下瞳孔自然直径3.0~5.5mm;④Kappa角<0.5mm或Kappa角小于MIOL中央折射光学区直径的一半;⑤4mm范围内角膜高阶像差≤0.3mm。

具有如下绝对禁忌证的患者应避免使用多焦点人工晶状体:①合并进行性加重的视网膜疾病,如糖尿病视网膜病变、黄斑变性、视网膜前膜、玻璃体黄斑牵引综合征、Stargardt病、视网膜色素变性等及严重视神经疾病的患者;②小眼球、瞳孔明显异常、角膜严重病变、严重不规则散光、慢性葡萄膜炎、伴有明显视功能损伤的青光眼、晶状体囊膜及悬韧带明显异常、大度数交替性斜视等眼部器质性疾病以及弱视患者等;③已知严重精神性、心理性疾病患者。

若患者眼部或全身情况不理想,多焦点人工晶状体植入术后患者的屈光状态或者视觉质量存在不确定性,此类患者不推荐使用多焦点人工晶状体。若患者本人有较高的脱镜需求并坚持植入MIOL,眼部评估也显示患者很可能从多焦点人工晶状体植入手术中受益,在告知患者手术风险且患者理解的前提下可谨慎选用MIOL。根据《中国多焦点人工晶状体临床应用专家共识(2019年)》,须谨慎使用多焦点人工晶状体的情况包括:①生活方式或职业原因(如夜间驾车、驾驶飞机等)对视觉质量要求过高;②年龄过大适应能力有限的患者;③同时需要接受其他眼科手术的患者,如青光眼白内障联合手术、白内障摘除联合玻璃体视网膜手术等;④既往眼外伤或眼部手术史等可能影响视觉效果的患者,包括已进行过放射状角膜切开术(RK)、准分子激光角膜表面切削术(PRK)、准分子激光原位角膜磨镶术(LASIK)等角膜屈光手术的患者;⑤焦虑型人格、极端完美主义性格特征患者,过分挑剔及对术后视力有不切实际期望的患者;⑥有明显干眼、睑缘炎、睑板腺功能障碍等眼表疾病的患者;⑦屈光状态尚未稳定的儿童。

三、功能性人工晶状体的选择

1. 视觉需求和功能性人工晶状体选择   视觉活动主要集中在远中近三个维度,其中近距离用眼为眼前35~40cm,中距离用眼为眼前60~80cm,远距离用眼为≥5m。近距离用眼活动主要包括阅读、看手机和精细操作。中距离用眼活动主要包括做家务、看台式电脑屏幕、看汽车仪表盘等。远距离用眼活动主要包括户外活动、驾车和旅行等。

由于不同类型功能性人工晶状体性能上存在差异,离焦曲线是评估人工晶状体在不同距离视觉表现的方法,美国眼科学会的一项报告显示单焦点、双焦点、三焦点和景深扩展型人工晶状体在离焦曲线上表现出的差异。因此了解功能性人工晶状体的性能,并根据患者视觉需求精确匹配一枚既能够满足患者视觉需要又在费用上具有可及性的人工晶状体非常重要。

2. 眼部条件和功能性人工晶状体选择 功能性人工晶状体对患者眼部条件有要求,加强术前评估,严格把握功能性人工晶状体使用适应证,是取得预期效果、减少术后不适的前提。术前需要评估的因素包括角膜散光形态和大小、角膜高阶像差、Kappa 角、Alpha 角、瞳孔直径等,目前有几种像差分析设备可以提供上述信息参数(图 6-8-6、图 6-8-7)。对于长眼轴或者短眼轴的患者选择人工晶状体时还要考虑其使用的人工晶状体度数是否在特定产品可提供的度数范围内。

(1)角膜散光:角膜散光形态及大小的评估是选择功能性人工晶状体的基础。角膜散光根据形态分为规则散光和不规则散光(图 6-8-8)。规则性角膜散光根据轴位分为顺规散光、逆规散光和斜轴散光。角膜散光来源于角膜前表面和角膜后表面,角膜前表面和后表面共同决定了角膜总屈光力,但是目前大部分检查设备如角膜曲率计、角膜地形图、眼光学生物测量设备仅能显示角膜前表面形态,一些设备如 Pentacam 可显示全角膜屈光力(图6-8-9),有助于全面评估角膜散光情况。

根据角膜散光选择功能性人工晶状体时应注意将人工晶状体选择和个性化手术操作相结合,不规则散光慎用功能性人工晶状体,较大的规则散光可选择散光矫正型单焦点或多焦

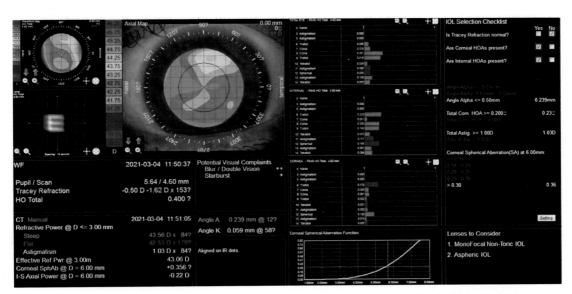

图 6-8-6 iTrace 可以提供明暗瞳孔直径、Alpha 角、Kappa 角、角膜高阶像差、角膜散光等信息

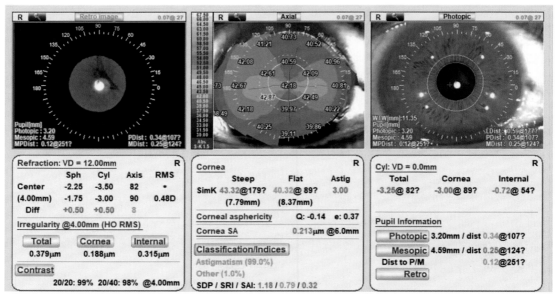

图 6-8-7   OPD 可以提供明暗瞳孔直径、Alpha 角、Kappa 角、角膜高阶像差、角膜散光等信息

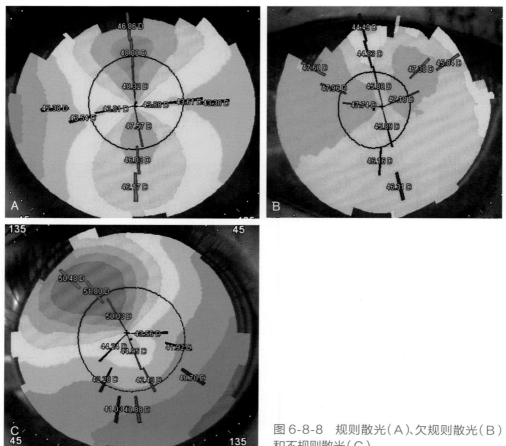

图 6-8-8   规则散光（A）、欠规则散光（B）和不规则散光（C）

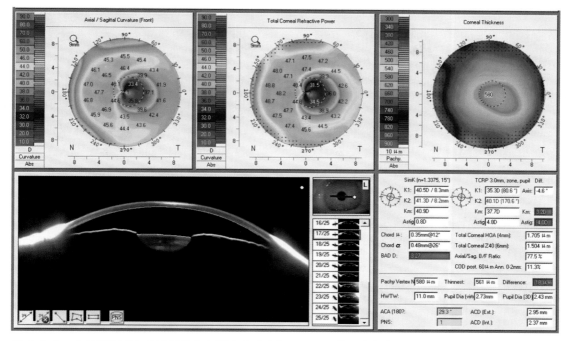

图 6-8-9　全角膜屈光力检查显示在角膜中央区直径 3.0mm 范围内存在 4.8D 不规则散光

点人工晶状体,较小的规则散光或欠规则散光可以选择非散光矫正型人工晶状体联合术中使用陡峭轴切口、散光性角膜切开(AK)或者角膜缘松解切口(LRI)等手段进一步减小角膜散光。总而言之,通过选择合适的功能性人工晶状体联合 AK、LRI 等角膜散光处理方式,应使功能性人工晶状体使用后的总散光柱镜 <1.0D,且遵循逆规散光足矫或者轻微过矫、斜轴散光足矫、顺规散光足矫或者轻微欠矫的原则。

　　角膜散光的测量设备包括角膜地形图、Pentacam 和像差分析仪等,不同设备工作原理以及采集数据的范围不同,因此不同设备获得的散光大小是不同的,也无法相互取代,有时候需要使用多种设备反复印证。当我们得到角膜的参数后,我们要对患者的散光情况进行分析,比如散光的大小、规则与否,还有散光的类型属于顺规型还是逆规型。对于 <1.0D 的散光,基本上可以使用各种多焦点 IOL;对于 1.0~1.5D 的顺规散光,可利用手术切口矫正部分散光,植入常规多焦点人工晶状体;对于 1.0~1.5D 的逆规散光,则需要慎重考虑手术,或者通过 LRI 矫正足够的散光,或者植入散光矫正型多焦点人工晶状体;对于 >1.5D 的规则散光患者,则需要考虑使用散光矫正型多焦点人工晶状体,不建议尝试使用常规多焦点人工晶状体;较大的不规则散光患者,则不适合使用多焦点人工晶状体。

　　(2)角膜高阶像差:患者的角膜高阶像差是非常重要的参数。《中国多焦点人工晶状体临床应用专家共识(2019 年)》中指出多焦点人工晶状体的使用适应证为 4mm 范围内角膜高阶像差≤0.3mm。如果患者的角膜高阶像差 >0.3mm,则患者手术后的视觉质量可能不能满足工作和生活需要,这种情况通常见于有角膜疾病或者曾行角膜屈光手术的患者。由于角膜屈光手术如 RK、PRK、LASIK 已开展 20 余年,临床上具有角膜屈光手术史的患者明显增多,这些患者术前要认真评估角膜高阶像差。

（3）Kappa 角:Kappa 角是视轴与瞳孔轴的夹角,反映瞳孔轴偏离视轴的程度,代表了瞳孔的居中性。Kappa 角与多焦点人工晶状体的关系:①Kappa 角越小,视轴与瞳孔轴越接近,术后视觉干扰越小。如果瞳孔偏心,在瞳孔边缘与人工晶状体边缘接近的方向上会出现较大的散射,从而导致较大的光学干扰。这种干扰同样存在于单焦点人工晶状体。②Kappa 角影响光线的分布,特别对于不对称分布的区域折射型人工晶状体影响更为明显。③Kappa 角不影响视轴,所以不影响人工晶状体的屈光能力,不影响术后视力,只会增加术后视觉干扰。《中国多焦点人工晶状体临床应用专家共识（2019 年）》指出多焦点人工晶状体的使用适应证为 Kappa 角 <0.5mm 或 Kappa 角 <MIOL 中央折射光学区直径的一半。

（4）Alpha 角:人工晶状体的居中性对于衍射型人工晶状体十分重要,如果视轴没有经过 IOL 的中央折射光学区而是经过衍射环,就会导致高阶像差的形成,加重夜间的光学干扰,降低视功能。Alpha 角是视轴与光轴的夹角,反映光轴偏离视轴的程度。由于人眼中角膜和晶状体的光轴不重叠所以 Alpha 角又分为角膜 Alpha 角和晶状体 Alpha 角。其中角膜 Alpha 角代表了角膜的居中性,晶状体 Alpha 角代表了晶状体或人工晶状体的居中性。目前所有设备测量的 Alpha 角均为角膜 Alpha 角,即角膜中心（WTW 中心）和视轴（角膜映光点）之间的距离。目前没有设备能够直接测量晶状体或人工晶状体中心与视轴之间的距离。

（5）瞳孔直径:瞳孔的大小影响患者的术后感受。瞳孔过大容易造成眩光、光晕等光学不适,瞳孔过小可能会影响瞳孔依赖性人工晶状体的中近视力表现。《中国多焦点人工晶状体临床应用专家共识（2019 年）》中指出多焦点人工晶状体的使用适应证为暗室下瞳孔自然直径 3.0~5.5mm。

四、功能性人工晶状体的植入

屈光性白内障手术可以让患者的生活质量极大提升,也有可能给患者带来明显的光学不适而对患者的生活造成困扰,因此屈光性白内障手术需要从术前到术中到术后有一个完整的质量管理体系,包括充分的术前沟通、严格的眼部评估、手术风险告知、精准的人工晶状体计算、精细的手术操作和严谨的术后随访。

1. 术前沟通　术前沟通是屈光性白内障手术非常重要的一个环节。在术前沟通这个环节,医生要了解患者的生活方式、职业和视觉预期,向患者简单介绍散光矫正型人工晶状体和多焦点人工晶状体的工作原理,告知多焦点人工晶状体术后可能出现眩光、光晕等光学不适,同时告知手术目的是减小日常工作和生活中对眼镜的依赖,有些情况仍需配戴眼镜。

通过沟通了解患者是否能够客观看待功能性人工晶状体。

2. 术前告知 术前风险告知包括以下两个方面的内容。一方面是常规白内障摘除手术风险的告知,常规白内障手术所具有的风险如眼内炎、后囊破裂等,在功能性人工晶状体植入的手术中同样存在。另一方面要充分告知患者与功能性人工晶状体相关的风险,如术后出现屈光偏差、散光矫正型人工晶状体术后轴位旋转、多焦点人工晶状体术后发生偏心倾斜等,这些情况可能使患者视力下降或者光学干扰增加,必要时需要再次行手术进行处理,如患者光学干扰严重难以耐受时可能需要将功能性人工晶状体更换为常规单焦点人工晶状体。对于拟使用多焦点人工晶状体的如下特殊患者要做特别告知。

(1)要求单眼手术的患者:双眼白内障程度不对称者,患者根据以往的白内障治疗理念要求单眼手术并植入多焦点 IOL,另一眼暂不行手术治疗,这种观点不符合屈光性白内障手术理念。单眼植入多焦点人工晶状体,术后患者容易因为双眼光学系统的不协调、不匹配出现不适。

(2)高度近视患者:对于高度近视的患者,术前医生一定要充分告知多焦点人工晶状体的近焦点位于眼前 40cm 左右,通常与高度近视患者术前习惯的阅读距离不同,患者术后需要适应近焦点。

(3)干眼患者:对于有干眼或者睑板腺功能不良的患者,术前要告知患者干眼症状在术后持续存在,甚至术后短期有加重可能,干眼可以造成视力波动,所以对于植入多焦点人工晶状体的患者,术后出现的干眼症状要给予必要的治疗,最简单的方式是补充人工泪液,同时要告知患者干眼可能造成视力波动,须与多焦点人工晶状体的光学不适相鉴别。

3. 术前检查 对患者进行全面眼部检查,排除手术禁忌,确定眼部条件符合功能性人工晶状体的使用适应证。术前检查包括主视眼、屈光状态和最佳矫正视力、眼压、裂隙灯检查、眼底检查、黄斑 OCT、角膜内皮细胞计数、角膜地形图、眼 B 超、光学生物测量和人工晶状体度数计算。前房深度正常的患者应在散瞳下观察眼底,重点观察视盘的形态有无青光眼改变、后极部和周边部视网膜是否存在病变。对于拟植入多焦点人工晶状体的患者,还需进行 iTrace 或 OPD 检查了解 Kappa 角、角膜高阶像差、瞳孔大小等信息。

4. 人工晶状体度数计算 准确的人工晶状体度数计算是开展功能性人工晶状体植入手术的基础,准确计算的关键为精准测量和恰当选择计算公式。

开展功能性人工晶状体植入手术需要有专业的辅助检查人员,技术员进行眼球生物测量要能够通过质量控制获得可靠的测量结果。首先技术员在检查前应仔细询问受检者眼部的手术史,特别是近视矫正手术史,对 K 值明显低于正常范围的患者要追问病史,以选择合适的计算公式,否则极易出现术后较大的屈光偏差。对于配戴隐形眼镜或者硬性角膜接触镜的患者,务必告知其停戴足够的时间才可以进行测量,一般来说,软性角膜接触镜至少停戴 2 周,硬性角膜接触镜至少停戴 3 周。中重度干眼的患者泪膜不稳定会影响测量结果,必要时可以给患者滴用人工泪液,让患者泪膜达到较为稳定的状态再进行测量。进行测量时要将患者的头位调整到正位,双眼瞳孔在同一水平,以确保散光患者的散光轴位信息采集准确。

IOL 度数计算建议选择第三代理论公式以及 Hoffer Q、Barrett 公式等,根据不同种类MIOL 适当调整。Barrett 公式是目前公认的准确性较高的公式,医生可以将从生物测量仪上获得的眼轴长度、角膜陡峭轴(最大屈光力)和平坦轴(最小屈光力)曲率和轴位、前房深度数据输入到 IOL 计算网站〔Barrett Universal Ⅱ Formula V1.05(apacrs.org)〕进行计算。目前有光学生物测量设备内置 Barrett TK 公式,Barrett TK 纳入了角膜后表面的信息,具有更高的准确度。

散光矫正型 IOL 柱镜度数和轴向可通过在线计算器(如 Barrett Toric 计算器,http://www.ascrs.org/barrett-toric-calculator)或者各厂商提供的网页进行计算。需要输入的主要数据包括眼别、眼轴长度、角膜陡峭轴(最大屈光力)和平坦轴(最小屈光力)曲率和轴位、前房深度、手术切口位置、医生术源性散光(SIA)、拟选球镜度数等。散光矫正型 IOL 的计算需要手术医生有比较稳定的 SIA,通常介于 0.3~0.6D 之间。手术切口位置可以设置在 105°~135°,也可以根据角膜散光轴位进行调整。

对激光角膜屈光手术后的患者要特别给予关注,这些患者即使选择了相应的公式也容易在手术后出现较大的屈光偏差,术前应充分告知。对于具有放射状角膜切开病史的患者,目前尚无可靠的 IOL 计算公式,患者术后屈光状态存在很大的不确定性。

5. 个性化手术设计　屈光性白内障手术的核心是个性化手术设计,根据患者眼部条件和视觉需求选择功能性人工晶状体,且需要将双眼平衡问题纳入考量,一般情况下须做双眼手术设计。

(1)双眼使用同种功能性 IOL:最常见的手术设计是双眼使用同种功能性 IOL 且双眼术后目标屈光度保持一致。多焦点 IOL 双眼目标屈光度均为正视,建议双眼手术在 2 周内完成,最大限度地减少双眼像不等的发生。散光矫正型单焦点 IOL 和景深延长型 IOL 通常选择双眼目标屈光度一致,如需增加视觉广度可行双眼微单视设计(主视眼目标屈光度为正视,非主视眼目标屈光度约为 -0.75D),需要指出的是双眼屈光度不一致会影响双眼视觉平衡。

(2)双眼使用不同功能性 IOL:由于患者眼部条件的限制或者为了更好地满足患者的视觉需求,不同设计原理的功能性人工晶状体可以混合应用于患者双眼。目前临床实践显示,单焦点 IOL 和多焦点 IOL 混合使用、散光矫正型和非散光矫正型 IOL 混合使用、双焦点和三焦点 IOL 混合使用、多焦点 IOL 和景深延长型 IOL 混合使用,患者均能良好适应。不同类型的功能性人工晶状体混合使用主要目的是利用双眼视觉将两种人工晶状体在不同距离的表现能力进行相互补偿,从而更好地满足患者的视觉需求。

(3)双眼采用不同手术方式:如果患者年轻且单眼患白内障,手术医生也必须将对侧眼纳入考虑,给患者一个综合的解决方案。通常白内障眼行白内障摘除联合多焦点 IOL 植入,术后屈光状态为正视。对侧眼晶状体透明且有调节功能,一般不行白内障摘除,但须将屈光状态调整为与患眼一致。对侧眼为中低度近视者可使用隐形眼镜或行角膜屈光手术矫正为正视状态,对侧眼为高度近视可行有晶状体眼后房型人工晶状体(ICL)植入手术矫正为正视状态。

6. 手术操作 精准安全地完成手术是屈光性白内障手术全流程管理的重要环节。为了能够精准安全地完成手术,手术医生必须具备丰富的手术经验。一些新的技术手段如术中导航或者飞秒激光辅助设备可以帮助提高手术的精准性和安全性,但是这些新的辅助技术手段并非必不可少,规范和精准的基本手术操作仍是手术管理的重点。屈光性白内障手术的操作步骤和常规白内障超声乳化吸除手术相同,只是对手术细节有更高要求,此处不再赘述白内障超声乳化吸除手术的常规步骤,仅介绍和功能性人工晶体状植入相关的操作要点。

(1)散光矫正型人工晶状体植入的操作要点:参照《我国散光矫正型人工晶状体临床应用专家共识(2017 年)》进行规范选择和操作。此操作适用于散光矫正型单焦点 IOL 和散光矫正型多焦点 IOL。

1)术前标记:准确的轴向标记是散光矫正型 IOL 有效矫正角膜散光最重要的因素之一。每 1° 的散光矫正型 IOL 偏位会降低 3.3% 的散光矫正能力,即 30° 的偏位将导致散光矫正型 IOL 无散光矫正能力,并产生散光轴向的改变。

为避免平卧手术时眼球旋转所带来的影响,标记时患者应取坐位,患者平视前方,头位和眼位都保持正位。目前最为常用的标记方法是在裂隙灯显微镜下做水平标记。标记前用表面麻醉滴眼液点术眼,应在小瞳孔下进行,调整光带最长最细并通过角膜中心。标记者在裂隙灯显微镜下用 1mL 注射器针头或无菌极细医用手术记号笔(线宽 0.5mm)在 3:00 和 9:00 方位做水平标记,标记部位尽量干燥,标记点尽量细小(图 6-8-10)。两侧标记后,术者在术中使用带有刻度的标记环,根据已标记的水平位置做手术切口和散光矫正型 IOL 放置轴位标记。散光矫正型 IOL 轴位可在手术开始时标记,也可在准备植入 IOL 前标记。

手术数字导航系统如 Verion、Callisto、SG3000 等,通过记录和比对虹膜、角膜缘和巩膜血管,可以在术中对切口位置和散光轴位进行实时定位。

2)手术操作:术者应注意以下操作要点。①按照散光矫正型 IOL 计算单在预先确定的位置做角膜缘切口,尽量固定切口大小,稳定 SIA;②制作直径约为 5.0mm 的连续、环形、居中撕囊,撕囊口要 360° 覆盖散光矫正型 IOL 光学部边缘;③C 型襻或 L

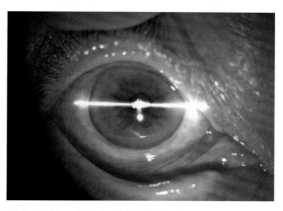

图 6-8-10 裂隙灯下水平位标记

型襻散光矫正型 IOL 植入囊袋后应顺时针旋转调整位置,切勿逆时针旋转,板式襻散光矫正型 IOL 顺时针和逆时针旋转均可;④初步调位至距目标轴位 10°~20°,彻底清除黏弹剂,尤其是位于散光矫正型 IOL 后方的黏弹剂;⑤精细调位至标记的散光矫正型 IOL 轴位处,若 C 型襻或 L 型襻散光矫正型 IOL 位置越过目标轴位,须顺时针旋转近 180° 重新对准标记位;⑥轻压光学部使散光矫正型 IOL 尽量贴附晶状体后囊,避免前囊撕囊口边缘夹持;⑦手术结束前保证散光矫正型 IOL 襻完全伸展;⑧术毕水密切口,不宜注水过急,以免到位的散光矫正型 IOL 再次旋转,注水适量使眼压适中;⑨手术结束取出开睑器后须最终确认散光矫正型 IOL 的轴位方向是否与术前标记一致。

若在手术中出现晶状体悬韧带离断、囊袋撕裂或破损、玻璃体脱失、前房积血、玻璃体积血、无法控制的眼压升高等情况,则不宜使用散光矫正型 IOL。

飞秒激光辅助的白内障摘除手术可以提供更加精准的环形撕囊,可能对散光矫正型 IOL 的位置居中性和旋转稳定性有利。

(2)多焦点 IOL 植入的操作要点:植入多焦点 IOL 对手术医生的操作技巧和细节把控有较高要求,取得预期效果的关键是完整的囊袋、术后尽量小的残余散光和 IOL 位于囊袋中且稳定居中,因此手术全程要安全、规范、精准。

术者应注意以下操作要点。

1)切口制作:若原有角膜散光度数≥0.50D,可选择在最陡峭子午线的方向做透明角膜切口,利用术源性散光减小原有的角膜散光度数;若原有角膜散光度数<0.50D,可行角巩膜缘切口或隧道切口;有白内障手术飞秒激光辅助设备时,可利用飞秒激光制作切口并个性化矫正角膜散光。

2)连续环形撕囊:制作一个直径约为 5mm、居中的、正圆形的连续环形撕囊,确保 IOL 植入囊袋后撕囊口 360° 覆盖 IOL 光学部边缘;有白内障手术飞秒激光辅助设备时,可利用飞秒激光制作连续环形撕囊,有利于提升撕囊的居中性、稳定性和安全性。

3)超声乳化:完整的囊袋是植入多焦点 IOL 的必需条件,因此超声乳化须谨慎,避免后囊发生破裂;操作过程中要避免损伤虹膜和瞳孔,以免术后因瞳孔异常导致光学不适;超声乳化过程中控制超声能量,避免损伤角膜内皮,从而减小术后发生角膜水肿的可能性。

4)皮质吸除:晶状体皮质务必吸除干净,皮质残留和机化可能造成多焦点 IOL 术后发生偏心、移位或者倾斜,从而导致视力下降或者光学不适增加。

5)囊膜抛光:使用超声乳化设备的后囊抛光模式或者后囊抛光器械进行后囊抛光,但须避免发生后囊破裂;是否进行前囊抛光存在争议,本人在植入多焦点 IOL 的手术中会使用前囊抛光器行前囊抛光。

6)IOL 植入:多焦点 IOL 需要植入到完整的囊袋内,如遇囊袋不完整、后囊破裂玻璃体脱出情况,应更换为单焦点 IOL。术中若发现悬韧带松弛、部分悬韧带断裂,可在囊袋张力环的辅助下谨慎植入 MIOL,若仍难以植入 MIOL,建议更换其他单焦点 IOL,不可勉强植入

MIOL;植入过程须轻柔,避免 IOL 植入时发生后囊破裂。

7)黏弹剂吸除:植入功能性 IOL 后要认真清除黏弹剂,避免术后出现高眼压和角膜水肿。为了更好地清除 IOL 光学部后的黏弹剂,可将 IOL 光学部轻轻翘起并将注吸头伸入 IOL 光学部后进行吸除,操作时注意注吸头的注吸孔朝向 IOL 光学部,避免发生后囊破裂。

8)水密切口:多焦点 IOL 对居中性要求高,术后前房浅甚至消失可能造成 IOL 光学部夹持于连续环形撕囊口,从而影响 IOL 居中性或者前后位置,因此多焦点 IOL 植入手术结束前须认真水密切口,确保切口密闭、前房稳定。

7. 术后随访管理 多焦点 IOL 手术的术后管理非常重要,通常安排术后 1 天、1 周和 1 个月进行随访是有必要的,在术后 1 个月随访时绘制离焦曲线,此后根据患者情况制定长期随访方案。

研究显示,多焦点 IOL 植入术后不适的主要原因为:①残留屈光不正,包括远视、近视和散光;②后囊混浊;③IOL 偏心或偏位;④干眼;⑤瞳孔大小不能满足多焦点 IOL 要求导致光学干扰;⑥波前像差异常。如果患者术后有不适主诉,首先要认真检查,查明原因并给予处理。像差分析设备可以通过客观指标帮助查找原因。

(1)残留屈光不正:术后残留近视、远视和散光均对术后裸眼视力产生影响。其中术后残留散光对患者的影响较大,特别是逆规散光,可能导致术后远中近视力均低于预期,术前应根据散光情况制定手术方案,避免因手术进一步增加逆规散光。术后残留屈光不正的处理包括戴镜、角膜屈光手术(如经上皮的准分子激光屈光性角膜切削术,trans-epithelial photorefractive keratectomy,TPRK)或人工晶状体置换。角膜屈光手术矫正屈光不正通常在术后 3 个月患者屈光状态充分稳定后进行。

(2)后发性白内障:术后患者出现后囊混浊应早期处理。多焦点 IOL 对后囊混浊敏感,后囊增厚和混浊可造成远中近视力下降和光学干扰增加。后发性白内障的处理方法为后囊激光切开,操作时注意后囊切开的范围不要过大,避免造成 IOL 移位甚至脱位。

(3)IOL 偏心偏位:多焦点 IOL 轻度移位或者偏心通常在术后几周出现,表现为远中近视力下降或者光学不适增加。造成 IOL 偏心或移位的原因包括前后囊粘连过程中各方向的力不均衡或者囊袋发生皱缩等。如果患者术后几周出现远中近视力的下降,需要散瞳了解囊袋的情况,如有 IOL 偏心移位或者倾斜,可以早期手术调整,使 IOL 重新居中(图 6-8-11)。

(4)散光矫正型 IOL 轴位旋转:散光矫正型 IOL 术后可能发生轴位旋转,高度近视是危险因素。散光矫正型 IOL 植入术后第一天复查必须行验光检查了解残留散光,若残留散光较大甚至超过术前角膜散光,应考虑散光矫正型 IOL 旋转可能性,须散瞳检查 IOL 位置,如有像差分析设备如 OPD 或 iTrace,可对散光矫正型 IOL 轴位和角膜散光轴位之间的偏差进行定量分析,指导进一步处理。确证散光矫正型 IOL 发生轴位旋转且度数较大,可在术后 2 周左右行 IOL 调位。

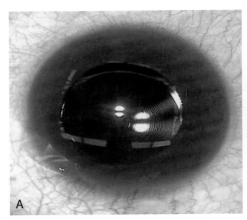
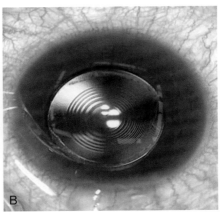

图 6-8-11　多焦点 IOL 向上方移位（图片为手术显微镜下所见）（A），造成患者远中近视力轻度下降，手术调位后多焦点人工晶状体重新居中（B）

（5）Irvine-Gass 综合征：和常规白内障手术一样，功能性 IOL 植入术后可能出现黄斑囊样水肿（Irvine-Gass 综合征）。糖尿病或免疫性疾病是危险因素。Irvine-Gass 综合征通常发生在术后数周，表现为显著的远中近视力下降，眼前节检查无异常表现。这种情况应检查眼底并行黄斑 OCT，如确证存在黄斑囊样水肿，可药物干预，必要时行玻璃体腔注射抗炎药物或抗血管内皮生长因子（VEGF）药物，预后较好（图 6-8-12）。

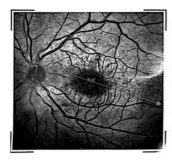
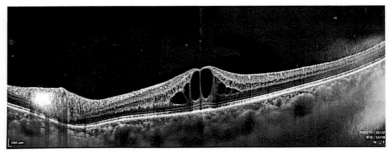

图 6-8-12　白内障摘除联合多焦点 IOL 植入术后 1 个月患者出现双眼视力下降，黄斑 OCT 检查显示双眼黄斑囊样水肿

总之，屈光性白内障手术质量控制是一个体系，包括术前沟通、术前评估、个体化手术设计、精准的术前测量、安全规范的手术操作以及完善的术后管理，只有把控好各个环节，才能够取得较好的术后效果，让患者成为新技术的受益者。

（张顺华）

参考文献

1. 中华医学会眼科学分会白内障与及人工晶状体学组. 我国散光矫正型人工晶状体临床应用专家共识（2017 年）. 中华眼科杂志,2017,53（1）:7-10.
2. 中华医学会眼科学分会白内障及人工晶状体学组. 中国人工晶状体分类专家共识（2021 年）. 中华眼科杂志,2021,57（7）:495-501.
3. SCHALLHORN JM,PANTANELLI SM,LIN CC,et al. Multifocal and accommodating intraocular lenses for the treatment of presbyopia:A report by the American Academy of Ophthalmology. Ophthalmology,2021,128（10）:1469-1482.

第九节　飞秒激光辅助白内障手术

白内障手术是人类历史上最古老的外科手术之一,最早记载于公元前五世纪,进入了现代社会后,随着手术显微镜、缝线、人工晶状体和超声乳化技术的发展,使白内障手术成为最安全最成功的医学手术之一。2009 年,Nagy 在匈牙利布达佩斯开展的第一例飞秒激光辅助白内障手术（femtosecond laser assisted cataract surgery,FLACS）将白内障手术带入一个无刀的屈光性手术时代。采用飞秒激光可以完成透明角膜切口制作、前囊切开、核粉碎等一系列步骤,减少了超声能量对周边组织的损伤,确保了人工晶状体的居中性,减少术后高阶像差,提高了屈光性白内障的手术质量。

飞秒激光（femtosecond laser,FSL）使用近红外扫描脉冲能量产生等离子,等离子中自由电子经过电离形成空化气泡,将组织进行分离。飞秒激光产生的红外光波不会被相邻的组织吸收,因此可以精准定位,进行眼部组织如角膜、晶状体的分离切割。最早的眼科用飞秒激光技术源于 1995 年 Ron Kurtz 等人所创立的 Intralase 公司,他们率先将飞秒激光技术用于角膜屈光手术及角膜移植手术。2009 年,美国食品药品管理局（FDA）批准 LenSx 的飞秒激光技术适用于晶状体前囊切开（2009 年 8 月）及角膜切口制作（2009 年 12 月）。LenSx 成为第一款商用的飞秒激光辅助白内障手术设备。发展至今,目前共有 5 款 FLACS 设备获批用于临床,分别是 LenSx®、Catalys® Precision Laser System、Victus、LensAR、FEMTO LDV Z8。

一、飞秒激光辅助白内障手术的硬件特点

飞秒激光设备中主要包括以下三个部件:激光组件（激光光源、瞄准设备、光学传送系统）、影像组件（包括光学相干断层扫描技术或其他原理的眼前节扫描系统、视频显微镜系统）、人眼接口固定组件（将眼球与光学系统固定耦合）。OCT 对目标组织进行识别后,提供一定深度的环面或者切面的眼前节图像（包括角膜、前房和晶状体）,术者根据图像进行激光切割位置与方式的设置,飞秒激光控制器会根据这些设置来引导激光切割。

现有的 FLACS 设备采用光学相干断层扫描（optical coherence tomography，OCT）技术或 Schiempflug 原理的眼前节扫描系统为激光聚焦提供了非常重要的定位作用，并引导激光在不同的平面（如角膜、晶状体）上进行精准爆破切割。除外 Lensar 系统使用的是基于 Schiempflug 系统的 3D 扫描系统，其余四种 FLACS 设备均采用了 OCT 组件进行前节扫描。与针对角膜手术、视网膜手术的 OCT 组件相比，FLACS 设备 OCT 成像系统技术难点在于：角膜、视网膜手术所需要的探测深度范围（Z 轴）很小，一般在 0.1~2mm，而 FLACS 程序所需要的影像系统要求在短时间内实现更大深度及宽度范围成像。因此 FLACS 需要的 OCT 影像系统必须采用频域 OCT（FD-OCT）进行成像。

二、飞秒激光辅助白内障手术的适应证与优缺点

飞秒激光最初用于白内障手术，是基于飞秒激光有着更加精准的特点，但同时对手术患者也有一定的要求，且飞秒激光辅助白内障手术（FLACS）有着一定的学习曲线，因此初学者需要合理地选择手术对象，在积累一定经验之后，可以逐步开展复杂病例的手术。手术医生要充分了解 FLACS 的适应证、禁忌证及相对禁忌证，了解 FLACS 的优点及缺点。

1. 适应证、禁忌证与相对禁忌证　FLACS 的适应人群以传统白内障摘除手术患者入选标准为主，患者能主动配合手术，角膜透明，睑裂大小正常，眼部无影响飞秒激光正常操作的情况。如果存在以下的情况：角膜存在干扰激光透过的瘢痕、严重角膜水肿、角膜内植入物、角膜感染性疾病、前房内有干扰激光穿透的硅油或者其他物质、患者配合度差、外眼或者睑裂存在病变的影响激光对接等均不适合进行 FLACS。当存在瞳孔无法扩大、青光眼滤泡、翼状胬肉、晶状体半脱位等情况，需要进行充分评估后再确定是否可以进行 FLACS。

2. FLACS 的优点与缺点　飞秒激光白内障摘除手术系统可以制作透明角膜切口、角膜缘松解切口、环形晶状体前囊切开及预劈核操作，从而优化 IOL 的位置和术眼的屈光状态，大大提高了白内障摘除手术的准确性、有效性及安全性。

（1）切口：白内障手术中透明角膜切口的自密性至关重要。如果角膜切口闭合不好会增加渗漏的风险，从而导致术后眼内炎。人工角膜切口在长度和结构方面难以控制，可能会影响切口的稳定性，并可能导致泄漏。FLACS 最重要的优点之一是手术医生可以根据需要的长度和形状进行切口定制，可构建双平面或三平面主切口。飞秒激光制作的切口具有更小的伤口间隙、更低的切口水肿、更一致的切口结构。有研究指出，FLACS 的三平面切口更稳定、像差更低，术源性散光更可以预测。

但是 FLACS 制作角膜切口需要有相当长的学习曲线，因为在 OCT 与前节摄影系统中，手术医生所观察到的角巩膜缘与真实情况具有一定差异。所设定的切口可能位于比预期更靠前或更靠后的位置。过于靠前的切口会明显增加术源性散光，而靠后的切口可能会落入结膜区域而无法分离。老年环、角膜缘血管也会影响制作完整的切口，导致难以打开切口。

因此在早期 FLACS 学习过程中,切口并非必需的步骤,而是需要根据实际情况与医生的经验确定。

（2）前囊切开:白内障手术中晶状体前囊撕囊的尺寸有重要意义,前囊开口与人工晶状体光学部需要有 360° 重叠,可以保障人工晶状体居中并完整的位于囊袋平面中,减少由于偏心或者倾斜导致的散光或者彗差,同时可以减少后囊混浊的发生率。采用 FLACS 制作前囊口的优点非常明显:与手工撕囊相比,FLACS 制作的囊口更圆、形状更规则,且更居中,从而更好地实现 IOL 和前囊口重叠,这对于植入高端人工晶状体极其重要。

根据激光设备的不同,飞秒激光辅助的晶状体前囊切开步骤可以设置在晶状体核粉碎之前（Catalys、LenSx、Victus）或之后（LDV Z8）。晶状体前囊切开直径由眼科医生预先编程设定,建议从晶状体前囊切开边缘到瞳孔边缘需要保留 1.0mm 安全距离,以充分显示晶状体前囊切开形成的前囊边缘,同时可防止损害虹膜,并减少由于能量冲击而导致的瞳孔缩小。激光能量继发的瞳孔缩小可通过黏弹性、局部 10% 去氧肾上腺素、眼内肾上腺素或机械扩张装置进行处理,在治疗前一天开始使用非甾体抗炎眼药水也可以减少瞳孔缩小的发生率。

研究表明,FSL 辅助撕囊比人工撕囊的尺寸精确 12 倍,形状精确 3 倍,强度精确 2 倍。但由于 FLS 前囊切开是采用点状打孔,也会发生不连续或者不完全撕囊。如果在激光前囊切开过程中,患者发生眼球运动,会导致前囊切开不成功,因此快速前囊切开将有效提升成功率。任何出于激光光路上的障碍物（例如气泡、瘢痕、标记笔的痕迹等）均可能导致上述情况发生。而在白色膨胀性白内障前囊切开过程中,溢出皮质也可能会阻挡激光通过,同时晶状体内压力的变化使前囊塌陷,偏离原设的激光前囊切开区,导致前囊切开不成功。对于前囊切开不成功的病例,可以在或者不在囊膜染色剂的帮助下,进行补充手工撕囊。

此外,对于瞳孔过小的患者,需要采用药物或者机械方法（如黏弹剂、瞳孔扩张器等）扩大瞳孔,完成激光前囊切开及核粉碎步骤,因此会增加手术步骤流程,增加手术时间。

（3）FSL 核粉碎:通过 FLS 软化晶状体,可将手术所需要的超声乳化能量减少 33%~70%,同时减少对角膜内皮的损伤。这是 FLACS 被认同的最主要优势之一。

在进行飞秒激光核粉碎之前需要确定前囊和后囊的前安全边缘和后安全边缘,以防止损伤囊膜。FSL 核粉碎模式包括网格模式（软化）、放射状（四分法、六分法等）、同心圆模式,眼科医生可以根据核的硬度以及个人习惯确定所需要的模式（表 6-9-1）。核粉碎的持续时间取决于晶状体核密度。对于硬核（棕色）白内障也不能一味地增加核粉碎能量与激光发射次数,须综合考虑,避免发生后囊破裂、囊袋阻滞综合征,这是 FSL 极其罕见的一种并发症——由于在晶状体核粉碎过程中囊袋内压力过大导致后囊撕裂,或者由于前囊激光切割边缘的阻力增加,无法排出足够的液体和气体,导致后囊扩张和破裂。对于白色白内障,由于液化的皮质将完全阻挡激光到达白内障核心部位,因此并没有必要在这种病例中采用（无效）核粉碎步骤。

表 6-9-1 飞秒激光辅助白内障超声乳化手术设备的比较

激光品牌	LenSx	Catalys	Victus	LDV Z8
影像系统	3D 频域 OCT（830~880nm SD-OCT）	3D 频域 OCT（820~930nm SD-OCT）	3D 频域 OCT（1 300nm±75nm SS-OCT，实时）	3D 频域 OCT（840nm SD-OCT）
脉冲频率 核粉碎 前囊切开	50kHz 50kHz	120kHz 120kHz	80kHz 80kHz	2MHz 1MHz
激光脉宽	600~800fs（±50fs）	600fs	400~550fs	不详
激光能量 核粉碎 前囊切开	1~15μJ 1~15μJ	3~30μJ 3~30μJ	7.0μJ 6.8μJ	<50nJ <50nJ
接口	专利水凝胶非压平式，接触式	液体接口，非接触	弧形锥镜接口，接触式，平衡盐溶液	液体接口，非接触
前囊切开深度	0.2~0.8mm	0.6mm	不详	0.8mm
核粉碎模式	同心圆，十字核粉碎，混合四~八分法，矩阵法	网格模式（软化）放射状（四分法、六分法、八分法）网格＋放射状	同心环，放射状（四分法、六分法、八分法）同心环＋放射状	放射状（四~八分法，默认为六分法）
特点	可做 LASIK 角膜制瓣 Verion 辅助人工晶状体定位及切口定位	撕囊小于 2 秒；自动倾斜管理补偿整合引导技术	实景 OCT 影像可做 LASIK	带轮制动的全移动能做角膜制作瓣

（4）角膜弧形松解术：FSL 的角膜弧形切口程序可以制作穿透性或基质内角膜弧形散光松解术（arcuate/astigmatic keratotomies，AK），以降低角膜散光。研究者建议 >0.9D 的散光均可以采用 FSL-AK 治疗。FSL-AK 比手动 AK 或者角巩膜缘松解切口（limbal relaxation incision，LRI）切口更容易控制。FSL 可以根据手术医生的预定深度、长度、位置和轴位进行角膜松解切开。穿透性 AK 由于不切开角膜上皮可以在术中或术后手动打开上皮以增强效果。FLS 基质内 AK 可减少刺激、减少上皮向内生长、减少角膜感觉损失和感染风险，适用于角膜移植术后的患者或有眼表疾病的患者。

FSL 角膜弧形散光松解术可以采用手动角膜缘松解切口（LRI）计算器进行散光矫正计算，也可以用一些专用的计算器进行计算。FSL-AK 术后的短期结果一般都不错，但是长期结果还待进一步研究观察。而且由于 FSL-AK 对于散光矫正度数有限，一般低于 2.0D，因此对于度数比较大的散光可能还是需要选择 Toric 人工晶状体植入。不过，随着对于 FSL-AK 的研究深入，更好地结合眼前节设备对于 AK 深度及位置的分析，散光计算器的进一步改进（甚至采用人工智能方法），可以使得 FSL-AK 更加精准。

在 FSL-AK 治疗中，患者眼球运动或者吸引偏位都会影响 AK 切口的居中性或精确切割,这可能导致不规则散光或过度矫正散光。

3. FLACS 的并发症　与 FLACS 相关的术中并发症包括:负压吸引脱失、结膜下出血、前囊切开撕裂、不完全囊膜切开、角膜内皮细胞损伤、瞳孔收缩、囊袋阻滞综合征和后囊破裂。

结膜异常:如结膜松弛症、先前的滤过泡手术、翼状胬肉,可能会阻碍抽吸负压的建立和维持。一旦发生脱吸,应该立即终止激光,防止激光造成非治疗部位的损伤。

负压吸引脱失:由于 FLACS 接口存在真空,真空的量过大及整体治疗时间过长,都可能会发生结膜下出血,尤其是术前抗凝患者的风险较高。需要和患者进行术前沟通,避免患者术后对于出血的不满意。

瞳孔收缩:瞳孔收缩可在对接过程中发生,尤其多次对接吸引之后;也可以在激光前囊切开或者核粉碎过程中发生,这是由于前列腺素和其他炎症介质在房水中释放,导致瞳孔缩小。已证明,在手术前 1 天和 1 小时使用非甾体抗炎药物,可以减少术中瞳孔缩小。此外,来自激光的冲击波可能会影响瞳孔边缘,导致瞳孔缩小。建议在预期的晶状体囊膜切开术尺寸和瞳孔边缘之间留出 1mm 的间隔,以减少激光诱导瞳孔缩小的机会。另外,建议尽可能缩短飞秒激光与超声乳化操作之间的等待时间,最好不超过 5~10 分钟。一般不建议连续进行 2~3 例以上飞秒激光操作,再连续进行超声乳化操作。尽量将患者的飞秒激光与超声乳化连续在一起操作。

4. 复杂手术　随着 FLACS 临床使用的经验积累,很多熟练的医生将 FLACS 用于复杂白内障病例。例如浅前房的闭角型青光眼、外伤性白内障、假性剥脱综合征、膨胀性白内障,或者用于晶状体半脱位。FSL 也可用于囊袋收缩综合征的病例,将前囊切开扩大到所需的大小。在角膜内皮细胞计数低的病例(如 Fuchs 角膜内皮营养不良和其他内皮变性),FSL 可减少角膜内皮细胞的损失。不过,与任何新技术一样,眼科医生必须经历一段学习曲线才能获得最佳成功。通常,至少需要 50~100 例病例才能掌握该技术,而进行这些复杂手术可能需要更多的病例经验积累。

三、飞秒激光辅助白内障手术操作流程

1. 基本影像信息　以 Catalys 飞秒激光系统为例,该系统采用了一台 Thorlab 提供的频域 SD-OCT,其波长为 820~930nm,A-scan 的扫描速度 10 000 次 /s,A-scan 前节扫描时间约为 7 秒,由于 Catalys 扫描时长较长,因此该系统可以更加清晰地显示一些前节的细节,甚至可以发现隐匿的后囊破裂。

2. 接口负压吸引　Catalys 采用的液体光学对接系统(liquid optics interface,LOI)包括负压吸引环(图 6-9-1)、一次性锥镜等。LOI 患者接口的负压吸引操作对于术眼居中性起到决定性的作用,但该阶段并无实时 OCT 影像或者显微镜摄影作为参考,因此对于眼位的确认有一定难度,需要术者进行主观判断,并通过外部注视灯调整患者眼位(图 6-9-2)。

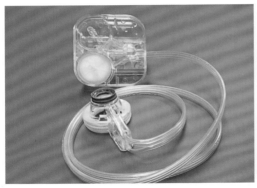
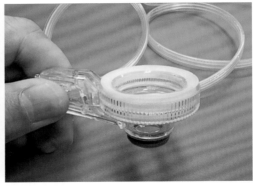

图 6-9-1　Catalys 液体光学对接系统中的负压吸引环

（1）锥镜和负压吸引环捕获锁定：在随后操作过程中，操作者可以根据屏幕左侧的显微镜摄像系统所观察到眼位的情况，再次进行调整，并捕获术眼后进行锁定（图 6-9-3）。该步骤主要是使激光接头与患者接口之间保持平稳对齐，因此眼位调整幅度有限。

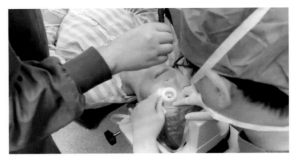

图 6-9-2　通过让患者注视上方灯光，确保在固定吸引过程中患者眼位居中

（2）整合引导：在锁定阶段完成之后，机器进入 OCT 扫描及设定阶段，即 integral guidance（IG）睿智整合引导阶段。除了患者接口（patient interface，PI）的方式与 LenSx 不一样，Catalys 系统的 OCT IG 扫描程序也与 LenSx 不同。Catalys 系统的 OCT 扫描模式分为螺旋式扫描与线性扫描两种，没有 LenSx 所使用的环形扫描。

在完成负压吸引之后，Catalys 系统对角膜、虹膜与晶状体组织等整个眼前节进行了完整的螺旋式扫描，随后再进行单独两次线性扫描（水平与垂直轴向扫描）。根据 A-scan 的数据，依次进行了角膜前表面、角膜后表面、晶状体前表面、角膜缘、瞳孔缘以及晶状体后表面

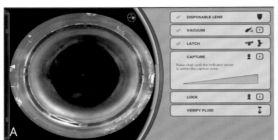
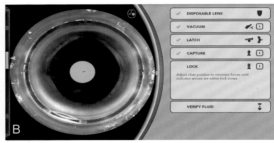

图 6-9-3　锥镜和负压吸引环捕获（A），锥镜和负压吸引环锁定（B）

的识别重建（图 6-9-4），并在机器显示界面以水平轴向与垂直轴向显示两个 OCT 切面影像，供术者对晶状体的位置进行判断。Catalys 系统同样采用左侧显微镜摄像系统窗口结合右侧 OCT 影像窗口来进行手术操作，但是显微镜摄像系统的影像信息有限，主要依赖右侧的 OCT 系统进行具体步骤操作。

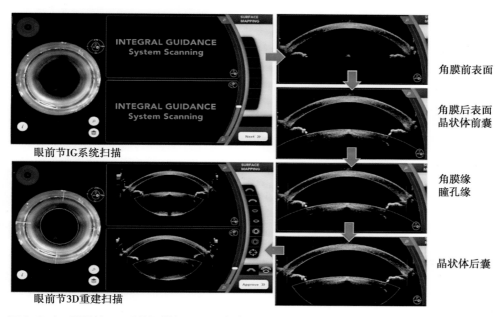

图 6-9-4　眼前节 IG 系统扫描与 3D 重建过程

（3）手术程序设定步骤：Catalys 系统可以自动识别角膜前后表面、虹膜、晶状体前后表面（图 6-9-5），随后根据具体激光操作步骤进行必要的修正。在激光前囊切开与晶状体核粉碎步骤，默认与虹膜（瞳孔边缘）的距离为 0.5mm 以上，且不可改变。在晶状体核粉碎步骤，默认与前后囊的距离为 0.5mm，可调整范围为 0.2~1.0mm。在角膜切口阶段，角膜切口距离虹膜 Z 轴安全距离为 0.383~0.7mm（与切口能量大小有关，与晶状体前囊距离为 0.5mm）。

1）前囊切开：在设定前囊切开步骤时，可以选择以瞳孔、最大瞳孔区、角膜缘或者晶状体囊袋为中心（图 6-9-5）。如果以瞳孔或者角膜缘中心为前囊切开中心时，眼位不正或晶状体轻度偏位时，该中心并非晶状体的中心。因此，建议使用以晶状体囊袋为中心的激光前囊切开方式。同时结合三维全景 OCT 成像及倾斜管理技术，可以有效提高激光前囊切开的效率及安全性。

2）核粉碎程序：Catalys 系统通过 IG 程序自动识别晶状体前后囊表面，获得晶状体的倾斜程度。Catalys 系统根据晶状体倾斜程度，采用其独特的倾斜管理技术调整晶状体核粉碎边界的位置（图 6-9-6），实现飞秒激光晶状体核粉碎深度、体积最大化，从而降低术中超声乳化能量的使用。

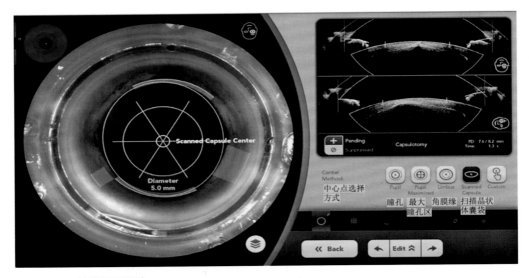

图 6-9-5　前囊切开程序

可以根据不同的参考系统设定前囊切开的中心点。

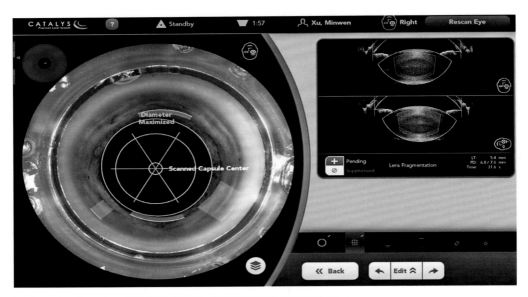

图 6-9-6　Catalys 系统倾斜管理技术调整晶状体核粉碎边界

3）AK 及主切口设定：在设定前囊切开模式与角膜切口、AK 的时候，可以选择不同的参考中心点，如瞳孔、角巩膜缘、晶状体囊袋为中心。一般情况下选择以角巩膜缘为中心（图 6-9-7）。Catalys 系统可以提供实时的 OCT 影像。该实时 OCT 影像的刷新频率为 0.5~2.0Hz，虽然比较低，但也有助于在规划角膜切口时，确认患者眼球是否有移位，提升手术的安全性。在设置主切口的时候，可以考虑眼球旋转的因素，如果机器识别的水平 / 垂直参考线与术前标记的不一致，可以通过眼球旋转补偿来进行修正（图 6-9-8）。

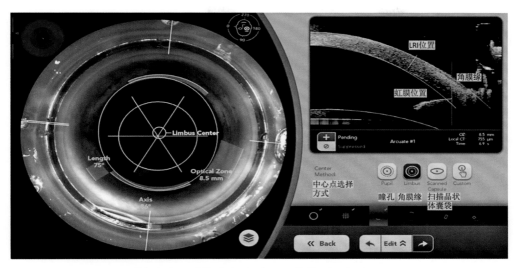

图 6-9-7 Catalys 系统根据角巩膜缘中心,设定 AK 位置及深度

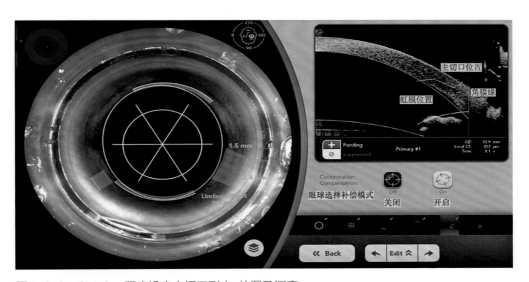

图 6-9-8 Catalys 程序设定主切口形态、位置及深度
如果机器选择水平 / 垂直参考线与实际不一致,可以选择眼球旋转补偿模式进行修正。

此外,根据 OCT 所测量的角膜厚度,也可以选择不同的 AK 模式——经上皮或者基质内的 AK。根据 Lopes 等研究显示,经上皮的 AK 散光矫正的量比较大,而基质内 AK 的矫正稳定性比较好。

4)程序设定确认及激光发射治疗:当所有步骤完成设定后,术者进一步确认程序(图 6-9-9),同时可以看到各个步骤所需要的时间。由于 Catalys 系统采用了专利的 Integral Guidance(IG)睿智整合引导技术,整个前囊切开时间仅需要 1.3 秒,避免了由于患者眼部轻微运动导致前囊切开不完整、不连续的问题。随后术者踩下脚踏,开始激光发射。根据程序,依次完成前囊切开、核粉碎、角膜松解切口、主侧切口的制作,所需时间小于 1 分钟(图 6-9-10)。在显微镜下可以清楚看到飞秒激光起到的组织切割作用,使得后续的手术更加顺畅(图 6-9-11)。

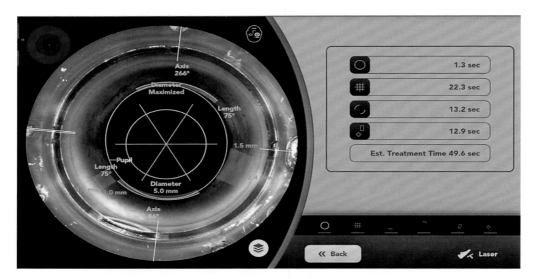

图 6-9-9　程序确认界面,同时显示各个步骤所需要的时间

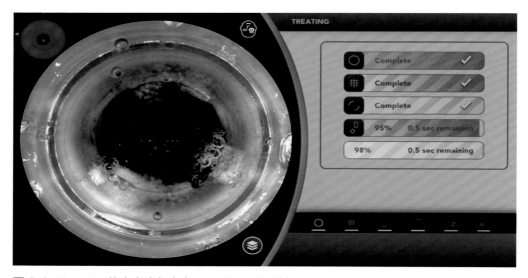

图 6-9-10　FSL 依次完成各个步骤,可以见到在激光切开的部位有大量气泡产生

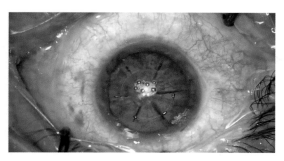

图 6-9-11 显微镜下可以看到飞秒激光所制作的主切口、侧切口、角膜松解切口,以及前囊开口及晶状体核粉碎

四、小结

FLACS 为白内障手术提供了一种可重复、精确性好、创伤小的治疗方法,特别是在屈光性白内障手术时代,进一步保障了高端人工晶状体性能的发挥,并可以有效满足患者的高期望。虽然这是一项昂贵的技术,相对会增加一些患者的经济负担,并可能增加整体手术时间,目前并不具有成本效益,但与传统白内障超声乳化手术相比,FLACS 的优势及前途不容忽视。它是一种实用的白内障手术工具,随着未来技术的发展,包括现有技术的小型化和成本降低,以及 FSL 其他途径作用的拓展,FLACS 与眼科手术医生一起将白内障手术带入一个新时代。

(陈 旭)

第七章　特殊病例的超声乳化手术

第一节　婴幼儿白内障手术

本章所介绍的婴幼儿白内障手术属于进阶内容,初学者建议在熟练掌握手术基本操作之后再进行学习。婴幼儿眼球具有独特的解剖结构和生理特点。解剖结构特点包括眼轴短、角膜小、前房浅等,限制了手术操作的空间;生理特点包括眼球壁软、睫状体平坦部发育尚未成熟、晶状体囊膜弹性大、晶状体皮质黏性大、眼后段压力较大等,增加了术中操作难度和并发症发生的风险,因此婴幼儿白内障手术与成人手术相比更具挑战性。本章将对婴幼儿白内障摘除术的手术时机和手术方式及技巧进行阐述。

一、婴幼儿白内障摘除手术时机

婴幼儿的视觉系统处于发育阶段,出生后存在一段视觉发育潜伏期(latent period),在此时期内的形觉剥夺对视觉发育没有明显影响,随之是一直持续到7~8岁的视觉发育敏感期(sensitive period),在敏感期内即使是轻微的视觉障碍都会对视觉发育造成影响,因此,对于有手术指征的婴幼儿白内障,理论上应在视觉发育敏感期到来之前进行手术,以尽量减轻形觉剥夺对视觉发育的影响。单眼与双眼形觉剥夺对视觉发育的影响不同,对于单眼受累的足月患儿,视觉发育潜伏期约为生后6周,因此,对于单眼致密性白内障患儿,选择在出生4~6周时手术,这样既避开了风险最高的出生第1个月,又可以在敏感期到来之前有效地解除形觉剥夺。确定双眼受累患儿视觉发育潜伏期比较困难,Lamber等的研究显示,对于双眼致密性白内障患儿,当手术被推延到生后10周以后,视功能预后普遍较差,故建议双眼致密性白内障最好在10周以内手术。然而,目前对于婴幼儿白内障的手术指征与时机在眼科界仍存在争议,须进行多中心、大样本的随机对照临床研究来进一步探讨。

二、手术切口的构筑

对于10岁以下的患儿,学界多主张采用改良巩膜隧道双平面切口,利用巩膜的张力、切口后唇的活瓣以及眼压的作用加强切口的自闭性,提高术后的安全性、减少手术损伤及术源性散光的产生。

对于切口位置,主切口多选择在上方,以便充分利用上睑和球结膜的双重保护作用,减少或者避免由于外伤等因素导致的伤口渗漏或哆开的发生。1 岁内行白内障手术、角膜横径小于 10mm 或者眼轴过短以及合并永存原始玻璃体增生症（persistent hyperplastic primary vitreous，PHPV）等患儿是继发性青光眼发生的高危人群，白内障术中制作的球结膜瓣日后可能导致球结膜局部粘连和瘢痕组织的形成，增加了后期抗青光眼手术失败率，因此，对于这些患儿，可将手术切口选择在鼻上方或颞上方，为将来可能的抗青光眼手术保留一定的健康球结膜。对于年龄在 10 周岁以上的患儿，手术切口选择和成人相似。

婴幼儿白内障手术改良巩膜隧道切口的制作过程与成人大致相同，3 岁以下患儿，因为眼球壁偏软，在构筑切口时，隧道长度不能过短，否则术中虹膜组织容易脱出，不仅影响术中操作，还会加重术后炎性反应。

三、黏弹剂在婴幼儿白内障手术中的应用

黏弹剂在婴幼儿白内障手术中的使用和成人大致相似。由于婴幼儿眼球壁软、手术操作空间小、后房压力大、晶状体囊膜弹性大等特点，通常选择兼顾良好弥散性和内聚力特点的黏弹剂，如 Healon 5、DisCoVisc 等。

四、晶状体囊膜的处理

由于婴幼儿存在晶状体前囊韧性较大、玻璃体正压、瞳孔不易散大等特点，进行囊膜的处理时要采用合适的切开方式和技巧。后囊混浊（posterior capsule opacification，PCO）是婴幼儿白内障术后最常见的并发症，发生率最高可达 100%，一期白内障术中处理后囊和前段玻璃体能有效预防 PCO 的发生。下面对婴幼儿晶状体前后囊的特点、2 种常用的婴幼儿囊膜切开技术进行介绍。

1. **婴幼儿晶状体前后囊的特点**　动态变化是发育中的婴幼儿眼球最大的特点，而晶状体和晶状体囊袋也是处在一个连续变化的过程中。新生儿晶状体直径约为 6.0mm，1 岁时约为 8.0mm，2 岁时约为 8.4mm，到 16 岁达到成人水平，约为 9.3mm。晶状体囊袋直径略大于晶状体直径，新生儿约为 7.0mm，1 岁时接近 9.0mm，2 岁约为 9.3mm，5 岁达到 9.5mm，10 岁接近成人直径，此后逐渐发育至 17 岁达到成人水平。晶状体囊膜包绕整个晶状体，是机体中最厚的基底膜。各部分厚度不均匀，前极最厚（为 17~28μm），后极最薄（为 2~3μm）。由于基底膜富含糖蛋白使其具有高度的伸展性，因此婴幼儿囊膜弹性极高，在悬韧带松弛时，囊膜和晶状体皮质的弹性使晶状体趋向球形。随着年龄的增加，晶状体囊膜增厚及糖蛋白减少，导致韧性和弹性降低，脆性增加。

婴幼儿后囊较成年人薄，平均厚度约 4μm，赤道部内侧 1mm 处的后囊最厚，约 20μm，而后极部最薄，仅为 2~4μm。婴幼儿后囊的韧性较大，囊膜的韧性随年龄下降。婴幼儿赤道部的晶状体上皮细胞与晶状体囊膜粘连紧密且增生活跃，术中难以彻底清除，因而促进了术后后囊混浊的发生。

2. 婴幼儿连续环形撕囊术　婴幼儿晶状体前囊的弹性大,悬韧带附着点相对靠前且张力较大,撕囊时更容易向外周撕裂,故起瓣时不宜过大,囊口大小一般为 4~5mm,较成人略小。后囊连续环形撕囊(PCCC)可在完成白内障灌注抽吸后、植入人工晶状体前/后进行,PCCC 的大小一般控制在 3.5~4mm。PCCC 对术者的技术要求较高,经验不足者容易出现的并发症包括人工晶状体移位和玻璃体脱出。

3. 射频透热前囊切开术(radiorequency diathermy capsulotomy)　针对婴幼儿晶状体前后囊的特点,可应用 Kloti 等人发明的射频透热囊膜切开术,这种方法可取代连续环形撕囊术运用于婴幼儿白内障。射频透热囊膜切开术需要应用特殊设备——Kloti 装置。

Kloti 装置采用铂合金齿状探头,以 500kHz 高频电流将探头加热到 160℃,当探头以圆形轨迹在前囊表面移动时,其产生的热效应可对前囊进行切割,同时,探头会产生小的气泡,但并不干扰术者的观察。探头可以顺时针或逆时针移动,但所用的力都应轻柔。操作时须注意,如果探头与囊膜接触过紧或探头移动速度过慢,可能灼穿前囊进入晶状体皮质,继而探头可能拖拽前囊切开口的边缘,导致前囊的放射状撕裂。因此,把握合适的切割速率,以及探头与囊膜接触的紧密程度十分重要。有实验表明,射频透热切开的前囊边缘比采用连续环形撕囊(CCC)者抗张能力低,故在手术操作过程中易发生撕裂。此外,射频透热前囊切开术会使切口的边缘发生热凝,手术时要注意切口角膜组织的热灼伤。目前,我们已经在临床上把这一技术广泛应用于儿童前囊及后囊切开术,而且,我们还发现这项技术特别适合应用于无晶状体眼行二次前囊撕开,可大大提高二期人工晶状体囊袋内的植入率。

五、晶状体皮质及核的清除

婴幼儿晶状体皮质及核较容易清除,但婴幼儿后发性白内障发生率高,严重影响患儿视功能的重建,而彻底清除晶状体皮质有助于降低后发性白内障发生率。

六、前段玻璃体的处理

临床研究发现,虽然单纯后囊连续环形撕囊(PCCC)可延缓后囊混浊(PCO)的发生,但仅靠 PCCC 并不能阻止 PCO。我们在临床实践中发现,小于 2 岁的婴幼儿晶状体上皮细胞增生和移行能力很强,往往在完整的玻璃体前表面会形成纤维膜。因此,在这些患儿初次手术时应该进行一期前段玻璃体切除。当前,国际眼科界已经普遍认为前段玻璃体切除可以防止或延缓 PCO 的发生,而且在视觉发育关键年龄,这种延缓能够有效防止因中央视轴混浊而造成的弱视。下面对婴幼儿前段玻璃体的特点和前段玻璃体切除的技术进行介绍。

1. 婴幼儿前段玻璃体的特点　婴幼儿玻璃体弹性高且不易被压缩,玻璃体前界膜与晶状体后囊具有直径 8~9mm 的圆形粘连,称为 Weiger 玻璃体晶状体后囊韧带。由于 Weiger 韧带将婴幼儿的晶状体后囊与前段玻璃体紧密粘连,白内障术中发生后囊破裂时,玻璃体前界膜也常直接或间接受损,玻璃体随即从后囊破裂口脱出,形成玻璃体疝。研究表明,完整的玻璃体前界膜可成为晶状体上皮细胞及炎症细胞增生的支架。在已进行后囊连续环形撕囊(PCCC)的病例中,残留的晶状体上皮细胞能够在玻璃体前界膜上形成单层的晶状体上皮细胞层,并引起视轴区的机化混浊,最终导致了大约 1/3 病例的后囊撕开口被部分或完全关闭。因此,婴幼儿一期白内障术中处理后囊和前段玻璃体能有效预防 PCO 的发生。

2. 联合前段玻璃体的手术要点　手术时机:一方面受到术者手术技巧和手术器械的限制,另一方面,联合手术操作大大增加了视网膜脱离和黄斑囊样水肿的发生风险,对眼内结构的影响也是不可忽视的,前段玻璃体切除是否作为婴幼儿白内障手术的常规步骤尚有争议。有学者建议,后囊切开和前段玻璃体处理应根据患儿年龄进行选择。对小于 2 岁的患儿进行 PCCC 联合前段玻璃体切除,2~6 岁的患儿单纯进行 PCCC,不联合前段玻璃体切除术,大于 6 岁的患儿不进行 PCCC 和前段玻璃体切除,保留完整后囊。

手术方式及技巧:婴幼儿白内障手术联合前段玻璃体切除术的目的是切除前段中央的玻璃体而不必彻底切除周边部玻璃体,即去除视轴区与后囊紧密连接的部分,避免晶状体上皮细胞移行至玻璃体前界膜发生增殖。

(1)手术入路选择:前段玻璃体切除术有经睫状体平坦部和经角膜缘两种手术入路,由于手术范围局限,通常选择经角膜缘入路进行。传统的经睫状体平坦部后囊切开和玻璃体切除可使小于 7 岁的患儿的 PCO 发生率控制在 4%,但由于患儿睫状体平坦部的解剖常常难以准确定位,增加了术眼发生视网膜脱离、人工晶状体偏中心或脱位的风险。

(2)植入人工晶状体于囊袋内,行 PCCC(或其他方式切开后囊)后,用高黏度黏弹剂充填前房和人工晶状体的前后表面。

(3)无灌注前段玻璃体切除(干切):采用高切割速率和低负压,有利于维持前房的稳定性;玻璃体切割头通过前囊口,轻抬起并越过人工晶状体边缘,再通过后囊口,在无灌注的情况下,依次切割并彻底清除残留在前房内、囊袋内或后囊开口附近的玻璃体,然后进行前段玻璃体切除,清除前段至少 1/4~1/3 的玻璃体。始终使撕囊口边缘保持规则圆形。撕囊口没有局部变形,说明玻璃体切除适度。不需要完全切除周边的玻璃体,只需要去除中央前部玻璃体,且范围控制在 PCCC 后的空间,术中应尽可能减少扰动玻璃体。

(4)如后囊后方存在永存玻璃体动脉,应一并切除。

(5)缩瞳,观察瞳孔形态并确认前房无玻璃体残留;也可使用辅助钩从侧切口伸入轻轻横扫虹膜前表面,有助于清除可能存在的脱出于切口的丝条状玻璃体;最后,可用干棉签粘拭角膜切口是否有透明丝状物,判断是否嵌顿有残留的玻璃体。

七、婴幼儿人工晶状体植入

婴幼儿晶状体囊袋仍处于发育阶段,患儿晶状体和眼部其他结构的发育情况也复杂多变,个体间差异大,与成人相比,婴幼儿人工晶状体植入术后炎症反应较大。因此,手术医生术前应先详细评估,为患儿选择合适的手术方式。根据 IOL 植入的时间,婴幼儿人工晶状体植入术可分为一期 IOL 植入术和二期 IOL 植入术;根据 IOL 固定方式,可分为囊袋内植入术、睫状沟植入术、缝线固定术、虹膜固定术和房角固定术等。下面分别对婴幼儿一期和二期 IOL 植入术的手术时机及手术技巧进行介绍。

1. **一期人工晶状体植入术**　目前认为,达到适宜年龄、无禁忌证的患儿在摘除白内障后均应一期植入 IOL 矫正无晶状体眼状态。然而,国际上对一期人工晶状体植入术的适应年龄仍然存在争议,至今也未有明确的定论。研究结果显示,1 岁以内一期植入 IOL 比 3 岁后二期植入 IOL 会有更高的并发症和再次手术的风险,2 岁以下一期植入 IOL 也会显著增加再次手术的风险,特别是单眼患儿。由于未有循证医学证据证实 2 岁以下行一期人工晶状体植入术对患儿的视力提高有显著的好处,我们建议一期人工晶状体植入术年龄在 2 岁以上。

一般情况下,一期 IOL 囊袋内植入术为首选。然而,如果术前存在后囊缺陷或者术中发生大范围后囊破裂,IOL 植入囊袋内困难或后囊的支撑力度不够,则只能考虑采用 IOL 睫状沟植入。

手术技巧:与成人相比,婴幼儿眼球的后段压力较高,操作时前房容易塌陷,应注入足够的高弹性黏弹剂辅助操作。如果植入过程发现晶状体囊袋过小,IOL 无法植入囊袋内或植入囊袋后人工晶状体襻及光学面无法舒展,可改用 IOL 睫状沟固定的方法;IOL 睫状沟植入时,由于婴幼儿术后炎症反应较成人剧烈,故有术者建议将 IOL 光学面嵌顿于前囊撕囊口下,即襻在睫状沟,光学面在囊袋内,称为光学面嵌顿法,这种方法有利于维持 IOL 长期稳定居中,并减少光学面与虹膜背面摩擦导致的炎症反应和色素播散。

2. **二期人工晶状体植入术**　婴幼儿无晶状体眼在计划行二期 IOL 植入时,术者在术前需要考虑三个关键问题:IOL 的植入空间、IOL 的固定方式以及视轴区的透明程度,并根据眼球大小、残余囊膜和囊袋的状况以及虹膜后粘连的严重程度,选择不同类型的 IOL 和植入方式。

由于婴幼儿组织细胞增生活跃,残留的晶状体上皮细胞增殖,增生的皮质逐渐填满前后囊之间的空隙,在前囊撕囊口周围,前后囊接触机化形成增殖环(Soemmering 环)。如果不重新开放囊袋并清除增殖环增生的晶状体皮质,前后囊之间增生皮质不均匀、厚薄不一,导致 Soemmering 环不均匀增粗,不仅顶压 IOL 而且容易引起 IOL 倾斜和偏位。另外,如果手术重新开放了囊袋后皮质清除不彻底,皮质脱落至瞳孔区或进入前房内将诱发炎症反应和高眼压。通过不同撕囊口的随机对照研究表明,在一期白内障摘除手术时前囊撕囊口直径尽量控制在 4.5~5.0mm,并尽可能彻底清除晶状体皮质,保留完整的后囊或仅做小范围的后囊撕开,可为将来的二期 IOL 囊袋内植入奠定良好的基础。

二期 IOL 囊袋内植入的手术适应证包括:①前后囊之间有足够的增殖皮质将囊袋撑开;②有完整居中的 Soemmering 环;③后囊完整或中央缺损区域直径小于 5mm;④没有明显虹

膜后粘连,且瞳孔能充分散大;⑤悬韧带完整且弹性正常,囊袋稳定。

如果行二期 IOL 植入手术时,晶状体前后囊已经完全粘连,晶状体囊袋无法重新打开,或是囊袋仅有部分打开且无足够的后囊,则可在清除再生的皮质后,选择二期 IOL 睫状沟固定。

手术技巧:传统 IOL 囊袋内植入手术,通常采用撕囊镊、截囊针、黏弹剂等将前后囊间的粘连及囊膜表面增殖物分离,重新打开囊袋,操作难度较大。因此,目前临床常选择使用双极射频撕囊仪行 IOL 二期囊袋内植入手术。在使用黏弹剂充分暴露晶状体囊膜后,用双极射频撕囊仪在前后囊粘连形成的 Soemmering 环外围进行连续环形电撕囊;如果存在后囊混浊,可再次使用电撕囊仪环形撕开后囊,但是后囊撕囊直径应小于 IOL 光学面直径。

二期 IOL 睫状沟固定的手术技巧和 IOL 的选择原则与成人相似,分离虹膜与囊膜之间的粘连,清除再生的晶状体皮质,评估残留的周边囊膜是否足够支撑 IOL,并将 IOL 襻固定于周边囊膜较多的方位。

(林浩添)

第二节 玻璃体切除术后白内障手术

玻璃体切除术广泛地应用于眼后段疾病的治疗,但其会加快白内障的发生与病程进展。尤其在联合视网膜激光光凝、玻璃体腔气体或硅油填充时,白内障的发生率更是高达80%~100%。因此对于玻璃体切除术后的白内障患者,白内障手术不仅可以改善患者的视觉,同时也可以提供清晰的屈光间质,以便更好地观察眼底情况。尤其对于一些需要进行眼底激光光凝、眼底病变的动态观察及治疗的患者有着重要价值。

一、操作技巧基础

1. 白内障发生机制
(1)晶状体在玻璃体切除术中受到机械损伤。
(2)手术显微镜及光纤对晶状体的光损伤。
(3)晶状体氧分压在术中发生变化。
(4)玻璃体切除术(PPV)术后眼内气体、液体或者硅油的填充改变了晶状体周围房水的构成,各种炎症介质增多,破坏了血-房水屏障等多种机制的相互作用,导致并发性白内障的形成。
(5)患者的年龄:年龄大于 50 岁的患者较青年人发生白内障的概率更高。
(6)玻璃体切除术的原发病:糖尿病视网膜病变、葡萄膜炎、外伤、先天畸形或高度近视等。

2. 手术难点

（1）玻璃体切除术后患者由于玻璃体腔被液体填充,缺少玻璃体的支撑作用,白内障手术中玻璃体腔的液体溢出,造成眼压下降,前房加深,晶状体下陷。同时眼压下降可导致瞳孔缩小,影响术中操作,并使复位的视网膜受到刺激,使得脉络膜脱离及脉络膜上腔出血的机会大大增加。

（2）若选择超声乳化吸除术,在灌注 - 抽吸的过程中玻璃体腔内液体减少,若不及时补充易出现前房进行性的加深、瞳孔大小的改变及后囊位置的不稳定,会造成晶状体后囊破裂、悬韧带损伤或断裂、晶状体皮质或核掉进玻璃体腔等并发症。

（3）灌注偏离综合征:由于玻璃体切除术后玻璃体完全被液体取代,容易在手术中前房灌注开始前出现前房加深、瞳孔散大,进而出现前房迅速变浅或消失,造成晶状体悬韧带和后囊松弛且不稳定。

（4）晶状体虹膜隔不稳定,术中易造成后囊损伤。

（5）硅油填充术后晶状体的囊膜很坚韧,撕囊困难。

（6）硅油眼人工晶状体度数很难计算,原因之一是因为超声波通过硅油时衰减明显,不能准确地测定其眼轴;另一个原因是硅油屈光指数高于水和玻璃体。

（7）术后视力受视网膜功能影响,难以预测。

二、专家经验分享

1. 手术时机的选择　既往报道,建议玻璃体手术和白内障手术的间隔一般在半年以上。对于硅油眼来说,硅油充填眼内 3 个月以上接近 100% 会发生后囊下白内障,即使当取出硅油时晶状体相对较透明,约 60% 的患者 2 年后也会形成明显的白内障,且取出硅油也无法阻止白内障的进展。因此在行玻璃体切除联合硅油植入术的患者若同时患有白内障,可同时行白内障手术,以减少因白内障加重引起的视功能损伤。

2. 术前准备

（1）评估晶状体悬韧带及后囊情况。但术前即使在瞳孔充分散大的情况下,亦很难直接看到晶状体悬韧带。可通过观察有无虹膜震颤、晶状体抖动、偏位等预测。

（2）对于可疑病例可行超声生物显微镜检查（UBM）,通过观察前房深度、晶状体位置等判定悬韧带情况;如双眼前房轴深差异较大,单眼前房深度不对称,或者晶状体位置偏斜,可以初步判定悬韧带可能松弛或有损伤。

（3）术前必须准确测量眼轴长度,防止较大的屈光误差。

（4）如果已有囊膜和悬韧带的缺损,可选用襻为 PMMA 材料的三片折叠式人工晶状体,缺损严重者最好采用囊袋张力环进行内固定。

3. 手术要点及技巧

（1）白内障超声乳化吸除术是目前玻璃体切除术后白内障摘除比较适合也是最为常用

的手术方式。

（2）虹膜后粘连是内眼手术后常见的现象,在虹膜后粘连处注射黏弹剂,可利用其的柔性推挤作用,一般可顺利将后粘连的虹膜与晶状体前囊分离,遇到较为严重粘连时可直接用黏弹剂注射器的圆钝针头轻拨粘连处,并同时推注黏弹剂。若虹膜后有纤维增殖膜形成,虹膜失去缩放的弹性,可应用虹膜拉钩扩张瞳孔。

（3）环形撕囊应尽量大,这样术中易于操作,也便于术后随访观察眼底。

（4）充分水分离、水分层,使晶状体核能转动,这样减少术中悬韧带的负担,而且术中眼压低,易引起瞳孔缩小,充分的水分离、水分层更利于手术操作。后囊可能有粘连和钙化,所以水分离和水分层要特别小心,避免一次注水过多,可边注水边用针头压后唇减压,应多次多点少量注水,避免后囊破裂和悬韧带断裂。

（5）调整灌注压,由于晶状体后沉、前房过深,进入前房时,应降低瓶高,以免前房突然加深,增加悬韧带的负担,但太低的灌注压,前房浪涌大,漂动的后囊极易损伤,术中应根据前房浪涌情况,再次调整灌注压,使前房达到相对稳定状态。

（6）在超声乳化过程中,可用辅助器械稳定晶状体,由于没有玻璃体的支撑,术中一旦发生后囊破裂,晶状体易完全脱位至玻璃体腔。若遇到晶状体悬韧带部分断裂,此时应立即将劈核器置于悬韧带断裂的位置前,用其隔离超声乳化头和该部分的晶状体皮质,避免该处的赤道部晶状体囊袋向超声乳化手柄探头或注吸探头位移,从而造成晶状体悬韧带断裂继续扩大,断裂处的皮质不必强求注吸干净,视情况植入囊袋张力环后,再注吸残余皮质。

（7）采用低负压,由于前房浪涌、后囊漂动大,在晶状体核超声乳化及注吸皮质过程中,采用低负压更为安全。

（8）后囊不易抛光干净,故术中切勿操作过急,减少术后 YAG 激光后囊截开率,避免激光后囊切开术的并发症发生。

（9）联合手术时,先取硅油,还是先行白内障摘除？硅油填充状态的眼球,在预置灌注管后,宜先行白内障摘除,再行硅油取出。在注吸皮质时,硅油顶托晶状体后囊,使后囊易漂向注吸头,此时应充分利用黏弹剂及时将后囊顶压回后方。

三、术后并发症及其预防和处理

1. 角膜混浊水肿

（1）原因:后弹力层皱褶为术中灌注压过低或吸引过强致眼压骤降。

（2）预防和处理:术后眼压控制在正常水平,前房炎症反应明显者加强散瞳消炎。上皮损伤未愈者局部应用小牛血去蛋白提取物眼用凝胶等角膜上皮保护剂,必要时局部滴用表皮生长因子,并服用多种维生素。

2. 晶状体物质残留

（1）原因:术中瞳孔小,晶状体周边部皮质暴露和切除不充分。术者经验不足,操作不熟练。皮质残留过多可增加术后炎症反应、继发青光眼或晶状体皮质过敏性眼内炎,影响术后视力和眼底检查,远期则因残留的物质作为支架结构参与术后眼内增殖的形成,造成虹膜牵拉后退、瞳孔变形或极度开大、睫状体表面膜形成、复发视网膜脱离等。

（2）预防和处理:术中充分散瞳,去除全部晶状体物质。少量晶状体皮质或囊膜残留不影响视力和眼底检查者,可保守处理,应用肾上腺皮质激素及抗感染药物,药物活动瞳孔。引起严重炎症反应或影响视力恢复及玻璃体视网膜手术效果者,可考虑手术去除。

（胡　珂）

第三节　晶状体不全脱位的白内障手术

晶状体脱位一般分为晶状体全脱位和晶状体不全脱位。晶状体全脱位发生时,很难实施晶状体超声乳化手术,往往需要进行晶状体切除术或晶状体囊内摘除术;在晶状体不全脱位发生时,由于悬韧带牵拉力不足,晶状体囊袋不稳定,在超声乳化和白内障吸除的过程中,悬韧带容易出现进一步术源性损伤,导致囊袋塌陷和破裂,甚至晶状体组织坠入玻璃体腔。

既往大多采用晶状体切割或晶状体摘除联合前段玻璃体切除来处理脱位的晶状体,但术后发生玻璃体-视网膜的并发症概率较高。对于拟植入人工晶状体的患者,常采用经巩膜、虹膜缝线固定或虹膜夹型 IOL 植入等方式,虽然临床疗效确切,但创伤较大,且存在远期较多并发症的风险。

近年来,随着超声乳化设备功能的改进和新型囊袋辅助装置的应用,晶状体不全脱位实施超声乳化手术变得更加微创和可控,IOL-囊袋复合体的长期稳定性进一步提高。

一、操作技巧基础

1. 手术适应证　先天性晶状体不全脱位手术适应证:①因晶状体位置异常导致视力严重下降,无法戴镜矫正,或伴有晶状体混浊;②因晶状体位置异常导致瞳孔阻滞性青光眼;③小瞳孔和扩瞳下最佳矫正视力 <0.3,或虽矫正视力 >0.3,但因高度散光无法戴镜;④双眼晶状体不全脱位的程度不一,出现严重的屈光参差。

外伤性晶状体不全脱位手术适应证:晶状体悬韧带断裂 >1 个象限,晶状体有较明显偏位,可见晶状体赤道部位于瞳孔区,晶状体稳定性差或可见明显的虹膜震颤,晶状体混浊或伴有其他严重并发症如继发性青光眼、睫状体分离、玻璃体脱出等情况。

其他原因晶状体不全脱位可参照二者适应证。

2. 手术方法选择　无核或软核的晶状体不全脱位手术的首选方法是白内障超声乳化吸除联合囊袋张力环（capsular tension ring,CTR）或改良囊袋张力环（modified capsular tension ring,MCTR）植入术;次选方法是经睫状体平坦部的晶状体切除术。

中等硬度核的晶状体不全脱位可选择超声乳化白内障吸除联合 CTR 或 MCTR 植入术。

硬核的晶状体不全脱位可选择囊袋拉钩辅助下的白内障囊外摘除术（extracapsular cataract extraction，ECCE）联合 CTR 或 MCTR 及 IOL 植入；也可选择白内障囊内摘除术（intracapsular cataract extraction，ICCE）联合前段玻璃体切除及 IOL 巩膜缝线固定术。

二、操作技巧精解

（一）无核或软核的晶状体不全脱位手术

首选方法：白内障超声乳化吸除联合 CTR 或 MCTR 及 IOL 植入术。

术前常规扩瞳，儿童全麻，成人 2% 利多卡因球后注射麻醉联合表面麻醉。行 2.6mm 透明角膜切口，5~5.5mm 连续环形撕囊，2~4 个虹膜拉钩或囊袋拉钩勾住撕囊边缘，尽量使晶状体囊袋居中，水分离，I/A（irrigation and aspiration）吸除核及皮质，黏弹剂充填，植入 CTR 或固定钩经 9-0 聚丙烯缝线双弯针固定的 MCTR，并调整其位置，缝线固定于角膜缘后 2~2.5mm 巩膜层间，来回潜行 4~5 次，拉紧缝线，使囊袋的位置居中，囊袋内植入 IOL，吸除黏弹剂，平衡盐溶液（balanced salt solution，BSS）形成前房，切口缝合（二维码 7-3-1、二维码 7-3-2）。部分晶状体不全脱位比较明显的患者在连续环形撕囊或核乳化后也可直接植入 CTR 或 MCTR，以减少手术操作对悬韧带的进一步损伤。

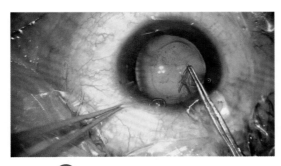 

▶ 二维码 7-3-1　视频　外伤性晶状体不全脱位手术

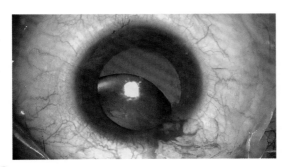 

▶ 二维码 7-3-2　视频　马方综合征晶状体不全脱位手术（单钩 MCTR 植入）

改良囊袋张力环做巩膜瓣的固定方法:于晶状体不全脱位相对应处的角巩膜缘剪开球结膜,角膜缘后 2mm 处做一个三角形的板层巩膜瓣,聚丙烯缝线穿过板层巩膜、虹膜后方,经瞳孔缘从角膜隧道切口出针,剪断缝线,用此聚丙烯缝线结扎在 MCTR 的固定钩,MCTR 植入囊袋后,将板层巩膜端聚丙烯缝线拉紧至囊袋居中并结扎固定缝线于板层巩膜上,巩膜瓣复位,用 10-0 尼龙缝线缝合巩膜 1 针。

(二) 较硬核或硬核的晶状体不全脱位手术

首选方法:白内障超声乳化吸除联合 CTR 或 MCTR 及 IOL 植入。

采用表面麻醉及球后麻醉。行 2.6mm 透明角膜隧道切口,前房注入黏弹剂,5.5~6mm 连续环形撕囊,必要时台盼蓝或吲哚菁绿(indocyanine green,ICG)前囊涂抹染色(避免染色剂进入玻璃体腔),2~4 个囊袋拉钩勾住撕囊口边缘,尽量使晶状体囊袋居中,水分离,采用 Schepherd 原位四分法、stop and chop 或 phaco-chop 技术超声乳化晶状体核,自动灌吸系统吸出残留皮质,注入黏弹剂,植入 CTR 或固定钩用 9-0 聚丙烯缝线双弯针固定的 MCTR,缝线缝合固定于角膜缘后 2~2.5mm 巩膜层间,拉紧缝线,调整囊袋位置居中,补充黏弹剂,植入折叠式 IOL,彻底清除前房内及 IOL 后的黏弹剂,BSS 形成前房,水密切口或切口缝 1 针,轻压确认无渗漏(二维码 7-3-3~二维码 7-3-5)。

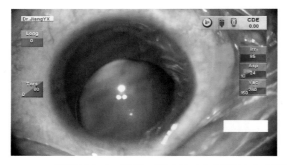 

二维码 7-3-3　视频　马方综合征晶状体不全脱位手术(双钩 MCTR 植入)

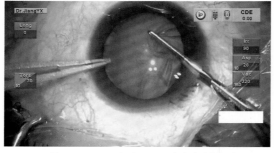 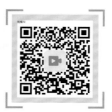

二维码 7-3-4　视频　误诊为急性闭角型青光眼的晶状体不全脱位手术(CTR 植入)

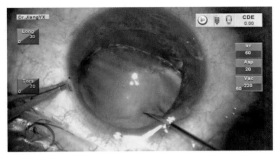

二维码 7-3-5　视频　较硬核的马方综合征晶状体不全脱位手术（单钩 MCTR 植入）

　　如发生后囊破裂、悬韧带断裂范围进一步扩大及玻璃体脱出,改行前段玻璃体切除联合 IOL 巩膜缝线固定术或其他无囊膜支撑的 IOL 固定术(二维码 7-3-6)。

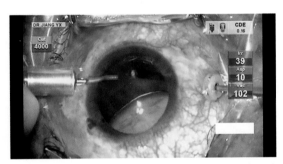

二维码 7-3-6　视频　外伤性重度晶状体不全脱位手术(联合 IOL 巩膜缝线固定术)

三、专家经验分享

　　1. 环形撕囊技术　完整且大小合适的环形撕囊是完成晶状体吸除、CTR 或 MCTR 植入联合 IOL 囊袋内植入的关键。囊袋口撕裂、撕囊缘锯齿形成、囊袋过度损伤等因素都可能导致手术失败或术后 CTR-IOL-囊袋复合体脱位。前后囊撕裂是囊袋内植入 CTR 或 MCTR 的禁忌证。

　　晶状体不全脱位的环形撕囊较为困难。首先,应使用适量的黏弹剂充填前房,黏弹剂充填太多容易使晶状体向后移位导致手术操作不方便;黏弹剂充填太少则容易使撕囊口裂向周边。其次,必须使用锋利的针头划开前囊,如囊袋无张力,可使用两个 1mL 注射器针头对冲刺开囊膜,然后应用显微玻璃体镊辅助完成撕囊。如晶状体混浊明显,可用台盼蓝或 ICG 进行囊膜染色,但不能常规进行前房注射,以免染色剂渗入玻璃体腔影响可视性。在黏弹剂充填下注入几滴染色剂做囊膜涂抹染色,但染色可能不太均匀。

　　2. 术中囊袋辅助装置的应用　术中稳定囊袋的装置包括虹膜拉钩和囊袋拉钩。虹膜拉钩可勾住囊口,囊袋拉钩更有支撑晶状体囊袋的作用,可提供良好的手术视野和操作空间,减少小瞳孔的影响,使晶状体吸除、CTR 植入和 IOL 植入等操作更为简便和安全。二者均能维持术中晶状体囊袋居中,避免悬韧带进一步损伤,减少术中对玻璃体的扰动,减少术中和术后并发症。悬韧带断裂范围 <90°时使用 1~2 个拉钩;范围为 90°~120°时使用 2~3 个拉钩;范围为 120°~180°时使用 3~4 个拉钩。虹膜拉钩辅助完成白内障超声乳化术的效果良好,对于晶状体脱位范围较小者比较安全,但由于虹膜拉钩弧度大、拉钩臂短且末端锋利,对于手术技巧欠熟练的医生来说,术中虹膜拉钩撕裂囊膜或脱钩的风险较大。而囊袋拉钩的拉钩臂长且末端膨大钝圆,对于晶状体脱位范围较大者更合适。

3. 超声乳化技术   伴有囊袋松弛的晶状体超声乳化术极具挑战性,术中必要时可进行少量的多次水分离或水分层和注入弥散性黏弹剂。充分的水分离可减少乳化核及吸出皮质时因粘连而导致悬韧带断裂和脱位范围扩大的风险。年轻患者的晶状体核及皮质可以直接利用 I/A 吸除,最理想的情况是软核倾斜直接脱出囊袋即可应用倾斜翻转法吸除晶状体核;处理硬核推荐使用 Schepherd 原位四分法超声乳化技术以减少手术操作对晶状体悬韧带的损伤。超声乳化的参数设置为较高能量、低流量、低灌注和低负压。皮质注吸有时会对悬韧带产生较大的威胁,在无晶状体核支撑的囊袋内抽吸皮质可使脆弱的悬韧带断裂,建议对皮质行切线方向的牵引注吸而非向心性的拉扯。部分病例可在 CTR 或 MCTR 植入后抽吸皮质,因为囊袋在植入 CTR 或 MCTR 后会更加稳固,但 CTR 或 MCTR 植入后皮质注吸会比较困难。

4. 术中 CTR 的植入时机   如术前发现有悬韧带脆弱松弛、晶状体和虹膜震颤、行前囊划开或撕囊时出现明显的或轻度的晶状体移位时,若核较软且手术进展顺利,CTR 可在超声乳化或皮质注吸后植入,否则建议在撕囊或水分离后植入;如发现晶状体不全脱位,可在拉钩固定囊袋后直接进行超声乳化或在超声乳化前先行 CTR 或 MCTR 植入。由于双钩 MCTR 植入后有两个突出的固定钩,在一定程度上会影响超声乳化等眼内操作,植入单钩 MCTR 则相对方便些。对于放射状前囊或后囊撕裂则禁忌植入 CTR,因为可能存在 IOL-囊袋复合体脱位以及玻璃体脱出的风险。

5. 人工晶状体植入   晶状体不全脱位手术通过 CTR 或 MCTR 固定囊袋后,其抗牵拉或推顶或旋转的能力也是十分脆弱的。因此,IOL 的选择非常重要。

（1）IOL 的种类选择:IOL 囊袋内植入,首选一片式两襻可折叠 IOL,其光学部与襻的连接较窄,植入时最好将两襻折叠在光学部上,使用 IOL 调位钩轻压 IOL 的光学部,IOL 可以顺势植入囊袋中,两襻随即自然展开,可避免过多的力量作用于囊袋而造成晶状体悬韧带进一步损伤或 MCTR 巩膜缝线松弛。

如悬韧带损伤范围大而无法保留囊袋时,IOL 植入可采用其他固定方法:①前房虹膜夹型 IOL 植入术,选择 Artisan IOL;②后房型 IOL 经巩膜缝线固定术,尽量选择襻上有固定孔的硬性或可折叠式 IOL;③中周边虹膜缝线固定后房型 IOL 植入术,选择三片式可折叠 IOL,襻常由 PMMA 材料制成,如 Tecnis 三片式 IOL;④巩膜内 IOL 襻固定或胶粘术,选择三片式可折叠 IOL，襻常由 PMMA 材料制成，如 Tecnis 三片式 IOL。

（2）功能性 IOL 的选择：合适的 IOL 植入对避免晶状体不全脱位患者的术后远期并发症具有非常重要的意义。一个完整的环形撕囊、良好的囊袋固定，一片式 IOL 是比较理想的。应尽量选择襻柔软的零球差非球面 IOL 或者根据术前测量的球差选择非球面 IOL，以使术后全眼球差为 0 或 +0.1μm 合适。

有时晶状体不全脱位术中发生后囊破裂或同时伴有前囊撕裂，IOL 需要经睫状沟悬吊固定，此时 IOL 屈光度的选择可以参照睫状沟植入的原则。悬吊 IOL 术后屈光度有时因 IOL 倾斜、偏中心、偏前或偏后缝合固定而与术前设计有一定偏差，总体上应把握一个原则：术后屈光状态宁近勿远。

6. 需要特别指出的是，国内部分医院未采购 MCTR 或 MCTR 缺货，而晶状体不全脱位范围较大或进展性脱位，标准 CTR 无法支撑术后囊袋正位，可以采用以下方式顺利完成手术（二维码 7-3-7、二维码 7-3-8）先植入 CTR（预装式或手动植入式均可，一般规格

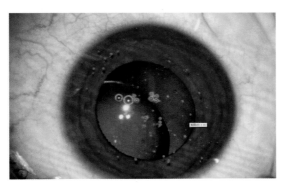

二维码 7-3-7 视频 马方综合征晶状体不全脱位手术（联合 CTR 及植入性聚丙烯缝线自制囊袋拉钩固定术）（1）

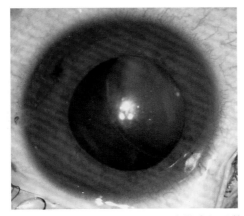

二维码 7-3-8 视频 马方综合征晶状体不全脱位手术（联合 CTR 及植入性聚丙烯缝线自制囊袋拉钩固定术）（2）

11.0mm/12.3mm），再植入 1~2 个 5-0 或 6-0 聚丙烯缝线可植入式囊袋拉钩固定撕囊口，调整拉钩和囊袋位置，再植入 IOL。这在无 MCTR 的情况下，也是一种有效的手术方式选择。如估计 2 个可植入式囊袋拉钩未必能牢固固定撕囊口，则不必过于勉强，可联合晶状体囊袋取出及 IOL 悬吊固定术（二维码 7-3-9）。

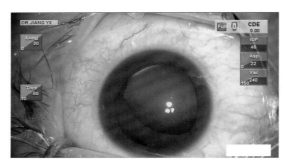

二维码 7-3-9 视频 马方综合征晶状体不全脱位手术（联合晶状体囊袋取出及 IOL 悬吊固定术）

四、术中常见并发症及处理

晶状体不全脱位手术难度大，并发症较多。手术前预判术中、术后可能会出现的并发症并做好预防措施和准备工作，术中谨慎操作，及时发现并处理并发症，可以大大减少手术并发症的发生、降低并发症对患者的损害、改善患者预后。手术并发症可以出现在术中任何时期。

1. 切口虹膜脱出 在一般情况下，切口隧道过短或切口位置偏后往往会导致虹膜脱出，尤其在手术过程中。做切口时应注意完美切口构型的构建。另一种情况值得注意：外伤性晶状体不全脱位往往前房很浅，如果仅仅是由于晶状体悬韧带断裂或松弛，眼压正常的话，其前房、后房及玻璃体腔内压力是保持一致的，正常切口不会导致虹膜从切口脱出，但如果眼压高，尤其是玻璃体腔内压力比较高时，正常切口可能一切穿，虹膜就马上脱出，而且不易回纳。此时，必须处理玻璃体腔内压力过高的问题，因为切口穿透后，前房和后房压力已降至大气压水平，玻璃体腔内高压力会推顶虹膜晶状体隔前移，虹膜自然从切口脱出，不易回纳。行前段玻璃体干性切除可以解决问题，当然，术前半小时 20% 甘露醇静脉滴注也是值得推荐的，可能可以避免玻璃体前段干切手术。

2. 高眼压 外伤性晶状体前脱位时，因瞳孔阻滞、周边虹膜前粘连，甚至房水向玻璃体错向分流等原因导致继发性青光眼。眼压较高时，必须先行玻璃体中轴部切除，眼压下降后才能进一步手术，但不能切除过多中轴部玻璃体，以免眼压太低，影响进一步操作，切除时，边切边用手指探压，一般切至正常眼压或正常稍低即可。

3. 瞳孔散不大 多种因素可以导致患者瞳孔缩小：年龄因素，部分老年患者的瞳孔括约肌硬化、弹性减弱,造成瞳孔不易散大;炎症因素,部分患者由于外伤或陈旧性的虹膜睫状体炎使眼前节炎症反应加重,产生虹膜后粘连,导致瞳孔不易散大;药物因素,部分患者长期应用缩瞳剂,导致瞳孔不易散大;长期高眼压导致虹膜缺血、肌肉萎缩、虹膜松弛,扩瞳药物反应差,瞳孔也不易散大;手术因素,部分患者在激光虹膜切开或虹膜根部切除术后瞳孔开大肌的功能受到影响,也可导致瞳孔不易散大。一部分马方综合征患者合并虹膜发育不良,其瞳孔更不易散大。

常用的扩大瞳孔方法:①药物扩大瞳孔,长期应用缩瞳药的患者在术前应停用缩瞳药至少1天,并且术前3天开始点非甾体抗炎药物。非甾体抗炎药物可以拮抗虹膜在操作过程中释放的前列腺素的缩瞳作用,维持术中的瞳孔散大状态。应用混合肾上腺素能药物的复方扩瞳滴眼液能够增强扩瞳效果。肾上腺素能药物作用于瞳孔开大肌,联合麻痹瞳孔括约肌的M受体阻滞剂可以增强扩瞳的效果。如果患者瞳孔在应用滴眼液后还不能散大,可以做结膜下注射。术中前房内注入1:10 000肾上腺素(1/1 000的肾上腺素与BSS 1:10比例配制)扩瞳效果更加迅速,而且对眼部和全身的不良反应更小。但是要注意肾上腺素能药物可能导致患者血压升高和其他心血管系统的不良反应。②麻醉方式的选择,对于小瞳孔下的晶状体不全脱位手术建议采用球后或球旁麻醉的方式。良好的麻醉不仅能使患者更好地配合手术,而且球后麻醉有散大瞳孔的作用,有利于手术的操作。③手术中黏弹剂的应用,在撕囊前,于前房内注入黏弹剂加深前房,应用黏弹剂向周边推开虹膜,一般可扩大到4~5mm,但一旦吸除,瞳孔可能回复到较小状态,超声乳化时须特别注意。对于存在瞳孔粘连的病例,应用黏弹剂的机械推力,可以推开虹膜与晶状体表面粘连的部位,同时黏弹剂的黏滞力可以阻止瞳孔的回缩,维持在撕囊时瞳孔散大的状态。④虹膜的术中处理,对于部分发生过严重眼前节炎症的患者,其瞳孔区的虹膜后表面常存在增殖膜,限制了瞳孔的散大,这类病例可在前房内注入黏弹剂,撕除虹膜后的增殖膜,然后用黏弹剂推开虹膜,也能起到扩大瞳孔的作用。对瞳孔难以散大的病例,有些手术医生应用手术器械撑开瞳孔的方法,即两把器械法:应用两个劈核钩或两把Kuglen钩经过两个不同的切口进入瞳孔区内,沿瞳孔直径勾住瞳孔缘,双手同时撑开瞳孔,在多条径线上做这种机械的撑开操作,可以达到扩大患者瞳孔的目的。另一种针对虹膜的操作是采用多点切开瞳孔括约肌的方法来达到扩大瞳孔的目的。瞳孔括约肌切开法采用显微剪刀做8个方位同等间距的瞳孔括约肌微小切开,减小瞳孔括约肌的张力,然后再应用调位钩来扩张瞳孔。该方法扩瞳效果要好于单纯的瞳孔牵张法,而且也不会造成严重的瞳孔撕裂。但无论是虹膜撑开法还是瞳孔括约肌切开法,应该避免用于虹膜松弛综合征(intraoperative floppy-iris syndrome,IFIS)和虹膜硬化的病例,因为这两种虹膜操作手术,都可能增加虹膜脱出和虹膜被超声乳化头误吸的风险。⑤虹膜拉钩,虹膜拉钩的作用是通过角膜缘的切口,置入一个或多个PMMA材质的拉钩,将瞳孔牵拉到一定大小,以满足晶状体不全脱位手术的需要。它的优势是操作简单,学习曲线短,瞳孔开大的效果好。但是应用虹膜拉钩后,患者的前房变浅,手术操作空间减小,容易造成角膜内皮的损伤,此外,过度牵拉瞳孔缘,会造成瞳孔括约肌的损伤,导致术后瞳孔不能回缩等问题。应用时,虹膜拉钩也可使用囊袋拉钩替代(二维码 7-3-10)。

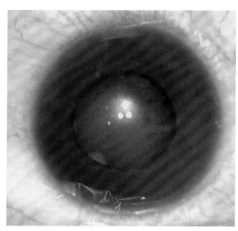

二维码 7-3-10　视频　瞳孔散不大

4. 前囊连续环形撕囊(continuous curvilinear capsulorhexis,CCC)意外　在晶状体不全脱位手术中 CCC 意外的发生率为 5.8%~6.3%,而在飞秒激光辅助的晶状体不全脱位手术中前囊撕裂的发生率则高达 12.7%。且研究证实,在晶状体不全脱位手术中,由于激光产生的微孔,飞秒激光辅助撕囊的前囊撕裂率显著高于手工撕囊,在实践操作中要特别小心。在飞秒激光辅助的晶状体不全脱位手术中,前囊撕裂常发生在超声乳化过程中,其次是植入 MCTR 时。晶状体不全脱位的撕囊具有挑战性,尤其是 270° 以上重度脱位的患者,撕囊时囊膜容易裂向周边导致撕囊失败。术中前囊环形撕囊失败或发生囊袋撕裂、后囊破裂、玻璃体脱出时,可联合前段玻璃体切除,此时可选用前房虹膜夹型 IOL 植入或后房型 IOL 经巩膜缝线固定。

如何预防或避免 CCC 意外呢? 首先,在撕囊前用黏弹剂适当充填前房,充填过多易使晶状体向后移位,不便操作,充填过少则撕囊时容易裂向周边。其次,建议用 1mL 注射器针头轻轻划开前囊,如囊袋无张力,可用 2 个 1mL 注射器针头对冲刺开囊膜,再用撕囊镊完成撕囊;儿童患者也可先撕开 1~2 个象限,再用 1 个囊袋拉钩牵引囊袋使晶状体相对居中后撕囊,这样可以提高撕囊的成功率。最后,如晶状体混浊明显,可用台盼蓝或 ICG 等进行囊膜染色,但不能常规前房注射,以免染色剂渗入玻璃体腔,影响可视性。可在充填黏弹剂后于不同部位注入几滴染色剂,再用黏弹剂针头在囊膜上涂匀做囊膜涂抹法染色,缺点是可能染色不均匀(二维码 7-3-11~二维码 7-3-14)。

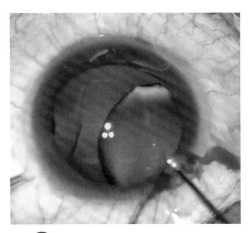

▶ 二维码 7-3-11 视频 重度晶状体不全脱位的 CCC

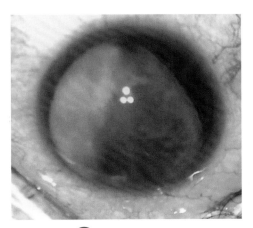

▶ 二维码 7-3-12 视频 白核的 CCC

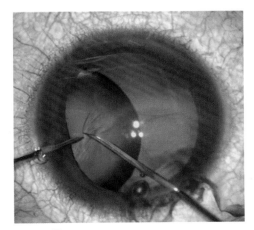

▶ 二维码 7-3-13 视频 双针对冲刺开辅助 CCC

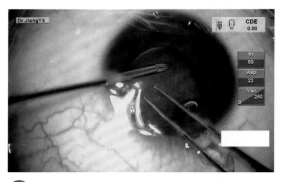

二维码 7-3-14 视频 玻璃体显微镊辅助下的晶状体不全脱位撕囊术

5. 玻璃体脱出 晶状体不全脱位手术中玻璃体脱出常发生于以下几种情况：①晶状体不全脱位范围较大时（多发生在外伤性重度晶状体不全脱位患者），玻璃体前界膜破裂，常伴随玻璃体脱入前房；②在植入或旋转 CTR 或 MCTR 时，如果操作过于暴力，极有可能使晶状体脱位范围进一步增大或刺破囊袋而使玻璃体前界膜破裂，导致玻璃体脱出。玻璃体脱出严重者可通过瞳孔黏附于切口，玻璃体牵拉可引起视网膜裂孔和视网膜脱离。已有研究证实，晶状体不全脱位手术中玻璃体脱出会增加视网膜脱离和眼内炎的发生率。因此，后囊前的所有玻璃体都应在手术时彻底清除。对于玻璃体脱出的晶状体不全脱位患者，必须先做角巩膜入路或睫状体平坦部入路玻璃体切除，避免玻璃体牵拉造成视网膜裂孔等并发症的发生。为增加玻璃体的可视性，可用曲安奈德染色，切除后及时充填弥散性黏弹剂，其对术中玻璃体进一步脱出有抑制作用（二维码 7-3-15、二维码 7-3-16）。对于少量玻璃体脱出，也可将玻璃体末端剪成小段后，用纤维素海绵清除。残留粘连的玻璃体在显微镜下较易发现，可在用纤维素海绵蘸切口或调位钩整复虹膜时发现，也因其可造成瞳孔变形或产生瞳孔缘切迹，尤其是缩瞳后易发现其存在。

前房内玻璃体会引起伴有或不伴有黄斑囊样水肿的慢性眼部炎症。瞳孔变形、IOL 边缘暴露会产生眩光。如果局部抗炎治疗无效、瞳孔变形造成的眩光明显、黄斑囊样水肿出现

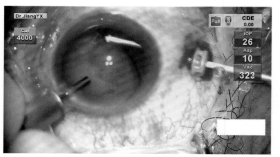

二维码 7-3-15 视频 外伤性晶状体不全脱位术中对脱出玻璃体的处理（曲安奈德染色）

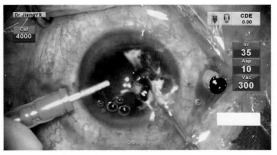

二维码 7-3-16 视频 外伤性晶状体不全脱位术中对脱出玻璃体的处理（未曲安奈德染色）

临床症状或葡萄膜炎持续存在,应用 Nd:YAG 激光或玻璃体切除术解除嵌顿。突出于切口外的玻璃体因有致细菌性眼内炎的危险应及时清除。如果术后角膜内皮功能不佳,有失代偿风险,就应避免前路而采用后路玻璃体切除术,以减少对角膜的损害。

6. 囊袋拉钩脱出 常由晶状体不全脱位范围太大,而撕囊口过于靠脱位处的赤道部,囊袋拉钩钩住囊袋的部位太少、力量太小,在灌注压的作用下,前房加深,囊袋拉钩脱出,晶状体倾斜明显,此时若强行手术,会使晶状体脱位加重,甚至坠入玻璃体腔,导致玻璃体脱出(二维码 7-3-17)。预防办法是,撕囊时在需要囊袋拉钩牵引的脱位处多保留一些囊膜,一般留 2mm,主动灌注时设定眼压灌注压小一些或重力灌注时瓶高低一些。

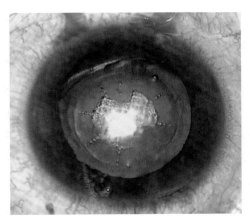

二维码 7-3-17 视频 CCC 意外——囊袋拉钩脱出

7. 核处理困难 晶状体悬韧带拉长松弛或断裂后,此部分囊袋失去向外的拉力而贴附在皮质表面。尽管做了充分的水分离,核转动仍然比较困难。一旦使用较大力量转核,悬韧带会进一步损伤。一般来说,在没有囊袋拉钩的帮助下,晶状体不全脱位应尽量避免核翻转、核旋转、核向心牵拉或过度使前房加深或变浅的操作。核处理前,在晶状体悬韧带拉长松弛或断裂处布置囊袋拉钩,充分水分离,但不能过分水分离,最好能轻轻将核旋转,可以在脱位处注入黏弹剂,弥散性黏弹剂最佳,充当"液体囊袋张力环"的作用。软核可以采用 flip 翻转法,硬核尽量采用 stop and chop 分核法,如在脱位处采用 phaco chop 法劈核,要小心劈核钩不要顶破脱位晶状体的赤道部囊袋。如术中转核困难,可以在黏弹剂维持前房的情况下撤出超声乳化头,再次水分离,囊袋内注入黏弹剂,轻轻转核再超声乳化。如后组悬韧带损伤严重,最后一个核块超声乳化应特别小心,因为堵塞解除后轻微的前房浪涌,后囊也非常容易上抬而被超声乳化头刺伤。可在超声乳化头保持灌注的同时经侧切口注入黏弹剂,超声乳化结束,必须在侧切口注入足量黏弹剂稳定后囊悬韧带隔和前房,防止在超声乳化头撤出时前房消失使悬韧带进一步损伤或玻璃体脱出。

8. 皮质注吸困难 常规白内障手术,皮质注吸相对简单。但晶状体不全脱位手术,有时皮质注吸比核处理更困难,尤其在360°悬韧带松弛或重度晶状体不全脱位手术中,因为没有核的支撑,一旦有负压,整个囊袋会吸引过来,囊袋皱成一团,无法皮质注吸。尽管有囊袋拉钩牵拉,但其对赤道部囊袋的整体牵拉毕竟有限。此时,可以边注入黏弹剂边注吸皮质或者暂时不吸皮质,等囊袋张力环植入后,再小心注吸皮质,但即便如此,部分皮质仍无法吸除干净,如切口下或囊袋脱位最大处等不易吸引的地方,可以使用水分离针头连接 5mL 注射器在黏弹剂下直接吸引皮质,效果也非常好(二维码 7-3-18)。

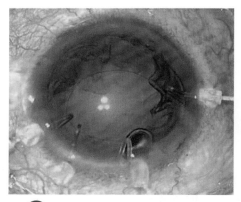

▶ 二维码 7-3-18 视频 皮质注吸困难

9. 后囊破裂(posterior capsular rupture,PCR) PCR 多发生在核较软或较硬的晶状体不全脱位手术中。

在超声乳化过程中,如果发生后囊破裂,有可能晶状体核落入眼后段,前房内灌注和快速流动的液体加剧了这一危险。后囊破裂的首要征象是前房突然加深,因为玻璃体从后囊破孔进入后房或前房。前囊环形撕囊的放射状撕裂可通过赤道部延伸到后囊。如果大部分的核尚未处理,囊膜就已经出现较大的破孔,应立刻在侧切口注入黏弹剂,停止超声乳化,将切口扩大,用晶状体圈套器取出核碎块,尽量减少对玻璃体的扰动或进一步损伤后囊;如果仅剩下很小一块核未处理,可以采用弥散性黏弹剂封堵后囊破孔,适当降低灌注瓶高度,采用全堵、低流量模式继续进行超声乳化。也可用辅助器械将核拨到瞳孔平面并放置在核后面,以防止其落入玻璃体内;还可将黏弹剂注入晶状体后面,使其向前浮起。如果核块已落入玻璃体,但在显微镜下能看见,熟悉后段手术的医生可以尝试后部辅助抬高法抬高核块,即平坦部穿刺切口,伸入虹膜铲或黏弹剂针头,也可先在核块下注入弥散性黏弹剂,抬高核块。也可直接用1mL注射器针头穿刺,抬高核块到前房,如核块已落入玻璃体腔深部,应避免此操作。

如在显微镜下看不到核块,无后段经验的医生可做非同轴前段玻璃体切除并取出周边部的皮质,随后在1~2周内由一位经验丰富的后段医生做经睫状体平坦部玻璃体切除术,清除核碎块。如熟悉后段手术的医生,可行角膜缘或角膜切口持续灌注,经睫状体平坦部做玻璃体切除术清除核碎块,再植入虹膜夹型IOL或经巩膜或虹膜缝线固定IOL(二维码7-3-19)。

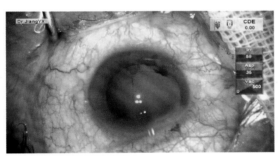

二维码7-3-19　视频　外伤性晶状体不全脱位术中后囊破裂的后房型IOL经巩膜缝线固定术

前段医生处理后脱位晶状体核块须遵循下列原则:核块看得见或易接近时可尝试取出;前段玻璃体切除处理脱出玻璃体;黏弹剂要清除干净,切口尽量缝合;术后根据情况及时应用糖皮质激素、非甾体抗炎药和降眼压药物。

如果抽吸皮质时后囊出现小裂隙,而玻璃体前界膜未破,应谨慎清除皮质而不扩大裂口。有些术者用黏弹剂稳定前房后,用撕囊镊将裂孔改成环形撕囊,避免其向赤道部进一步延伸,再用低灌注低抽吸负压清除周边部囊袋内的残余皮质,避免损伤玻璃体前界膜。有些术者在发生后囊破裂后,喜欢用双套管加注射器来清除皮质,可减轻灌注造成的压力。

如果后囊破口很大或玻璃体前界膜也破裂,建议做前段玻璃体切除术,有利于皮质清除及IOL植入,还可防止IOL或切口部位发生玻璃体黄斑牵拉。此时IOL植入有以下几种固定方法:①前房虹膜夹型IOL植入术;②后房型IOL经巩膜缝线固定术;③周边虹膜缝线固定后房型IOL植入术;④巩膜内IOL襻固定或胶粘术。

晶状体不全脱位患者植入MCTR后,后囊一期切开或联合前段玻璃体切除可能导致后囊破裂而不能在囊袋内植入IOL。故对于6岁以上或术前裂隙灯检查非常配合的晶状体不全脱位患者,术中后囊不予以处理;术后密切随访,尤其 1~3 个月内,如有后囊混浊迹象或轻度混浊,可行 Nd:YAG 激光后囊切开术。

　　总之,晶状体不全脱位超声乳化手术难度大,并发症较多。术前要充分预判术中可能会出现的各种并发症并做好预防措施和准备工作,术中小心操作,及时发现并处理并发症,才能获得最大程度的手术成功。

(蒋永祥)

参考文献

1. HOFFMAN RS,SNYDER ME,DEVGAN U,et al. Management of the subluxated crystalline lens. J Cataract Refract Surg,2013,39(12):1904-1915.
2. LI B,WANG Y,MALVANKAR-MEHTA MS,et al. Surgical indications,outcomes,and complications with the use of a modified capsular tension ring during cataract surgery. J Cataract Refract Surg,2016,42(11):1642-1648.
3. GROVE K,CONDON G,ERNY BC,et al. Complication from combined use of capsule retractors and capsular tension rings in zonular dehiscence. J Cataract Refract Surg,2015,41(11):2576-2579.
4. CIONNI RJ,OSHER RH. Management of profound zonular dialysis or weakness with a new endocapsular ring designed for scleral fixation. J Cataract Refract Surg,1998,24(10):1299-1306.
5. CIONNI RJ,OSHER RH,MARQUES DMV,et al. Modified capsular tension ring for patients with congenital loss of zonular support. J Cataract Refract Surg,2003,29(9):1668-1673.
6. PLAGER DA,PARKS MM,HELVESTON EM,et al. Surgical treatment of subluxated lenses in children. Ophthalmology,1992,99(7):1018-1021.
7. HAKIN KN,JACOBS M,ROSEN P,et al. Management of the subluxed crystalline lens. Ophthalmology,1992,99(4):542-545.
8. CREMA AS,WALSH A,YAMANE IS,et al. Femtosecond laser-assisted cataract surgery in patients with Marfan syndrome and subluxated lens. J Refract Surg,2015,31(5):338-341.
9. 陈佳惠,景清荷,蒋永祥. 晶状体不全脱位手术方法研究进展. 国际眼科纵览,2017,41(2):101-105.
10. 蒋永祥,卢奕. 晶状体不全脱位的手术治疗进展. 中国眼耳鼻喉科杂志,2017,17(2):88-91.
11. 陈佳惠,景清荷,缪爱珠,等. 飞秒激光联合 Cionni 张力环植入治疗外伤性晶状体不全脱位的有效性和安全性. 国际眼科杂志,2017,17(7):1323-1326.
12. 景清荷,张帆,高玮,等. 悬韧带异常的假性剥脱综合征性白内障手术时机和方法的选择. 中华实验眼科杂志,2017,35(7):617-621.
13. 陈佳惠,景清荷,唐雅婷,等. 囊袋拉钩联合 Cionni 改良囊袋张力环在马方综合征晶状体不全脱位手术中的应用. 中国眼耳鼻喉科杂志,2017,17(5):333-336.
14. 蒋永祥. 实用晶状体脱位手术. 北京:人民卫生出版社,2022.

第四节　屈光术后的白内障手术

　　随着角膜屈光手术的广泛开展,很多人选择了近视眼的手术治疗,包括放射状角膜切开、准分子激光治疗甚至飞秒激光手术等,这些人中有一部分已经进入了白内障的手术年龄,由于角膜曲率发生改变,人工晶状体的度数容易出现误差,成为这部分患者白内障手术的难度之一。此外,屈光术后的白内障手术方法也与常规白内障手术不同,本节将加以阐述。

一、角膜激光手术影响人工晶状体屈光力计算的因素

1. 角膜屈光力 近视角膜激光手术主要通过切削角膜前部基质改变角膜的屈光力,这同时造成了角膜前表面曲率半径的改变,而后表面变化甚微,这种变化导致 2 个数值的改变:①SimK 与全角膜屈光力不符;②前、后表面曲率半径比值降低。此外,由于个体差异、角膜生物力学、激光切削方式与参数、年龄等因素,激光术后角膜屈光力可能出现波动或持续变化(图 7-4-1)。

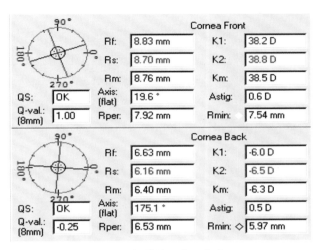

图 7-4-1 屈光手术后角膜前后表面曲率

2. 角膜屈光指数 目前计算 IOL 屈光力主要采用 SimK,该数值来自角膜曲率仪,该类设备基于 Gullstrand 模型眼,再通过公式计算获得 SimK。角膜激光术后,由于其前表面曲率半径的改变,导致前、后表面固定关系改变,屈光指数也随之发生变化,因此,不再适合 Gullstrand 模型眼的测量原理,测量结果便出现误差。

3. 有效 IOL 位置(ELP) 角膜激光手术后若采用直接测量或修正后的角膜屈光力进行有效 IOL 位置的估算都是不正确的,因为理论上,虽然激光术后角膜前表面发生了变化,但角膜后表面形态基本不会改变,即前房深度(ACD)或者相关的有效 IOL 位置基本也不会变化。因此,除了进行角膜屈光力的修正,在选择特定 IOL 公式的时候也要优化有效 IOL 位置。

4. IOL 屈光力计算公式的选择 角膜激光术后 IOL 计算时,若选择常规公式,需要考虑两方面:一是修正角膜屈光力,二是修正 ELP。其中 Holladay 1、SRK/T、Hoffer Q 和 Holladay 2 公式中 ELP 与角膜屈光力有关,选择上述公式时需要修正有效 IOL 位置,即 Double-K 法。

此外,目前已发布专门计算 PRK/LASIK 等手术后 IOL 屈光力的公式,如 Haigis-L、Barrett True-K、Shammas PL 和 FY-L 等,该类公式无须对角膜屈光力及 A 常数优化,可直接带入所需数据进行计算。

二、角膜屈光力修正及替代方法

根据是否有角膜激光手术前的临床资料,可分为临床病史法和无临床资料法两大类,其

中无临床资料法可再分为依赖角膜屈光力法和非依赖角膜屈光力法。分类介绍如下。

1. 临床病史法　临床病史法（clinical history method，CHM）于 1989 年由 Guyton 和 Holladay 最早提出，主要根据患者角膜屈光手术前、后屈光状态的改变计算术后角膜屈光力，公式如下：K= 术前角膜屈光力 +（术前屈光度数 – 术后屈光度数），其中 K 值为角膜屈光术后角膜屈光力，术前、术后屈光度数以等效球镜（spherical equivalent refraction，SEQ）表示，计算时需要将眼镜平面 SEQ 转化为角膜平面 SEQ。

临床病史法需要角膜激光手术前的临床资料，但是大部分患者会遗失相关资料，更为重要的是随着时间的推移，部分患者会出现角膜形态的改变，角膜屈光力、验光度数也都可能发生改变，依据原有的临床资料并不可靠。因此，临床病史法已不是临床首选及金标准。

2. 无临床资料法　随着越来越多的临床资料分析总结、角膜屈光力测量设备的更新，目前已发表大量无需角膜激光术前资料的计算公式，该类公式方法简单、易用，临床常用的方法如下。

无晶状体眼验配法：该方法不依赖角膜屈光力和眼轴长度（AL），直接根据无晶状体眼的验光结果换算 IOL 度数，可在术中验光并植入 IOL，亦可术后验光二期植入 IOL。由于研究人群及验光方法的差异，换算公式存在不同，以下三个公式可供参考（表 7-4-1）。

表 7-4-1　不同研究无晶状体眼等效球镜与 IOL 度数换算公式

作者	适用人群	换算公式 /D	SEQ 来源
Ianchulev 等	正常人群及 LASIK 术后患者	IOL=2.014 49×SEQ	电脑自动验光
Mackool 等	LASIK 术后患者	IOL=1.75×SEQ	主觉验光
Leccisotti	高度近视人群	IOL=0.07×SEQ^2+1.27×SEQ+1.22	电脑自动验光

此外，在国外术中使用波前像差仪（ORA）计算 IOL 度数的方法被广泛关注和研究，如将 ORA 与手术显微镜连接，在术中摘除晶状体后，进行直接无晶状体眼的像差测量，获得 IOL 度数，操作便捷。

光线追迹法：光线追迹法是指在实际处理光学系统成像问题时，将 Snell 定律准确地应用于每一个折射面，通过追踪与光学介质表面发生交互作用的光线从而得到光线传播路径的方法。它将光学系统中每个组成单位的表面形状、厚度、屈光指数以及入射光线的角度等详细信息均加入光线路径的计算中，光线追迹法在消除角膜曲率半径误差、角膜屈光指数误差、IOL 度数计算公式误差方面都有着明显优势。基于 Scheimpflug 原理的角膜分析仪，如 Pentacam、Galilei、Sirius 三维角膜地形图，可以测量各种角膜生物参数，同时提供光线追迹法测算 IOL 度数公式，亦可用于角膜激光术后。

角膜屈光力的修正公式：由于角膜激光手术主要导致角膜屈光力的改变，因此修正角膜屈光力是主要的研究方向，临床也出现了许多相关公式，根据修正方法可分为回归公式法、前表面屈光力 + 后表面屈光力法、真实角膜屈光力法等。

（1）回归公式法：主要是通过对角膜激光术前、术后的 SimK/ 角膜曲率半径或真实角膜屈光力、等效球镜等参数进行回归分析得出回归方程，临床结果证明此类公式具有较高的准确性。

（2）前表面屈光力 + 后表面屈光力法：该方法首先是利用 SimK 测算原理反向推导真实角膜前表面屈光力。由于目前绝大部分 IOL 屈光力计算公式均由 SimK 演变而来，所以该类方法与目前 IOL 计算公式更搭配。Hu 等的 Actual K_{a+p} 方法临床结果显示 80% 的患者术后屈光误差≤0.50D，100% 的患者误差≤1.00D。目前可以直接测量角膜后表面曲率半径或屈光力的设备有 Pentacam、Orbscan Ⅱ 及 Sirius 等。

（3）真实角膜屈光力法：真实角膜屈光力可利用厚透镜理论，采用高斯公式进行计算。Borasio 等于 2006 年发表 BESSt 公式，该公式将 Pentacam 测算的角膜前、后表面曲率半径及角膜厚度代入高斯公式获得真实角膜屈光力，其临床结果显示，46.2% 的患者白内障术后屈光误差≤0.50D，100% 的患者误差≤1.00D。目前，Pentacam 眼前节分析仪和前节光学相干断层扫描（OCT）（RTVue）等设备可以直接测量角膜前、后表面曲率半径，并根据不同计算原理给出不同的角膜屈光力，如等效角膜屈光力、净角膜屈光力和总角膜屈光力。

三、常用角膜激光术后人工晶状体计算公式简介

前面所述的公式中除了无晶状体眼验配法和光线追迹法，其他均只是对角膜屈光力的修正；但对于部分 IOL 屈光力计算公式，还需要修正 ELP，目前最常用的是 Double-K SRK/T 公式。其他完整和直接用来计算的公式及获取途径，具体阐述如下。

1. Double-K SRK/T 公式　Aramberri 在 2003 年发表了 Double 法，即 Double-K SRK/T 公式，该公式需要角膜激光术前病史资料，即用术前模拟角膜屈光力修正 ELP。

2. Shammas-PL 公式　由 Shammas 等在 2007 年发表，该公式不需要角膜激光术前病史资料。也无需角膜 K 值来计算 ELP。

3. 网络公式　前面所述方法大部分可通过网络免费获得，如美国白内障和屈光手术协会（ASCRS）网站提供了 14 个计算公式。由于公式的原理不同，使用时应严格按照说明填入数据。网站也会根据数据给出相应的计算结果和平均值。

4. 常用生物测量设备内置公式　目前，大部分生物测量设备上均有角膜激光手术后 IOL 屈光力计算公式，在眼轴和角膜屈光力等测量结果出来后，可选择相应公式直接获得测算数据。

（刘　洋）

参考文献

1. CHEN X，YUAN F，WU L. Metaanalysis of intraocular lens power calculation after laser refractive surgery in myopic eyes. J Cataract Refract Surg，2016，42（1）：163-170.

2. FRAM NR,MASKET S,WANG L. Comparison of intraoperative aberrometry,OCT-based IOL formula, Haigis-L,and masket formulae for IOL power calculation after laser vision correction. Ophthalmology,2015, 122(6):1096-1101.
3. SAVINI G,HOFFER KJ,RIBEIRO FJ,et al. Intraocular lens power calculation with ray tracing based on AS-OCT and adjusted axial length after myopic excimer laser surgery. J Cataract Refract Surg,2022,48(8): 947-953.
4. CANOVAS C,VAN DER MOOREN M,ROSÉN R,PIERS PA,et al. Effect of the equivalent refractive index on intraocular lens power prediction with ray tracing after myopic laser in situ keratomileusis. J Cataract Refract Surg,2015,41(5):1030-1037.
5. LI H,NAN L,LI J,SONG H. Accuracy of intraocular lens power calculation formulae after laser refractive surgery in myopic eyes:A meta-analysis. Eye Vis(Lond),2020,7:37.
6. KANG BS,HAN JM,OH JY,et al. Intraocular lens power calculation after refractive surgery:A comparative analysis of accuracy and predictability. Korean J Ophthalmol,2017,31(6):479-488.

第五节　小眼球白内障手术

真性小眼球是一种眼球发育缺陷导致的眼球体积显著缩小,通常不合并其他眼部畸形或全身系统性疾病,多为双侧发病。关于真性小眼球眼轴应该小于多少,目前国际尚未统一,但常以眼轴 <20.5mm 为标准。相比于正常眼,真性小眼球患者眼球前后径明显缩短,横径及角膜直径较正常小,而晶状体体积却正常,具有短眼轴、浅前房、较大的晶状体容积占比、较厚的脉络膜和巩膜等解剖特点,临床中常以继发性闭角型青光眼为首发诊断入院。其临床表现往往比普通闭角型青光眼更重,且进展更迅速,药物、激光手段难以长期有效控制其进展,常须进行手术治疗。

真性小眼球的白内障手术尤其具有挑战性。由于其特殊的解剖特点,其术中和术后并发症发生率高,如恶性青光眼、脉络膜渗漏、视网膜脱离、黄斑囊样水肿、爆发性脉络膜上腔出血等,因此对于小眼球患者的超声乳化手术,亟需我们寻找更安全、更有效的手术方式。

一、操作技巧基础

1. 维持前房稳定是小眼球白内障超声乳化手术的关键　稳定的前房有赖于术者细致的操作(见后文)、稳定的眼压维持系统及合适的超声乳化参数设定。对于真性小眼球患者,我们推荐采用带有眼压监测及动态补偿的主控液流系统,实时调节眼内灌注以维持眼压稳定。同时,有别于普通白内障超声乳化手术的高灌注压设定,小眼球患者宜选取 30mmHg 左右或略高于患眼术前眼压水平的灌注压,将手术带来的眼压波动降至最低。

2. 真性小眼球的人工晶状体选择　真性小眼球所有患眼均存在高度远视性屈光不正,球镜度为 +8.00~+25.00D 或更高。研究表明,大多数真性小眼球术后屈光度不能达到白内障术后目标屈光度的 1D 以内,这与现有生物测量技术误差和 IOL 计算公式对眼轴极短患者的计算局限性有关。小眼球通常须使用定制的高屈光力人工晶状体,也曾有学者建议使用 piggyback 人工晶状体以增加人工晶状体的屈光度,但考虑到其前节的拥挤及悬韧带松弛常于术后出现较为严重的并发症,如恶性青光眼、人工晶状体夹持、角膜内皮失代偿等,现多不推荐在睫状沟植入人工晶状体。

3. 真性小眼球超声乳化联合术式选择　　单纯超声乳化手术常难以改变小眼球异常的解剖构型,尤其对于合并继发性闭角型青光眼的患者,应针对性联合进行抗青光眼手术。结合真性小眼球的解剖生理特征,针对性预防常见手术并发症,我们可将小眼球手术设计分为四个模块。

(1)模块一:白内障超声乳化吸除 + 人工晶状体植入解决小眼球前节拥挤;真性小眼球眼轴轴长缩短,但晶状体大小多正常,增大的晶状体容积占比使得前节极为拥挤。摘除晶状体可大大增加前节空间,也为后续抗青光眼手术提供更大的前房空间。

(2)模块二:根据房角功能及视神经损害的程度评估,选择房角分离术(goniosynechialysis,GSL)或微小切口青光眼手术(minimally invasive glaucoma surgery,MIGS)或滤过性手术;对于合并房角关闭但暂无视神经损害 / 损害较轻的患者联合行房角分离术,由于小眼球患者常伴有眼部筋膜组织增厚,传统小梁切除术失败率高,而小眼球眶容积并不小,后部巩膜上间隙较大,因此对于合并较重视神经损害的患者推荐 Ahmed 引流阀(Ahmed glaucoma valve,AGV)植入术为其滤过性手术首选。

(3)模块三:对于前房极浅和既往有恶性青光眼病史的患者,行虹膜-悬韧带-玻璃体前界膜-玻璃体切除术(iridozonulohyaloidovitrectomy,IZHV),通过贯通前后节,适度减容玻璃体,预防恶性青光眼。

(4)模块四:对于眼轴 <18mm 或既往有葡萄膜渗漏病史的患者,考虑联合行预防性巩膜开窗术,眼轴 <16mm 行双象限巩膜开窗,它被认为是术中或术后脉络膜上腔积液的流出途径。

二、操作技巧精解

1. 一般选择全麻手术,有利于保持术中患者血压平稳,避免术中紧张导致的脉络膜膨胀。对于心理素质较好、眼轴不是特别短的患者可选择球后麻醉。

2. 手术野的暴露　　规范消毒铺巾,放置开睑器后使得手术贴膜完全包裹隔离睫毛,用 5% 聚维酮碘浸泡结膜囊。调整显微镜倍率与焦距使整个角膜尽量充满视野,对焦起初以能看清角膜和前囊平面为准,在手术全程中,须及时调整显微镜焦距获得所需的景深范围,保证术野清晰。

3. 切口的制作　　根据患者条件和医师的习惯,主切口可以选择巩膜隧道切口、透明角膜切口或角膜缘切口。由于小眼球患者多睑裂小、眼窝深,更适宜选择颞侧水平主切口(主刀医师位于患者颞侧)避免眶骨与鼻梁对手术操作的影响。术中前房的稳定对小眼球白内障超声乳化手术尤为关键,因此建议制作小而长的透明角膜切口。选用 2.2mm 角膜穿刺刀制作矩形主切口,并严格选用与之匹配的超声乳化头及套帽,减少灌注液及黏弹剂自切口流出,同时也可避免虹膜脱出。对于弹性差、易反复脱出的虹膜,可在主切口下穿刺放置一枚虹膜拉钩避免主切口处虹膜脱出(图 7-5-1)。用 15° 穿刺刀制作侧切口,其方向与主切口成 90° 夹角,切口大小以术中不渗漏也不影响辅助器械活动为准。

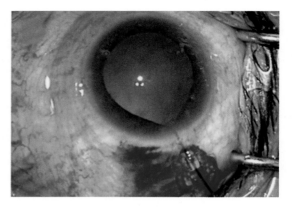

图 7-5-1　在主切口下放置虹膜拉钩避免虹膜反复脱出

4. 连续环形撕囊　小眼球患者前房多较浅,建议选用支撑力强的黏弹剂形成前房。内聚性黏弹剂相较于弥散性黏弹剂可更有效地维持前房形态,增大操作空间,压平前囊。连续环形撕囊是超声乳化手术成功的关键,前房极浅的患者可使用截囊针起瓣甚至截囊针撕囊,有条件者可选择 23G 撕囊镊,其在极浅的前房内撕囊更好操作,避免对切口的压迫导致黏弹剂外流、前房消失。必要时补充黏弹剂平衡晶状体、玻璃体向前房的正向压力,在撕囊过程中,若囊膜瓣重叠或根部难以分辨,可使用黏弹剂将囊膜瓣立起,暴露根部,用撕囊镊精确夹取后完成连续撕囊。然而,要避免黏弹剂过度填充前房,虽然多量的黏弹剂可以提供更大的操作空间,但在后续超声乳化过程中黏弹剂的突然消失更有可能带来前房明显塌陷。

5. 水分离　将针头置于晶状体囊膜与皮质之间,轻轻挑起前囊,缓缓注水,轻压迫核块,使水波流入整个囊膜与皮质间隙,可多钟点注水以保证水分离完全。在分离过程中,应避免往囊袋内一次性注入过多水造成囊袋阻滞或悬韧带损伤。

6. 超声乳化与皮质吸除　超声乳化过程中前房的稳定是小眼球白内障手术成功的核心(劈核与超声乳化技术操作详见相关章节描述)。除了前述的超声乳化参数设定以维持稳定的前房,避免房水迷流,超声乳化过程中核块的处理及液流的控制对避免浪涌的发生至关重要,因此对术者是一个挑战。要特别注意的是从眼内撤出超声乳化 I/A 头前,应通过侧切口注入黏弹剂或灌注液,始终维持前房形态,这对稳定眼压十分重要。

7. 人工晶状体植入　吸净皮质后,囊袋内注入适量黏弹剂,将折叠式人工晶状体经其专用的推注系统植入眼内,调整人工晶状体正位。在植入人工晶状体后吸除黏弹剂时,应先吸净人工晶状体后黏弹剂再吸人工晶状体前黏弹剂,避免因前房黏弹剂快速清除而出现前房消失,也不利于人工晶状体后黏弹剂的清除。

8. 房角分离术　在植入人工晶状体后,用卡巴胆碱缩瞳,使用黏弹剂钝性分离关闭的房角,建议使用术中房角镜实时观察,记录房角分离后房角开放的范围,与术前、术后对比随访。分离动作宜轻柔,尽量不用器械骚扰虹膜。

9. Ahmed 引流阀植入术 虽小眼球患者眼轴轴长短，但其眶内空间并无明显减小，可有充足的引流盘植入空间。先用黏弹剂支撑前房，在制作结膜瓣时，由于小眼球患者筋膜多增生肥厚，眼前部筋膜与巩膜结合紧密，而后部筋膜疏松，推荐制作角膜缘后 8mm 以穹窿为基底的结膜切口，分离筋膜及 Tenon 囊，止血并暴露巩膜表面，用 6-0 多股绞合丝线将引流盘固定于角膜缘后 10mm 巩膜表面，在角膜缘后制作 4mm×4mm 约 1/3~1/2 巩膜厚度的巩膜瓣及 4mm 巩膜隧道，使得引流管依次穿过巩膜隧道、巩膜瓣进入前房，方向与虹膜平行。

10. IZHV 预防恶性青光眼 通常在上下方做 IZHV 切口（图 7-5-2），在植入人工晶状体后，将人工晶状体襻转至水平方向，使用卡巴胆碱缩瞳，黏弹剂支撑前房形成稳定的操作空间，用 23G 玻璃体切割头从上方或下方（无人工晶状体襻的位置）自虹膜根部依次向下切开虹膜-悬韧带-玻璃体前界膜，并切除部分前部玻璃体（图 7-5-2），在穿通前界膜时可有一定的"突破感"，在咬切虹膜时，玻璃体切割头可朝下，在咬切悬韧带和玻璃体前界膜时玻璃体切割头应朝向眼球中央，避免损伤睫状体和周边视网膜。

11. 预防性巩膜开窗 / 巩膜切除术 常选择颞下象限行巩膜开窗，须双象限时可选择颞下、鼻下象限。沿角膜缘剪开结膜及筋膜，止血并清晰暴露巩膜表面，在距角巩膜缘 5~8mm 两条直肌间制作浅层巩膜瓣（1/2 巩膜厚度，3~4mm 宽），在浅层巩膜瓣下做 2mm×2mm 深层巩膜瓣暴露脉络膜，可在巩膜切口边缘灼烧以防止瘢痕组织粘连，切除深层巩膜瓣，10-0 尼龙线缝合浅层巩膜瓣（图 7-5-3）。对于出现严重葡萄膜渗漏的患者可酌情联合单或多象限全层巩膜切除术，合并视网膜渗漏的患者还须使用眼内电凝笔行脉络膜切开放液。

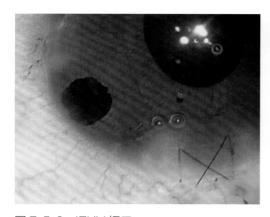

图 7-5-2 IZHV 切口

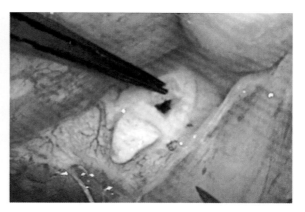

图 7-5-3 制作浅层巩膜瓣，瓣下行巩膜开窗暴露脉络膜

三、专家经验分享

1. 真性小眼球存在内在高炎症素质 小眼球患者持续高眼压后常有瞳孔后粘连，其房角粘连分离相较于普通原发性闭角型青光眼（PACG）易出血，术后前房常形成渗出膜，均提

示小眼球患者具有高炎症素质。较重的眼部炎症不但会增加术中并发症的风险,在术后也更易出现眼压升高、炎性渗出、出血。因此我们建议小眼球患者在排除药物禁忌证后,须术前5~7天开始全身激素抗炎治疗(口服醋酸泼尼松片),并在术后继续采用局部+全身激素抗炎(地塞米松点眼+口服醋酸泼尼松片),并根据眼部炎症情况逐步减量。对于眼压高的患者,须术前口服乙酰唑胺或静脉滴注甘露醇降低眼压。

2. **麻醉方式的选择**　真性小眼球常伴随涡静脉压升高,涡静脉系统引流受阻,若术中存在不可控的眼压增高会大大增加手术风险。因此在麻醉方面,我们通常推荐全身麻醉,可更有效地避免术中疼痛或情绪性刺激带来的血压及眼压升高。眼轴不太短、心理素质好的患者可选择球后阻滞麻醉而非表面麻醉。在体位上,推荐患者采用头高脚低体位,以降低巩膜上静脉压。

3. 绝大多数真性小眼球的白内障手术须联合玻璃体切除才能有效避免术后恶性青光眼等并发症。由于真性小眼球眼轴短,其睫状体平坦部发育异常,常伴随平坦部位置前移,锯齿缘位置不明确,传统的平坦部入路玻璃体切除面临着极大的风险,如果行平坦部玻璃体切除只能选择角膜缘后1.5~2mm入路,正确选择切口位置极具挑战,也将面临更高的医源性视网膜裂孔风险,因此我们不常规推荐进行后入路玻璃体切除。IZHV切口作为前部玻璃体切除入路,可更安全地进行玻璃体减容。

4. 真性小眼球因其独特的眼部解剖结构异常易并发葡萄膜渗漏综合征(uveal effusion syndrome,UES),任何降眼压治疗尤其是眼内手术都可能导致顽固的UES,严重影响患者的视力预后,且极易复发,反复的葡萄膜渗漏可能使前房进一步变浅或加重眼部炎症。而对真性小眼球的任何眼部治疗都有可能导致顽固性UES,因此,针对UES的预防性及治疗性手术也是真性小眼球继发闭角型青光眼手术治疗的重要模块之一。在组织学上,学者们认为真性小眼球巩膜胶原束排列紧密导致涡静脉压升高,阻碍了涡静脉系统的引流,引起脉络膜液体的聚集,而行巩膜开窗/切除术和涡静脉减压术可有效减少脉络膜渗漏及其他并发症的发生,手术后脉络膜上腔液体可很快自行吸收。

总之,虽然小眼球患者的手术治疗仍须探索,但科学模块化是手术设计的关键,综合考虑一系列问题,把握好每一个手术细节,就能化繁为简,更安全、更有效地完成这类具有挑战的超声乳化手术。

(范志刚)

参考文献

1. STEWART DH,STREETEN BW,BROCKHURST RJ,et al. Abnormal scleral collagen in nanophthalmos. An ultrastructural study. Arch Ophthalmol,1991,109(7):1017-1025.
2. YANG N,JIN S,MA L,et al. The pathogenesis and treatment of complications in nanophthalmos. J Ophthalmol,2020,2020:6578750.
3. STEIJNS D,BIJLSMA WR,VAN DER LELIJ A. Cataract surgery in patients with nanophthalmos.

Ophthalmology,2013,120（2）:266-270.

4. RELHAN N,JALALI S,PEHRE N,et al. High-hyperopia database,part I:Clinical characterisation including morphometric（biometric）differentiation of posterior microphthalmos from nanophthalmos. Eye（Lond）, 2016,30（1）:120-126.

5. DAY AC,FOSTER PJ,STEVENS JD. Accuracy of intraocular lens power calculations in eyes with axial length <22.00mm. Clin Exp Ophthalmol,2012,40（9）:855-862.

6. VARMA DK,BELOVAY GW,TAM DY,et al. Malignant glaucoma after cataract surgery. J Cataract Refract Surg,2014,40（11）:1843-1849.

7. RAJENDRABABU S,BABU N,SINHA S,et al. A randomized controlled trial comparing outcomes of cataract surgery in nanophthalmos with and without prophylactic sclerostomy. Am J Ophthalmol,2017,183: 125-133.

8. HUANG W,CHEN S,GAO X,et al. Inflammation-related cytokines of aqueous humor in acute primary angle-closure eyes. Invest Ophthalmol Vis Sci,2014,55（2）:1088-1094.

9. OHKITA T,EMI K,TOYODA E,et al. Efficacy of vitreous surgery for uveal effusion syndrome. Nippon Ganka Gakkai Zasshi,2008,112（5）:472-475.

03 |第三篇|
术后处理

第八章　术后用药

第一节　抗炎和预防感染

眼内炎是白内障术后一种少见但十分严重的并发症,近年来,随着手术器械的更新、显微手术技术和消毒技术的不断提高,以及抗生素的规范化应用管理、各种眼科检查仪器和实验室检测水平的不断提高,白内障术后眼内炎的发生率已大大下降。眼内炎按病因分为外源性、内源性和非感染性,以外源性为主要致病因素。白内障术后,其发病率为 0.012%~0.053%,各级医院由于医疗水平不

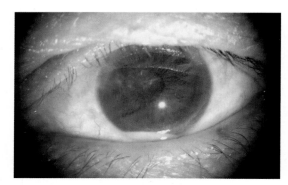

图 8-1-1　眼内炎前房积脓

同,差别较大。对于白内障术后,眼内炎预防和及早发现、及早治疗极为重要(图 8-1-1)。

一、围手术期局部使用抗生素

围手术期局部使用抗生素是预防眼内炎的重要措施之一,术前建议使用氟喹诺酮类和氨基糖苷类等广谱抗生素滴眼液。由于氟喹诺酮类抗生素眼内穿透性强,故建议围手术期采用氟喹诺酮类抗生素滴眼液,常规术前连续使用 3 天,每天 4 次,术前 1 天可进行 1 小时一次,睡前停药,术后建议使用抗生素滴眼液 1~2 周,每天 4 次。

二、术前结膜囊聚维酮碘消毒

聚维酮碘结膜囊消毒已从白内障摘除手术的预防措施提升为医疗标准,建议术前使用 5%~10% 的聚维酮碘消毒结膜囊 3 分钟以上。若为聚维酮碘禁忌证患者,可使用 0.05% 的氯己定代替。使用时尚须关注患者是否存在眼表问题,如角膜上皮损伤、干眼等,可使用 1% 或低于 5% 的聚维酮碘消毒结膜囊。

三、术前非甾体抗炎药物的应用

非甾体抗炎药物在围手术期使用可通过抑制环氧合酶生成前列腺素和 / 或抑制脂氧合

酶产生白三烯，从而防止白内障术中瞳孔缩小，减轻眼胀或疼痛等不适，抑制白内障术后眼前段炎症反应，预防和治疗白内障术后黄斑囊样水肿。

四、术中前房内抗生素的应用

有研究表明，术中前房内使用 10g/L 的头孢呋辛 0.1mL 是预防白内障摘除术后眼内炎的有效方法，可大大降低术后眼内炎的发生率。当对头孢类抗生素过敏时，可考虑注射 1g/L 莫西沙星 0.1mL 或 5g/L 莫西沙星 0.05mL，也可采用 0.1g/L 万古霉素前房内注射。值得注意的是，在使用较高浓度万古霉素时，有发生出血性梗死性视网膜血管炎的可能。

五、术后糖皮质激素的应用

糖皮质激素通过抑制磷脂酶 A2 产生花生四烯酸，减少前列腺素和白三烯的产生，从而发挥较强的抗炎作用，还可抑制多种炎症反应因子的产生，是眼科较常用的抗炎药物。选用原则应结合药物的有效性和安全性，包括抗炎效能、穿透性和房水优效浓度，也要兼顾长期局部和全身使用的副作用。

六、术后发生眼内炎时须采取的措施

1. 视力、视功能及眼底的检查。
2. 裂隙灯显微镜、眼前段照相、眼 B 超检测及全身检查，包括血白细胞计数、C 反应蛋白等。
3. 细菌培养和药物敏感试验，怀疑厌氧菌应进行厌氧菌培养，采集标本可为前房水或玻璃体液，有条件的机构可行细菌特异性聚合酶链反应（PCR）检测，提高检出率（图 8-1-2、图 8-1-3）。

	多重		细菌名称	结果描述	菌落计数	培养条件	培养天数	阴阳性	检出率	产酶株
1	☐		铜绿假单胞菌	阳性	90%			阳性		

阳性结果

	代码	抗生素	英文	结果	KB值	KB参考值	MIC值	MIC参考	MID值
1	an	阿米卡星	Amikacin	敏感			<=2		
2	cip	环丙沙星	Ciprofloxacin	敏感			<=0.25		
3	mem	美罗培南	Meropenem	耐药			>=16		
4	tzp	哌拉西林/他唑巴坦	Piperacillin-tazobactam	敏感			16		
5	TCC	替卡西林/克拉维酸	Ticarcillin-clavulanic acid	耐药			>=128		
6	fep	头孢吡肟	Cefepime	敏感			8		
7	sfp	头孢哌酮/舒巴坦	Cefoperazone/Sulbactam	中介			32		
8	taz	头孢他啶	Ceftazidime	敏感			2		
9	tob	妥布霉素	Tobramycin	敏感			<=1		
10	imi	亚胺培南	Imipenem	耐药			>=16		
11	cs	黏菌素	Colistin	中介			<=0.5		
12	lev	左氧氟沙星	Levofloxacin	敏感			1		

图 8-1-2　细菌培养及药物敏感试验结果回报

			白假丝酵母菌	阳性	▼		阳性
▶2	□	■					

阳性结果

	代码	抗生素	英文	结果	KB值	KB参考值	MIC值	MIC参考	MID值	MID参考
▶1	5FC	5-氟胞嘧啶	5FC	---			<4			
2	AMB	两性霉素B	AMB	---			<0.5			
3	FCA	氟康唑	FCA	敏感			<1	2~8		
4	ITR	伊曲康唑	ITR				<0.125			
5	vrc	伏立康唑	voriconazole	敏感			<0.06	0.125~1		

图 8-1-3　真菌培养及药物敏感试验结果回报

4. 根据不同阶段采取不同的治疗方案,密切观察,4~6 小时观察一次,对于病情进展迅速者,需 2 小时观察一次病情,可采取前房抗生素灌洗和玻璃体内药物注射,必要时行玻璃体切除手术。首选 10g/L 万古霉素 0.1mL 和 20g/L 头孢他啶 0.1mL 联合注射。若患者对头孢菌素类抗生素过敏,可选用庆大霉素、阿米卡星等药物替代。玻璃体腔内还可注射少量糖皮质激素(地塞米松 0.4mg)以减轻炎性反应。

(刘　洋)

参考文献

1. 叶剑. 白内障摘除手术后感染预防中值得关注的问题. 中华眼科杂志,2017,53(11):805-809.
2. 中华医学会眼科学分会白内障及人工晶状体学组. 我国白内障摘除手术后感染性眼内炎防治专家共识(2017 年). 中华眼科杂志,2017,53(11):810-812.
3. 中华医学会眼科学分会白内障与及人工晶状体学组. 我国白内障术后急性细菌性眼内炎治疗专家共识(2010 年). 中华眼科杂志,2010,46(8):764-765.
4. RAHMANI S,ELIOTT D. Postoperative endophthalmitis:A review of risk factors,prophylaxis,incidence,microbiology,treatment,and outcomes. Semin Ophthalmol,2018,33(1):95-101.
5. BISORCA-GASSENDORF L,BODEN KT,SZURMAN P,et al. Postoperative endophthalmitis im spiegel der literatur postoperative endophthalmitis- a review of literature. Ophthalmologe,2021,118(3):210-218.
6. CLARKE B,WILLIAMSON TH,GINI G,et al. Management of bacterial postoperative endophthalmitis and the role of vitrectomy. Surv Ophthalmol,2018,63(5):677-693.

第二节　干眼预防

一、干眼与白内障手术相关性干眼的定义

干眼是一类常见的由多因素引起的慢性眼表疾病,以泪膜稳态失衡为特点,通常伴有泪膜不稳定、泪液渗透压升高、眼表炎性反应、组织损伤以及神经感觉异常等症状。白内障摘除术后出现的干眼称为白内障手术相关性干眼,包括术前即存在而术后加重的干眼以及术

后新出现的干眼两种类型。因术后一系列的不适症状和 / 或视功能障碍等原因,白内障手术相关性干眼被认为是引起患者满意度下降的白内障摘除术后常见并发症之一。

二、白内障超声乳化术对干眼的影响与机制

在各类白内障手术相关性干眼中,非复杂性的白内障超声乳化吸除术其术后干眼发生率约为 9.8%。术后 1 天即可出现相应干眼症状,约 1 周时达到高峰期,通常 1 个月后可逐渐缓解。其症状表现为术眼干涩、烧灼感、异物感、畏光、流泪、眼红、视力波动等,多数患者的症状表现为轻、中度,重者甚至会影响术后视力。体征上也与非术眼手术相关性干眼无明显差异,表现为:泪膜破裂时间(breakup time,BUT)缩短、角膜荧光染色阳性、泪液分泌量减少、泪膜脂质层变薄以及角膜知觉减退等。但常规裂隙灯显微镜检查,眼前节多无明显异常。白内障超声乳化手术源性干眼是由多因素导致的,其具体的发病机制主要包括以下几点。

1. **手术操作引起的角膜机械损伤与感觉神经破坏**

(1)在白内障超声乳化手术过程中手术器械(如开睑器)的使用易损伤结膜组织,导致结膜杯状细胞密度下降,继而造成黏蛋白分泌量减少。另外,手术也会影响睑缘和睑板腺的功能,引起脂质分泌减少,最终导致泪膜稳定性下降。

(2)角膜切口是引起术后干眼的重要原因,因透明角膜切口会破坏角膜神经丛的完整性,使切口周围神经纤维中的神经递质转运受到阻碍,从而导致角膜知觉降低、瞬目频率减少、泪液蒸发增加;同时,泪液分泌量也会减少。此外,切口所致的角膜不平整使得泪膜稳定性变差,BUT 缩短。

2. **眼表炎症反应加重**　在白内障超声乳化手术过程中因损伤眼表上皮组织而诱发炎症反应,使其释放的促炎症介质与炎症因子明显增多,致使泪液渗透压和电解质的量发生改变,造成泪液和脂质分泌减少,加重干眼。同时,眼表的炎症反应又会引起活性氧分子的量显著增加,继而使泪液脂质层和眼表神经受到损伤,形成恶性循环。

3. **手术过程中的损伤和围手术期用药**　手术过程中不仅显微镜的长时间照射能够造成角膜表面灼伤,超声乳化产生的热量同样会对眼表造成破坏,眼表暴露时间过长也会影响泪膜的稳定性。围手术期的用药,如术前聚维酮碘冲洗可能会造成角膜损伤,将其稀释至质量分数 5% 可有效降低其损伤。含有防腐剂的滴眼液、非甾体抗炎药、糖皮质激素等的使用也会产生角膜毒性,对眼表上皮细胞造成影响,使泪膜稳定性降低。

4. **其他**　术前已存在的睑板腺功能障碍(Meibomian gland dysfunction,MGD)、角膜神经异常等眼表损害,既往有变态反应史、干燥综合征(Sjögren's syndrome,SS)、糖尿病等系统性疾病以及心理健康异常等因素都是术后干眼发生的危险因素。

三、白内障手术相关干眼的检查

1. **常规裂隙灯显微镜检查**　通过裂隙灯显微镜对患者的眼表状态进行综合评估,判断

干眼程度。重点观察以下几项：①睑缘，观察睫毛是否清洁、睑板腺的连续性及开口是否通畅、睑板腺分泌是否正常、毛细血管的形态等。②泪河高度，可直接在裂隙灯显微镜下观察也可在结膜囊内滴入荧光素后观察（图 8-2-1）。近些年新兴的红外光照技术以及光学相干断层扫描（optical coherence tomography，OCT）技术能够提高泪河高度测量的准确性与稳定性。泪河高度 >3mm 为正常，干眼患者的泪河高度通常 <0.2mm，但确诊干眼须结合其他检查结果。③角膜，可应用荧光素染色重点观察角膜上皮的完整性（图 8-2-2），以及是否存在其他病变表现。④结膜，观察结膜有无充血水肿、有无炎症表现以及是否存在荧光素染色阳性等体征。

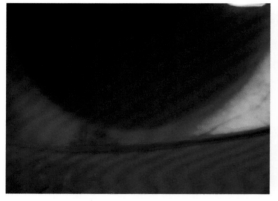

图 8-2-1 结膜囊内滴入荧光素后在裂隙灯下观察泪河高度

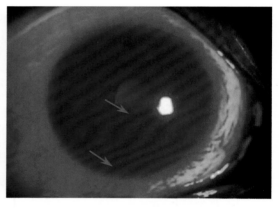

图 8-2-2 干眼患者角膜荧光素钠染色提示角膜存在点状着染

但超声乳化术后干眼患者的角膜、前房、人工晶状体等通常无明显异常，仅部分患者有角膜干燥，结膜混合充血、水肿的体征。合并 MGD 的患者可有睑缘充血、睑缘可见泡沫样分泌物、睑板腺开口阻塞等现象（图 8-2-3）。

2. 相关辅助检查

（1）BUT 检查：是指从眨眼开始到出现第一处泪膜破裂的时间，是评估泪膜稳定性最

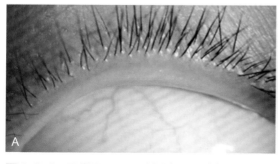
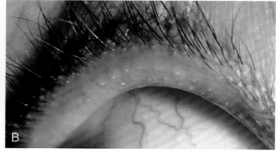

图 8-2-3 正常及 MGD 睑板腺开口对比

A. 正常的睑板腺开口通畅，无阻塞；B. MGD 患者的睑板腺开口处有脂栓形成造成开口阻塞。

主要的检查方法,BUT 缩短也是诊断白内障术后干眼的重要依据。主要包括荧光素染色泪膜破裂时间(fluorescein break-up time,FBUT)以及非接触式泪膜破裂时间(non-invasive break-up time,NIBUT)。

FBUT:是在结膜囊内滴入荧光素并直接观察计时泪膜破裂时间的方法(图 8-2-4),为临床最常用的检测 BUT 方法。操作过程:将 10μL 的 1% 荧光素钠溶液滴入结膜囊内,嘱患者瞬目 3 次使荧光素涂布于眼表,尽量保持睁眼状态并平视前方。在此期间,观察者通过裂隙灯显微镜在钴蓝光下观察,患者从最后一次瞬目到角膜上出现第一个黑斑的时间长度为即BUT。BUT>10 秒为正常,<5 秒提示存在干眼,而 5~10 秒则为可疑干眼。因荧光素会降低泪膜的稳定性,易导致检测结果出现偏差。因此,在检查的过程中须保持周围环境(照明度、温度、湿度等)的稳定性,以减少或避免对检查结果的影响。

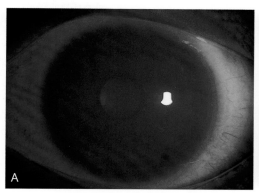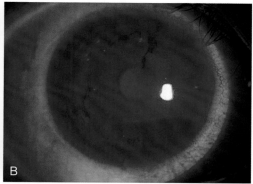

图 8-2-4 荧光素染色泪膜破裂时间检查方法
A. 将荧光素钠溶液滴入患者结膜囊内,在其瞬目 3 次后显示角膜表面均匀涂布的泪膜;B. 保持睁眼状态一段时间后可观察到泪膜破裂情况。

NIBUT:是一种间接观察泪膜破裂的方法。该方法不需要荧光素钠溶液点染眼表,因此能够避免荧光素对泪膜稳定性造成的影响。检测原理:眼表综合分析仪(图 8-2-5)使用红外光源将 Placido 盘影像投射到患者的角膜上,之后影像捕捉系统实时监测并记录泪膜上反射的环形或者栅格状图案的形态变化。当规则的投影在泪膜某处变得扭曲、不规则时,系统会自动将该处的变化识别为泪膜破裂(图 8-2-6)。此外,该设备还能够自动计算平均泪膜破裂的时间。NIBUT 具有多项优点,例如:红外光源对眼表的刺激较小、能够自动检测泪膜破裂并计时,且能记录多处泪膜破裂的时间。经过多年临床研究对比及经验总结,NIBUT 被认为是优于 FBUT 的检测方法。检查方法:患者将下颌置于下颌托上,其额部紧贴额托。检查者通过屏幕提示将检查野对准患者角膜,在其瞬目 2 次后系统即进入自动检测模式,直到患者再次瞬目。因该系统的检测原理和 FBUT 并不相同,因此其参考值也不同,正常人群中的首次 NIBUT>10 秒,而平均 NIBUT>14 秒。泪膜稳态失衡的分级:轻度 <10 秒,中度 <5 秒,重度 <2 秒。

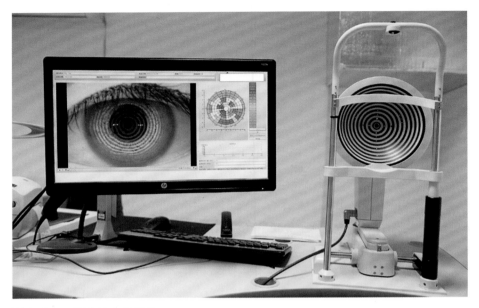

图 8-2-5 眼表综合分析仪

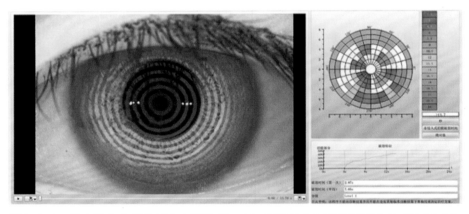

图 8-2-6 眼表综合分析仪可动态记录 Placido 盘影像在角膜投影形态的变化(左侧),
并自动记录这些形态变化的位置以及出现时间(右侧)

（2）角膜荧光染色:角膜荧光染色阳性是超声乳化术后干眼的另外一项重要确诊依据。
荧光素主要是对存在角膜上皮细胞缺失、细胞间连接存在破坏以及细胞膜渗透性增加的角
膜部位进行着染,以评估患者的角膜上皮损伤范围与程度。

检查方法:将生理盐水滴于荧光素试纸条上,之后轻甩试纸条以除去多余的生理盐水
(图 8-2-7A)。嘱患者受测眼向鼻上方注视,将湿润后的荧光素试纸条点在颞侧的下睑结膜
面(图 8-2-7B)(或将大约 10μL 的荧光素溶液滴于患者的结膜囊内),之后嘱患者瞬目 3 次,
通过裂隙灯显微镜在钴蓝光下观察角膜染色后的情况(染色后 1~3 分钟内完成)。

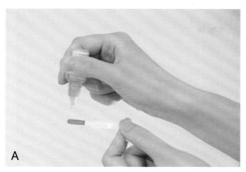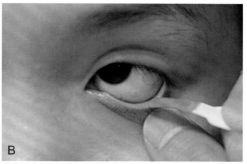

图 8-2-7 荧光素钠试纸使用示意
A. 用生理盐水润湿荧光素试纸条；B. 将试纸条置于受测眼的颞侧下睑结膜面。

之后根据角膜着染的范围与程度,对结果进行评分。其评分方法有多种,国内最常使用的方法为 12 分法,将角膜等分为 4 个象限,并观察每个象限内角膜着染的范围和程度。无荧光染色为 0 分,1~30 个点状染色为 1 分,>30 个点状染色且染色并未融合者为 2 分,如点状染色融合呈片状或出现丝状物、溃疡的为 3 分。4 个象限的分值总和即为最后的总评分。

（3）如常规检查提示为可疑 MGD 患者,须进行相关的红外线照相睑板腺成像技术以观察睑板腺组织缺失情况。根据睑板腺的丢失面积对其进行评估。根据专家共识,其评分标准为:无睑板腺组织丢失为 0 分,丢失的睑板腺 <1/3 全睑板腺面积为 1 分,丢失的睑板腺占全睑板腺面积的 1/3~2/3 为 2 分,如丢失超过 2/3 的全睑板腺面积则为 3 分,≥1 分者为异常（图 8-2-8）。将双眼上下睑按照以上评分标准各自进行评分,之后将每只眼的上下睑所得分值进行相加即为该眼的睑板腺分值。该项检查结合患者的临床表现及其他检查用以指导后续的治疗。

（4）其他检查:泪液渗透压、泪液乳铁蛋白检查、脂质层厚度、泪液蕨样变试验等检查对干眼的诊断具有一定的意义,可根据情况选择合适的检查方法。

四、超声乳化手术相关干眼的治疗

1. 人工泪液和促泪液分泌药物的应用　人工泪液作为治疗干眼的一线药物,其主要功能是润滑眼表,减少水分蒸发,延长 BUT,暂时有效地减轻干眼症状。人工泪液制剂有:滴眼液、凝胶、眼膏、喷雾等。不同制剂的人工泪液其成分不同,但其主要成分均含有:透明质酸、甘油、羟丙基纤维素、羧甲基纤维素、聚乙烯醇、聚乙二醇、卡波姆等。尽管人工泪液中的防腐剂成分（如苯扎氯铵、三氯丁醇、过硼酸钠等）能够有助于防止病原微生物的感染,但也会造成角膜上皮细胞损伤,引起刺痛,甚至会加重干眼症状。因此,建议使用不含防腐剂的人工泪液,如透明质酸钠人工泪液、聚乙二醇人工泪液、聚乙烯醇人工泪液、卡波姆眼用凝胶等。对泪膜脂质层异常的患者,也可使用含脂质成分的人工泪液。另外,对人工泪液治疗效果欠佳的重度干眼患者,可应用地夸磷索钠滴眼液等促泪液分泌的药物以促进术眼分泌泪

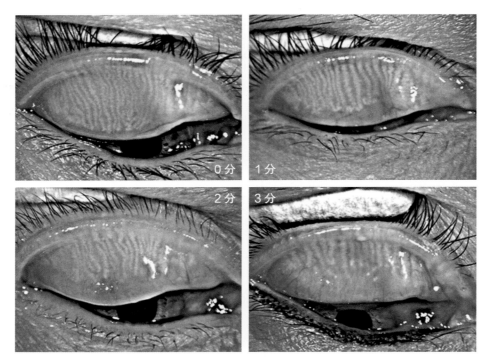

图 8-2-8　利用红外线照相睑板腺成像技术对患者的睑板腺丢失面积进行评分

液和黏蛋白,通过稳定泪膜来缓解患者的干眼症状。

2. 抗炎药物和免疫抑制剂　由于在超声乳化术中手术切口及术中器械操作等不可避免地对眼表组织造成创伤,因此会引起一定程度的眼表炎症反应,造成泪液渗透压与电解质改变导致眼表微环境的改变。另外,围手术期间的不规范或不合理用药也会造成炎症反应的加重。而炎症在干眼的发病过程中起到重要作用,两者存在相互促进、互为因果的关系。因此,进行安全有效的抗炎治疗能够有效缓解甚至阻断干眼的进展。眼表炎症程度的评估方法有多种,如:结膜充血评分、角结膜染色评分、泪液炎症因子测定等。2007 年干眼领域权威指南(Dry Eye Workshop,DEWS)提出的分级体系是根据患者的主观症状与角结膜染色程度将其分为 4 个等级,为干眼的抗炎治疗提供了相应参考。

1 级:患者有轻度主观症状,无角膜染色、有轻度的结膜染色;

2 级:患者有中度主观症状,轻度的角膜染色、中度的结膜染色;

3 级:患者的主观症状较重,角膜出现显著点染且角膜中央部位有染色;

4 级:患者主观症状极重以至严重影响其生活质量,角膜染色较显著且出现上皮糜烂。

如患者出现 2 级或以上等级时须进行抗炎治疗以及其他系统性治疗。

根据抗炎机制分类,目前临床上针对干眼常用的抗炎药物有三类。

(1)糖皮质激素类:通过减少白细胞渗出及炎症介质释放,抑制中性粒细胞、单核细胞与巨噬细胞向炎症部位募集,以及抑制前体细胞向 T 细胞转化并抑制肥大细胞释放炎症介质等机制抑制炎症反应。临床上常用的眼用糖皮质激素剂型有：氟米龙、氯替泼诺、泼尼松龙、地塞米松等，以上4种激素在等效量时其抗炎作用依次增强，但其引起高眼压的风险也依次升高。

糖皮质激素作为超声乳化术后干眼合并眼表炎症患者治疗的首选药物，其使用原则为：低浓度、短疗程，在炎症反应得到控制后进行缓慢停药，同时须注意糖皮质激素引起的相应不良反应，如高眼压、晶状体后囊膜混浊等。局部使用低浓度糖皮质激素滴眼液能够抑制炎症因子的生成并下调促炎介质的量，减轻手术引起的眼表炎症反应，改善术后干眼症状；但因长期使用易出现眼压增高、晶状体后囊混浊等不良反应，因此建议术后使用1个月后减量。如患者的眼表炎症反应较重，可进行短疗程的高浓度糖皮质激素冲击治疗，之后逐步替换为低浓度激素治疗。用药次数以及用药时长应根据患者的眼表炎症严重程度而定，通常为每天1~4次，持续2~4周，在炎症反应减轻后须减少用药次数与时长。另外，对于睑缘炎症反应较重者可进行每天1~2次的激素类眼膏涂抹睑缘，用药时长通常为1~2周，须避免长期用药。如应用糖皮质激素期间出现相应不良反应须立即停药，改用免疫抑制剂或非甾体抗炎药等替代药物。

（2）免疫抑制剂：通过干扰、抑制以淋巴细胞为主的细胞活化，抑制下游炎症因子的释放等机制起到抗炎作用。临床上常用的眼用免疫抑制剂有0.05%~0.1%他克莫司和0.05%~0.1%环孢素。环孢素可抑制T细胞活化以及炎症因子释放，并且能够促进泪液分泌、增加结膜内杯状细胞的数量，进而促进黏蛋白的分泌。局部应用0.05%环孢素滴眼液能够减轻眼表炎症，改善术后干眼症状。有研究表明，对于人工泪液治疗效果不佳的干眼，0.05%环孢素滴眼液的治疗效果显著，使用频率一般为每天2次，如患者炎症症状较重或每天2次给药效果不佳者，可将用药频次提高至每天3~4次以提高疗效。他克莫司作为强效免疫抑制剂，其体外药物效力是环孢素的10~100倍，抗炎特点为：起效快、抗炎效能高，可作为眼表重症炎症患者的冲击治疗方案，用药频率通常为每天2次。免疫抑制剂的起效时间须数周，通常在用药6周左右达到最佳疗效期，治疗周期常须长于3个月。尽管免疫抑制剂的抗炎起效速度要低于糖皮质激素，但其安全性更高、不良反应更少，因此，在临床上，通常采用糖皮质激素与免疫抑制剂联合应用的治疗方案以提高疗效达到更好的抗炎效果，但须注意的是一旦眼表炎症得到有效控制，须将激素减药或停药。另外，如发生激素不良反应，免疫抑制剂也可作为激素的替代药物。

（3）非甾体抗炎药（NSAIDs）：作为非类固醇激素类抗炎药，NSAIDs通过抑制环氧化酶的活性阻碍前列腺素的合成以及抑制白细胞聚集等机制发挥抗炎作用，但其抗炎效能要低于糖皮质激素。目前临床上较常用的NSAIDs眼用药物有普拉洛芬、吲哚美辛和双氯芬酸等制剂，用药频次为每天2~4次。由于具有不影响眼压以及不诱发晶状体后囊混浊的特点，因此，也可作为眼用激素的替代药。但可能存在潜在的角膜上皮毒性，因此，其长期的安全性还须进一步研究观察。

（4）其他：自体血清、抗菌抗炎药物（四环素、阿奇霉素、多西环素等）也具有一定的抗炎作用，能够降低炎症因子的表达并抑制其活性，起到减轻眼表炎症的作用。另外，如神经肽、抗炎生物制剂等其他针对干眼的潜在抗炎药物，目前还处于研究阶段，其效能及不良反应等仍须进一步的实验与临床研究证实。

3. 促角膜上皮修复药物　如果患者存在角膜上皮缺损，可适当联合应用促进角膜上皮修复的药物。

（1）自体血清：血清的成分和生化特性与泪液高度相似，其成分中存在能够促进角膜上皮细胞再生与修复的上皮细胞生长因子、维生素 A、转化生长因子-β（transformer growth fibroblast β-factor，TGF-β）等重要因子，这些因子在角膜上皮的增殖、分化等过程中起到重要作用。因此，自体血清不仅能够润滑眼表促进泪膜稳定，还能促进角膜上皮的再生。眼表修复剂或抗炎治疗对存在持续性角膜上皮缺损的患者疗效通常不佳且患者病情易反复，针对该类患者可在眼表炎症控制良好的前提下加用 100% 浓度的自体血清治疗，以减轻炎症反应并营养角膜上皮促进其修复。自体血清的应用频次可从每天 8 次至每小时 1 次。目前自体血清滴眼液尚不能商品化，只能在无菌实验室或手术室等达到一定无菌条件的专门房间内进行配制。

（2）重组人表皮生长因子（recombinant human epidermal growth factor，rhEGF），能够促进角膜上皮缺损的再生修复，缩短受损角膜的愈合时间，并有利于泪膜的稳定性以及减轻眼表的炎症反应。其修复角膜上皮的机制为：rhEGF 与角膜上皮缺损部位邻近的基质细胞膜上的 EGF 受体结合，促使角膜缘基底细胞向表层移行、分化形成上皮层，缩短受损创面愈合。但由 rhEGF 诱导产生的上皮层存在与基质层黏附不足的缺点。

（3）小牛血去蛋白提取物（deproteinized calf blood extract，DCBE）：是从小牛血中提取的去蛋白小分子生物活性物质，含有多种小分子多肽、氨基酸、核苷酸、酮酸等有机物质和多种无机离子。能够通过增强眼表上皮细胞对葡萄糖与氧的摄取与利用，促进 ATP 的合成，刺激上皮细胞再生，加速上皮组织的修复。适用于伴有角膜上皮缺损的干眼患者。临床常用眼用制剂有小牛血去蛋白提取物滴眼液／眼用凝胶等。

4. 睑板腺的治疗　对于合并 MGD 的患者，须进行睑板腺治疗。

（1）睑缘清洁：是 MGD 的基础治疗之一，应用物理清洁的方法去除睫毛根部和睑缘的菌落、碎屑、分泌物，同时配合睑板腺挤压来缓解其开口堵塞，治疗须持续 1~2 个月。在手术切口恢复良好的情况下，可应用稀释后的婴儿洗发液或专业洗剂等对睑缘进行清洗，但须注意避免接触角膜与结膜。

（2）睑板腺按摩、局部热敷、热脉动治疗：睑板腺按摩能够疏通腺体开口，促进睑酯排出，减轻腺管内瘀滞，从而改善泪膜不稳定达到缓解干眼症状的目的。该方法可在不影响手术创口愈合的情况下适当进行，一般在术后 1 个月以上酌情进行。按摩方法：向外牵拉患侧眼的外眼角以固定眼睑，按照从鼻侧向颞侧的顺序沿睑板腺的走向轻轻按压睑板腺，并持续

3~5 分钟。该方法联合应用睑缘清洁、眼局部热敷或热脉动治疗效果更佳。

MGD 患者睑板腺内阻塞的睑酯熔点为 35~40℃，可采用 40℃左右的热毛巾、EyeGiene、红外设备、Blephasteam、MGDRx 眼罩等进行局部热敷，以增加睑酯融化流出缓解睑板腺阻塞。另外，局部热敷还可增强睑酯的分泌以提高泪膜稳定性。

热脉动治疗是使用 LipiFlow 睑板腺热脉动治疗仪（LipiFlow thermal pulsation system，LTPS）对患者眼睑进行矢量加热（42.5℃）同时控制性加压促使睑板腺内脂质融化流出，缓解睑板腺堵塞并恢复其功能，最终提高泪膜稳定性和泪膜脂质层厚度来改善干眼症状的一种治疗方法。能够较好地缓解甚至解除 MGD 患者睑板腺开口阻塞的问题。该治疗方法适用于有干眼症状、双眼均存在 MGD 且下睑睑板腺缺失率在 30%~50% 的患者，对于阻塞性 MGD 的治疗效果更佳。但须注意的是对于超声乳化术后 3 个月以上且无活动性的眼部及睑缘炎症者方可应用该治疗方式。

（3）抗菌、抗炎药物：对部分睑缘清洁无明显效果的 MGD 和睑缘炎患者，可局部给予抗生素治疗，通常选用眼膏或凝胶涂抹睑缘，对睑缘炎较严重的患者可选用妥布霉素地塞米松眼膏，每天 2 次，持续应用 2 周后减至每天 1 次并持续 2 周，之后停药改用单纯抗菌眼用药膏每天 1 次，连续应用 1 个月。

轻中度 MGD：可局部应用双氯芬酸钠等非甾体抗炎药，用药频次为每天 2 次，持续应用 1 个月，之后减量至每天 1 次，总治疗时长须超过 2 个月。中重度 MGD：使用 0.1% 氟米龙或 0.5% 氯替泼诺等糖皮质激素每天 2 次，持续 2 周，之后减量至每天 1 次，持续 2 周，后酌情减量。待炎症控制后，改为非甾体抗炎药物继续维持治疗。如在应用激素期间出现高眼压等相应不良反应须立即停药。重度 MGD：可选用地塞米松等强效糖皮质激素进行冲击治疗，在酌情减量后联合应用免疫抑制剂（0.05% 他克莫司或 0.05% 环孢素），但免疫抑制剂的用药时长不少于 3 个月，同时须注意糖皮质激素的相应不良反应。

5. 其他 对于上述药物和睑板腺治疗后症状无明显改善的术后干眼患者，可考虑联合使用泪点栓塞、保护性角膜接触镜或湿房镜等治疗方式进行系统性治疗。

五、围手术期干眼的预防

1. 术前评估 对患者的眼表状况进行术前评估，如询问患者的年龄、职业、是否存在眼部手术史、用药史等增加干眼风险的因素；是否存在眼睛干涩、异物感、视力波动等干眼相关症状。可使用干眼问卷表来辅助评估其症状与危险因素。进行眼表常规检查以及干眼相关检查，如在裂隙灯显微镜下观察患眼的睑缘、睑板腺、泪河高度以及角膜、结膜等的情况；进行 BUT 检查，如 <10 秒则反映泪膜稳定性下降；对常规检查存在可疑 MGD 的患者，可进一步检查睑板腺成像等；另外，也可适当选择泪液渗透压、脂质层厚度等对干眼评估有一定意义的筛查方法。荧光染色检查，对于已确诊干眼或 MGD 的患者，进行眼表荧光染色检查并参考《中国干眼专家共识：检查和诊断（2020 年）》，对其干眼的严重程度进行分级评估，根据

干眼的发病机制、分型来指导后续的治疗和手术时机的选择。

2. **术前改善眼表状况**　评估是否需要术前治疗,对于存在轻度干眼的患者,可局部使用人工泪液等滴眼液并持续至术后,以增强患眼在围手术期对各类损伤的抵抗力。对合并中、重度干眼的患者,可参考《干眼临床诊疗专家共识(2013 年)》进行治疗,待患眼症状改善、角膜上皮缺损基本修复后再行白内障超声乳化手术。对合并轻度 MGD 的患者,可在术前进行 3~5 天的睑缘清洁、按摩、热脉动等治疗;对中、重度的 MGD 患者,参照《我国睑板腺功能障碍诊断与治疗专家共识(2017 年)》进行系统性的治疗,根据治疗效果再选择超声乳化手术时机。另外,对合并感染性睑缘炎或其他干眼危险因素的患者,须进行综合治疗后再酌情考虑白内障摘除手术。

3. **术中对眼表的保护**　术中合理选择表面麻醉剂和消毒液,尽量避免或减少含防腐剂以及对眼表上皮细胞存在毒性的药物。术中表面麻醉剂可在术前的 10 分钟内使用,以减少对角膜和泪膜的损伤。手术选择较小的切口并尽量避免鼻侧和颞侧的透明角膜切口以减少对角膜神经纤维主干的损伤。提高手术技巧,尽量缩短手术时间以减少眼表的暴露和手术显微镜灯光照射时长。术中操作尽量轻柔,频繁使用灌注液点眼使眼表始终保持湿润的状态,避免角结膜上皮细胞损伤以及杯状细胞丢失,预防术后干眼的发生。

4. **术后合理使用药物**　对于术前存在干眼、MGD 或合并干眼风险因素的患者,超声乳化手术后,在能够保证术后用药的药物疗效前提下,尽量减少用药的频率与时长,如可选择长效剂型以减少使用的次数等。

5. **健康教育与心理疏导**　干眼是一种与精神心理因素相关的疾病,对合并干眼的患者进行积极的心理疏导以及健康教育来缓解患者的焦虑情绪,有助于促进其症状的改善。嘱患者术后合理用药,尽量避免加重干眼的危险因素并维持有助于改善眼表状况的生活习惯,对于预防术后干眼的发生具有重要意义。

(晋秀明　王　凤)

参考文献

1. 亚洲干眼协会中国分会,海峡两岸医药卫生交流协会眼科学专业委员会眼表与泪液病学组,中国医师协会眼科医师分会眼表与干眼学组. 中国干眼专家共识:定义和分类(2020 年). 中华眼科杂志,2020,(06):418-422.
2. 孙旭光,施玉英,张琛. 白内障患者手术后干眼不应忽视. 中华眼科杂志,2008(04):291-292.
3. KIM JS,LEE H,CHOI S,et al. Assessment of the tear film lipid layer thickness after cataract surgery. Semin Ophthalmol,2018,33(2):231-236.
4. SHAO D,ZHU X,SUN W,et al. Effects of femtosecond laser-assisted cataract surgery on dry eye. Exp Ther Med,2018,16(6):5073-5078.
5. HAN KE,YOON SC,AHN JM,et al. Evaluation of dry eye and meibomian gland dysfunction after cataract surgery. Am J Ophthalmol,2014,157(6):1144-1150.
6. 中华医学会眼科学分会白内障及人工晶状体学组. 中国白内障围手术期干眼防治专家共识(2021 年). 中

华眼科杂志,2021,57(01):17-22.

7. 晋秀明,张玲琳,李碧华.《APACRS 白内障和屈光手术围手术期眼表管理实践指南(2017)》解读. 中华实验眼科杂志,2020(04):355-359.

8. GOMES J,AZAR DT,BAUDOUIN C,et al. TFOS DEWS II iatrogenic report. Ocul Surf,2017,15(3):511-538.

9. SONG P,SUN Z,REN S,et al. Preoperative management of MGD alleviates the aggravation of MGD and dry eye induced by cataract surgery:A prospective,randomized clinical trial. Biomed Res Int,2019,2019:2737968.

10. 亚洲干眼协会中国分会,海峡两岸医药交流协会眼科专业委员会眼表与泪液病学组. 我国睑板腺功能障碍诊断与治疗专家共识(2017 年). 中华眼科杂志,2017,53(9):657-661.

11. 刘祖国. 干眼. 北京:人民卫生出版社,2017.

12. DE OLIVEIRA RC,WILSON SE. Practical guidance for the use of cyclosporine ophthalmic solutions in the management of dry eye disease. Clin Ophthalmol,2019,13:1115-1122.

13. JONES L,DOWNIE LE,KORB D,et al. TFOS DEWS II management and therapy report. Ocul Surf,2017,15(3):575-628.

14. 亚洲干眼协会中国分会,海峡两岸医药卫生交流协会眼科学专业委员会眼表与泪液病学组,中国医师协会眼科医师分会眼表与干眼学组. 中国干眼专家共识:眼手术相关性干眼(2021 年). 中华眼科杂志,2021,57(8):564-572.

15. GE J,LIU N,WANG X,et al. Evaluation of the efficacy of optimal pulsed technology treatment in patients with cataract and Meibomian gland dysfunction in the perioperative period. BMC Ophthalmol,2020,20(1):111.

16. LI BW,FU HX,LIU TT,et al. Comparison of the therapeutic effect of Meibomian thermal pulsation LipiFlow on obstructive and hyposecretory meibomian gland dysfunction patients. Int Ophthalmol,2020,40(12):3469-3479.

17. 亚洲干眼协会中国分会,海峡两岸医药卫生交流协会眼科学专业委员会眼表与泪液病学组,中国医师协会眼科医师分会眼表与干眼学组. 中国干眼专家共识:检查和诊断(2020 年). 中华眼科杂志,2020,56(10):741-747.

18. 中华医学会眼科学分会角膜病学组. 干眼临床诊疗专家共识(2013 年). 中华眼科杂志,2013,49(1):73-75.

第九章　术后常见并发症及处理

第一节　角膜病变

白内障超声乳化吸除术的诸多优点使其成为目前治疗白内障的主流手术方式,但其开展需要术者熟练掌握手术技巧、术中及术后合理用药,否则易出现角膜水肿、干眼、药物性角膜炎等相关并发症,严重者会造成视力下降甚至致盲等后果。通常,超声乳化术后常见的角膜病变包括以下几种。

一、角膜水肿

角膜水肿(corneal edema)是白内障超声乳化吸除术后最常见的并发症之一,尽管随着手术技巧不断地改进提高,角膜水肿的发生率已在逐渐下降,但手术过程中仍须采取相应措施尽可能地避免不可逆性损伤以降低其发生率。手术操作造成的角膜内皮损伤和/或后弹力层脱离均是人工晶状体眼发生角膜水肿的重要原因。术后角膜水肿的患者出现视物模糊的症状,裂隙灯显微镜检查则可观察到角膜透明度降低、后弹力层皱褶等体征。

二、角膜内皮细胞损伤

角膜内皮细胞损伤(corneal endothelium injury)是造成白内障超声乳化吸除术后出现角膜水肿的最常见原因。具有离子"泵"功能的角膜内皮细胞对于维持角膜的透明性起到关键性作用,因其不可分裂、不能再生的特性,导致一旦损伤较重致使其数量降到临界值($475\sim823$ 个 $/mm^2$)以下,即会出现角膜内皮细胞功能失代偿、角膜严重水肿、角膜盲等严重后果,因此眼科医生必须给予足够的重视。

1. 因超声乳化操作造成角膜内皮细胞损伤的机制

(1)超声振动产生的能量和热损伤:是超声乳化造成角膜内皮细胞损伤的主要原因。白内障超声乳化吸除术过程中产生的热量,来源于电能转化为机械能所产生的热量以及超声乳化震动产生的摩擦热,尤其是在粉碎晶状体核时产生的大量热能,会造成角膜上皮与内皮细胞的热损伤,由于角膜上皮具有良好的再生能力,因此通常无明显的远期并发症。但对于角膜内皮细胞造成的灼伤则会导致其功能失代偿甚至坏死,造成角膜水肿。通常,损伤的程度与超声的能量水平以及时长有正相关性,如核的硬度越高,所用的超声乳化能量就越高,所需的超声乳化持续时间也越长。另外,超声乳化头离角膜越近,造成的内皮细胞损伤也越显著。

(2)机械性损伤:作为角膜内皮细胞损伤的另一重要因素,在手术过程中任何器械不断地进出眼内都有造成角膜内皮细胞损伤的可能,且前房内的操作越多,角膜内皮细胞受损的概率就越大。另外,晶状体核碎屑的摩擦、术中前房内注入的气泡造成的高表面张力等也是造成大量角膜内皮细胞丢失的重要原因。晶状体核硬度较高、短眼轴、浅前房、注水冲击等都是发生角膜内皮细胞机械性损伤的危险因素。

(3)化学性损伤:主要与灌注液的成分以及理化性质有关,如灌注液的不同化学成分、pH值、渗透压等都会影响角膜内皮细胞的正常生理功能,影响其损伤程度以及丢失率。有研究显示,临床上常用的乳酸林格氏液(LR)和平衡盐溶液(BSS)对角膜内皮细胞的损伤程度不同,虽然两者的损伤均在允许的范围内,但LR对角膜内皮细胞的损伤程度要大于BSS。此外,灌注液和附加药物的质量等也是影响角膜内皮细胞损伤程度的因素。

(4)其他:如手术切口的位置、人工晶状体植入、后囊破裂、黏弹剂的种类等因素都会影响角膜内皮细胞的损伤程度。

2. 角膜内皮细胞损伤导致角膜水肿的治疗　术后一旦发现角膜水肿,可局部应用糖皮质激素与非甾体抗炎药滴眼液滴眼;水肿严重者可加用高渗糖或高渗盐水促进基质层内水分的排出。如果损伤的角膜内皮细胞尚未达到功能失代偿的程度,则其造成的大部分角膜水肿在经过积极治疗后会逐渐减退消失,但对于角膜内皮细胞损伤严重且尚存的细胞不能代偿性维持正常功能者造成的水肿则较难消退,这种情况须根据具体的病情择机行后弹力层角膜内皮移植术或传统穿透性角膜移植术。有研究显示,术前对术眼进行甘露醇化,会对术中的角膜内皮细胞具有保护作用,可有效降低白内障术中角膜内皮细胞的损伤。另外一项研究则提示,对出现角膜损伤的患者术后采用玻璃酸钠滴眼液联合重组人表皮生长因子滴眼液进行连续治疗1个月,会对损伤的角膜内皮细胞具有良好的修复效果。

3. 降低角膜内皮细胞损伤的方法　超声乳化术造成的角膜内皮细胞损伤是多种因素相互叠加的结果,尤其对于术前即存在角膜内皮细胞数量或功能异常的患者更须注意术前做好评估工作,降低术中的各种风险,从而降低角膜内皮细胞损伤的危险性。

(1)术前对各种风险因素进行综合评估,制定合适的手术方案;

(2)可采用颞侧巩膜隧道切口,且手术切口不宜过小;

(3)术中尽量减少器械进出眼内的次数,并缩短手术时间;

(4)术中用黏弹剂来维持前房深度以保护角膜内皮细胞,术中操作尽量远离角膜;

(5)采用低超声乳化模式,减少超声能量的应用,避免长时间的超声乳化;

(6)减少或避免应用易造成角膜内皮细胞损伤的灌注液与药物;

(7)术后常规用激素类和/或非甾体抗炎药减轻前房的炎症反应,以降低角膜内皮细胞的损伤和丢失。

三、角膜后弹力层脱离

角膜后弹力层(Descemet 膜)是由角膜内皮细胞分泌的位于基质层与内皮细胞层之间的一层富有弹性的基底膜,其周边止于 Schwalbe 线,损伤后能够再生,但由于其与基质层之间的附着较为疏松,因此遇到外力时易导致分离。后弹力层是角膜内皮层的附着层,如后弹力层脱离则会造成角膜内皮细胞无法发挥"泵"的功能,导致角膜水肿的发生。角膜后弹力层脱离(Descemet's membrane detachment,DMD)是白内障超声乳化吸除术的常见并发症之一,其分级标准有多种,其中根据 Jain 等人提出的分级方法,可将其分为三个度:轻度,<25%角膜周边脱离;中度,25%~50% 的角膜周边部脱离;重度,>50% 角膜周边部脱离或脱离已累及角膜视轴区。

1. DMD 的发生受多种危险因素的影响　如患者自身因素:患者年龄较大、晶状体核的硬度高、浅前房、角膜自身疾病。手术操作的因素:术者的经验和水平不足、切口过小或过于靠前在 Schwalbe 线附近、手术器械过钝、向前房内注入黏弹剂或注射液时注入到了后弹力层与基质层之间等。

2. DMD 的临床表现和诊断　通常 DMD 发生在术中,显性的 DMD 并不难诊断,如在超声乳化术操作过程中出现角膜不明原因的雾状混浊,并可能观察到前房内有一端连于角膜内皮面的膜状物漂浮,而当脱离的面积较大时甚至有波光粼粼的感觉,此时应考虑发生了DMD 的可能。术后发现的 DMD 主要表现为角膜水肿,症状较轻者则表现为角膜后壁皱褶,在裂隙灯下可观察到水肿区和手术切口相连,且与非水肿区域的边界较清晰。前房角镜、裂隙灯显微镜可用于诊断症状轻、范围小的 DMD,对于症状重、角膜水肿明显的患者则须配合眼前节 OCT(anterior segement OCT,AS-OCT)、Scheimpflug 成像术或超声生物显微镜检查等来确定脱离的部位、范围等,用于 OCT 指导后续的治疗方案和复检。隐匿性的 DMD 通常不易被发现,主要表现为术后的角膜水肿,须尽早进行相关检查,尽量做到早发现早治疗,避免发生严重后果。

3. DMD 的治疗　如果术中发现发生了 DMD 应暂缓手术,积极查找原因以防止脱离的进一步扩大,并根据具体脱离范围和部位等选择合适的后续治疗方案。

(1)保守治疗:对于较小范围且未累及视轴的脱离,可首先尝试保守治疗,术后局部使用非甾体抗炎药和 / 或糖皮质激素类滴眼液。另外,可加用高渗糖,促使角膜基质内的水分排出,使角膜后弹力层和基质重新贴合。

(2)前房内注入黏弹剂或前房注气术:对于白内障超声乳化吸除术尚未完成、脱离范围较大尤其后弹力层有卷曲者,可借助前房内注入黏弹剂促进后弹力层复位。前房注气术是目前公认的治疗大范围 DMD 的有效手术方式,据报道,其成功率高达 80%~95%。注入的气体有无菌空气及惰性气体两种,其中无菌空气因其成本低、安全性高等优点被认为是首选的方案;但其缺点是随着眼内温度升高,无菌空气会膨胀易出现术后高眼压,因此可能须适量配合使用降眼压药。此外,由于无菌空气在眼内易被吸收,因此作用持续时间短,有需要再次注气的可能性。

临床常用的惰性气体有全氟丙烷、全氟化硫等,尽管研究发现惰性气体的疗效与无菌空气无显著差异且同样存在增高眼压的风险,但由于其在前房内能够停留的时间更长,因此,通常认为对于严重的大面积 DMD,惰性气体注入治疗是更优的选择。

(3)后弹力层缝合术:如果在白内障超声乳化吸除术中发现发生了大面积的 DMD,可先用无菌空气或黏弹剂将脱离的后弹力层复位,之后再行后弹力层缝合术。术中须注意进出针垂直角膜基质,并避开视轴区。若复位效果较好可继续完成超声乳化术。但由于该术式对角膜的损伤较大,因此临床上并不常用。

(4)角膜移植术:如若后弹力层的脱离范围较大或已全部脱离,且以上复位方法并不能获得理想的治疗效果,导致严重的角膜基质水肿或大泡性角膜病变,甚或采用上述方法成功复位 3 个月后水肿仍不能消退者则须进行角膜移植术。目前常用的术式有后弹力层角膜内皮移植术和穿透性角膜移植术,因前者的解剖结构与损伤部位相吻合且排斥率要显著低于后者,因此,后弹力层角膜内皮移植术通常作为首选的手术方式。但如果角膜基质已出现了混浊,即使在水肿消退后角膜也无法恢复完全透明,则应选择传统的穿透性角膜移植术。

四、角膜切口灼伤

角膜切口灼伤是超声乳化过程中超声乳化头尖端周围的热量对手术切口造成的热损伤,虽然不常发生,但一旦出现易导致严重后果。切口发生灼伤后角膜基质层的胶原纤维会变性收缩,导致切口部位的角膜出现白色混浊、切口闭合困难,甚至产生角膜瘢痕,术后易出现眼内异物感、角膜散光、角膜白斑等症状体征。切口灼伤的发生与切口过小、超声乳化时间过长、黏弹剂堵塞导致注吸延迟、术者缺乏手术经验、仪器负压泵故障等原因有关。如遇到切口灼伤的病例,可对切口进行间断缝合,术后全身应用抗生素、激素、大剂量的维生素 C 等药物;灼伤严重产生角膜瘢痕影响视力者可考虑进行角膜移植术。

五、眼前节毒性反应综合征

眼前节毒性反应综合征(toxic anterior segment sydrome,TASS)由 Monson 等于 1992 年首次提出,是在白内障或其他眼前段手术后 12~24 小时内发生的一组急性前房无菌性炎症。主要症状是视物模糊,无明显疼痛或疼痛较轻。标志性体征是弥漫性角膜水肿,可伴有轻度睫状充血。前房常有纤维素性渗出,严重者出现前房积脓。可伴有虹膜括约肌和小梁网的损伤,出现进行性虹膜萎缩,瞳孔不规则散大,严重者会继发青光眼。TASS 一般不影响眼后段,但有时因前房炎性反应较重而累及前部玻璃体。该病在临床上并非少见,但是以往经常由于认识不足而未能及时明确诊断和查找病因。该病有可能群发且危害严重,是除眼内炎外白内障手术后另一令眼科医生棘手的并发症,应当引起眼科医生的密切关注。

1. 病因及发病机制　目前还没有发现 TASS 发生的单一病因,进入眼内的任何物质都有导致 TASS 的潜在可能。

（1）平衡盐溶液:术中使用的平衡盐溶液化学组成不适当(如加入的抗菌药、肾上腺素、利多卡因等成分超量)、pH 值 <6.5 或 >8.5、渗透压 <200mOsm 或 >400mOsm 都会对角膜内皮、虹膜及小梁网造成急性损伤,引起 TASS。

（2）防腐剂或添加剂:氯化苯常被用作局部抗生素的防腐剂,一旦进入眼内会产生毒性反应。亚硫酸氢盐是肾上腺素溶液的防腐剂,如果术中用于维持瞳孔散大,也有产生毒性反应的可能。灌注液中加入抗生素过量就有可能导致 TASS。最近有报道显示,白内障手术后涂用的眼膏有时会通过切口进入眼内,眼膏含有的矿物油基质或防腐剂可导致眼前节毒性反应。

（3）黏弹剂:生物提纯度不好的黏弹剂如果大量残留于前房可能造成眼内毒性反应;黏附于器械表面或管道内的黏弹剂在消毒灭菌过程中容易发生变性,如清洗不彻底进入眼内会引发 TASS。

（4）洗洁剂或灭菌剂:用于眼科手术器械、管道清洗时的酶类或非酶类洗洁剂,可聚集沉淀在器械的内外表面,一些活性成分可能进入眼内导致角膜内皮损伤。Mamalis 等在眼用平衡盐溶液中加入了 1.56% 的酶清洁剂,发现对人角膜内皮细胞有严重损伤。Unal 等最近报道了 6 例患者因术中使用了经戊二醛处理过的器械而导致了 TASS,其中 3 例患者因角膜内皮功能失代偿施行了穿透性角膜移植术,2 例患者施行了角膜移植联合抗青光眼手术。Liu 等报道了一组 TASS 病例,含有防腐剂 0.01% 苯扎氯铵(benzalkonium chloride, BAK)的冲洗液误入眼内而发病。

（5）前房注药:目前除卡巴胆碱的角膜内皮毒性较低,可直接以原液用于前房注射外,大部分药物前房内注射后均有强烈的内皮毒性,特别是如果通过结膜囊频繁滴入滴眼液或自行配制的高浓度药物溶液在前房内可以达到有效药物浓度的话,应尽可能地减少前房内注药。如果需要进行前房灌注,灌注液中万古霉素浓度为 0.2%,头孢他啶浓度为 0.4%。在进行前房注药时,均应使用眼内灌注液来溶解药物,绝不能使用低渗透压的灭菌注射用水,否则哪怕只注入前房 0.1mL,也会导致 TASS。

（6）人工晶状体:现有的人工晶状体材料眼内安全性都是毋庸置疑的,但如果人工晶状体在植入眼内过程中沾染其他物质,则要高度警惕。比如,人工晶状体若接触了冲洗眼表时残留的聚维酮碘,即使肉眼下人工晶状体表面冲洗干净了,由于其吸附作用,也会将聚维酮碘带入眼内并持续释放而导致 TASS。

（7）其他因素:灭菌后残留细菌体释放的内毒素或脂多糖,手术器械残留的金属离子(如铜、锌离子)和硫酸盐,眼内麻醉剂布比卡因和利多卡因,以及制造工艺不良的人工晶状体等都有造成 TASS 的报道。

TASS 的发生率可能比我们预想的要多。对于轻者,可能由于局部使用糖皮质激素后好转而没有深究其病因,只认为是患者的个体反应较重而已。如果手术很顺利而出现比预期更重的炎症反应,在排除眼内炎后都应当怀疑 TASS。

2. 临床表现

(1)患者有眼前节手术的病史。

(2)术后无明显原因的急性角膜水肿、视力急剧下降。

(3)裂隙灯检查可见角膜弥漫性水肿、增厚,伴有轻度睫状充血,前房有纤维素样渗出,虹膜萎缩和/或瞳孔不规则散大,严重者可以继发青光眼,眼后节组织无明显受累。

3. 诊断与鉴别诊断

(1)诊断要点:术后 24 小时内发生,发生与手术过程不相符的弥漫性角膜水肿;可伴有轻度的睫状充血或混合充血;前房有纤维素性渗出,可伴有前房积脓;虹膜脱色素、萎缩,严重者可出现瞳孔不规则散大;可发生继发性青光眼,视功能受损,但无明显疼痛或疼痛程度较轻,瞳孔红光反射好,B 超未见明显的玻璃体混浊加重,房水和玻璃体细菌涂片和培养阴性。

(2)鉴别诊断

1)眼内炎:由于治疗方式迥异,TASS 一定要与眼内炎相鉴别。眼内炎多发生于术后3~7 天,少数发生于术后早期,往往症状严重且进展迅速;患者除视力严重下降外,眼部疼痛也较剧烈;明显的睫状充血或混合充血;瞳孔红光反射差,B 超见严重的玻璃体混浊;房水或玻璃体细菌涂片或培养阳性。

2)角膜后弹力层脱离(或离断):白内障手术中由于穿刺刀过钝、器械反复进出切口、术中误吸或者器械不当碰触均可导致角膜后弹力层脱离或离断,如未能在术中及时发现,术后第 1 天即可出现与手术过程"不符"的角膜水肿,应与 TASS 相鉴别。部分后弹力层脱离往往可以见到一个境界清楚的角膜水肿边界,角膜内皮后方可以见到一条反光带(如后弹力层已被误吸除或取出眼外则不可见)。UBM 或前节 OCT 可以见到脱离的后弹力层和后弹力层残端。

3)白内障术后角膜水肿:超声乳化手术中如在无负荷情况下使用过多能量,亦可在术后第 1 天即发生无痛性角膜水肿。此类水肿多为角膜中央较重,周边特别是下方较轻,这与术中操作的位置有关。前房炎症反应情况视术中损伤情况可轻可重,严重者也可有纤维素性渗出。此类水肿从临床表现上可与 TASS 并无二致,但往往有术前角膜内皮细胞计数较少,有角膜原发疾病,术中曾使用大量超声能量或长时间、较多的前房操作等因素,而且此类水肿往往消退较快。

4. 治疗

(1)TASS 发生后,早期应加强局部糖皮质激素和非甾体抗炎药物的应用。严重者可全身使用糖皮质激素。

(2)不建议前房冲洗,因为一旦出现毒性反应,前房的损伤已经造成。

（3）眼压升高者酌情对症治疗,应长期监测眼压。

（4）如果不能确定患者是 TASS 还是感染性眼内炎,可以先按感染性眼内炎治疗。对药物治疗无效的患者须对症手术治疗,继发青光眼者行抗青光眼手术,角膜内皮失代偿者可行穿透性角膜移植术或内皮移植术。

5. 预后　TASS 的预后视病情严重程度而不同。轻者数天致数周内好转,中度需 3~6 周角膜恢复透明,严重者会导致角膜内皮功能失代偿,继发青光眼和瞳孔散大。

6. 预防　由于导致 TASS 的原因并非单一因素,所以应当重视手术的各个细节。包括:确认加入灌注液中其他成分的浓度;灌注液中不要加入抗生素;确保肾上腺素不含防腐剂;确保切口密闭,以防眼膏进入前房;残留在可重复使用的管道、灌吸头、超声乳化的黏弹剂、洗洁剂、灭菌剂、金属离子都是潜在的致病因素。

一旦发生 TASS,应认真查询、核实手术步骤中使用的器械、清洗程序、方式、黏弹剂和灌注液的批号及使用状态,以便对病因进行全面分析,减少再次发生的可能。

六、角膜散光

在没有术前眼部器质性病变和术后并发症的情况下,角膜散光（corneal astigmatism,CA）是影响白内障超声乳化术后裸眼视力的最主要因素之一。因此,减小术后角膜散光、提高视觉质量成为白内障超声乳化术追求的目标。

散光（astigmatism）是由于眼球在不同子午线上的屈光力不同,导致外界平行光经过角膜、晶状体等眼球屈光系统后不能形成焦点无法在视网膜上形成清晰物像的屈光状态。对视力下降会有不同程度的影响,散光值越大则视力下降越明显。散光主要由角膜和/或晶状体产生,超声乳化术后的患者由于去除了混浊的晶状体,因此散光主要是由角膜引起。影响白内障术后散光的因素主要有:手术切口的位置、长度、形态、深度,缝线的方法和缝线的密度与松紧,以及是否存在结缔组织增生等。随着超声乳化手术的成熟以及手术设备的更新换代,手术切口也一直在缩小,朝着微小切口的方向发展,目前,绝大多数的超声乳化术切口已无须缝合。因此,手术切口已成为影响术后角膜散光的主要因素。CA 是由入射光线在角膜不同子午线上出现了不等折射而产生的。CA 包括角膜前表面散光（anterior corneal astigmatism,ACA）、角膜后表面散光（posterior corneal astigmatism,PCA）以及全角膜散光（total corneal astigmatism,TCA）。此外,角膜的高阶不规则散光能够反映角膜较细微的光学不规则性,能够影响 IOL 种类的选择以及患者的术后视觉质量。超声乳化术后散光为术前散光与手术源性散光（surgically induced astigmatism,SIA）的矢量之和。

（1）术前角膜散光:手术前已存在的角膜散光在白内障患者中较常见,其患病率甚至高达 86.6%,据文献报道,有 20% 的白内障患者其散光度数 >1.5D,约 40% 的患者散光约 1.0D。随着年龄的增长,年龄相关性白内障患者的散光度数可继续增长,另外,存在顺规散光向逆规散光转变的趋势。

（2）SIA：SIA 是白内障手术所作切口引起的角膜形态改变而导致的角膜散光，其为矢量，有大小和方向，同时具有可变性。SIA 主要与手术切口的位置、形状、长度、深度等因素有关。

1）切口位置与形状：切口的位置与术后出现的角膜散光大小密切相关，散光的大小与切口距离角膜屈光中心的距离呈反比。相同形状及长度的切口，其所在位置引起的散光值大小为：透明角膜切口 > 角巩膜缘隧道切口 > 巩膜隧道切口。由于角膜的水平径要略大于垂直径，使得颞侧透明角膜切口较上方的透明角膜切口距离屈光中心的距离更远，对角膜曲率变化产生的影响也更小。同时，上方的透明角膜切口因易受到上眼睑的压迫而影响愈合以及切口较陡峭等因素相较于颞侧透明角膜切口更易出现角膜变形。因此，上方透明角膜切口产生的 SIA 常要大于颞侧透明角膜切口，且上方的切口易出现逆规散光，而颞侧切口则产生顺规散光。

切口形状同样会对术后角膜散光的出现产生较大影响，不同形状引起的散光大小为：弧形切口 > 水平切口 > 反眉弓切口。其中，透明角膜反眉弓切口的力学原理为切口弧形方向与角膜缘弧度相反，两端的牵引力可产生"悬吊"作用，能够有效防止切口下垂引起的牵拉，避免切口引起的角膜变形并减少切口张开，由于其切口相对较小且密闭性较好，无须缝针或仅须缝 1 针，从而避免或减少了因缝线对切口的牵拉、挤压等因素造成的角膜变形导致的术后散光。另外，相较于其他类型的角膜切口，透明角膜反眉弓切口在水平方向上的切口较短，对角膜的正常结构破坏性较小，在术后愈合过程中更有利于切口表面角膜上皮组织的再生覆盖以及保持角膜内皮层的连续性，从而减少术后散光的出现。

2）切口长度：大的手术切口需要缝合，由于缝线张力易导致切口水肿，从而造成角膜曲率增加产生 SIA。随着超声乳化技术的不断改革以及 IOL 材料的推陈出新，使得超声乳化术的切口已逐渐减小至微切口的长度。目前，手术切口已减小到 1.4mm 甚至更小，微切口造成的组织损伤小、术后愈合快，术后甚至观察不到明显的 SIA。当切口大于 2.0mm 时，术后才会出现角膜曲率变化，研究证实，角膜切口越小所导致的 SIA 越小。例如，相较于 3.0mm 的透明角膜切口，2.2mm 的同轴微切口所诱发的全角膜以及角膜前后表面的 SIA 更低且更为稳定。对于小切口或微切口而言，由于切口较小，密闭性好无须缝合，角膜变形亦少，术后散光较小，一般 1~4 周后能够恢复到稳定状态。

3）角膜切口隧道长度 透明角膜切口的隧道长度是另一项决定 SIA 的重要因素。在白内障超声乳化术中，长隧道的透明角膜切口所诱发的 SIA 要显著高于短隧道切口。如切口距离角膜光学中心越近、隧道长度越长则诱发的 SIA 也越大。当外切口的位置固定时，内口位置越靠近角膜光学中心，则角膜形态改变就越大，诱发的 SIA 也越显著。

（3）术前散光的检测方法：大量的白内障患者同时存在术前角膜散光，超过 0.75D 的散光即可明显影响患者的视觉质量，出现视物模糊、眩光、重影等症状。因此，为提高患者术后视觉质量与视功能，在超声乳化术前即应对角膜散光度数和散光轴向进行精准测量，用以指导后续的手术规划。目前,临床上常用检测角膜散光的方法有角膜曲率计检查法、光学测量仪检查法、角膜地形图检查法等。各种检查方法的检测原理与使用范围不同,但结果均客观可靠且重复性较高,检查者可根据患者的具体情况与诊疗条件作出合适的选择。

1)角膜曲率测量仪:角膜曲率计是根据物体在角膜上反射出的 Purkinje 像的大小与形状而检测角膜中心约 4mm 直径(角膜面积的 7%)以内各子午线的角膜曲率半径,并转换成角膜曲率值以确定角膜散光值与轴向。角膜曲率测量仪包括手动和自动两种,两种类型测量仪的检测结果相似,但自动角膜曲率检测仪具有操作简单、结果更可靠等优点。由于该检查方法仅检测角膜中心部分区域的散光值,而周边区域并未得到检测,并不能准确地测量角膜不规则与非球面的状态。因此,对于存在角膜疾病或者既往有屈光手术史的患者,其检测所得的结果可信度要显著低于角膜正常的患者。

2)光学生物测量仪:包括 IOL Master 500、Lenstar LS 900、OCT 以及 IOL Master 700 等测量仪。其中,IOL Master 500 是利用偏振光学相干干涉的原理测量眼前节参数的非接触式人工晶状体生物测量仪,能够检测角膜曲率、眼轴长度、水平角膜直径等参数。其检测角膜曲率的功能与角膜曲率计类似,是通过记录投射到角膜前表面的 6 个映光点,来测量角膜前表面 2.3mm 直径内的角膜曲率半径,并利用屈光指数 1.337 5 转换成散光值。IOL Master 700 则是通过投射到角膜上 18 个光点来测得角膜前表面直径 1.5mm、2.5mm、3.5mm 的角膜曲率,进一步换算成散光值。IOL Master 与角膜曲率计的散光值检测结果的对比尚无统一结论。

3)角膜地形图:通过视功能分析仪中的 Placido 盘成像原理来测得角膜地形图。能够准确地获得角膜前后表面的曲率与厚度图等,从而得出角膜前后表面参数。相较于角膜曲率计,角膜地形图能够测量的角膜范围大大增加,能够达到 90% 以上的面积,可同时获得中央与周边区域的相关参数,准确地测量不规则散光和非球面状态的角膜,使得结果更准确客观。目前,角膜地形图已成为评估角膜情况、识别散光大小和轴向的关键工具。

(4)角膜散光的控制和矫正

术中矫正术前存在的角膜散光:由于手术切口对所在子午线的角膜曲率具有松解的作用,因此在超声乳化术中可通过设计个性化的手术切口来减小已存在的角膜散光。例如,在角膜曲率陡峭的子午线上做切口所形成的 SIA 对术前存在的角膜散光具有矫正作用。对于 1.0D 以下的顺规和逆规角膜散光可分别在 12:00 方位行巩膜隧道切口(或透明角膜切口)与 9:00 方位行透明角膜切口。对于 >1.0D 的角膜散光可通过角膜边缘松解切口来予以矫正,但该种方法最多能够矫正 3.0D 的散光。尽管角膜切口以及角膜松解术矫正散光的方法简单方便,但其能够矫正的散光范围较小,且可预测性不高。对于规则性角膜散光度数 ≥0.75D 并且对远视力有需求的患者可植入散光矫正型人工晶状体(Toric IOL)进行矫正,Toric IOL 具备良好的可预测性、可控性以及稳定性等优点,但对于角膜不规则散光的患者须慎用。目前 Toric IOL 植入已成为屈光性白内障手术中矫正散光的重要方法之一。

（5）术后散光的控制与治疗

1）拆线：对于有缝线的大切口，且因缝线而形成较大术后散光者，如术后 6 周角膜散光仍 >2.0D，可行拆、断线进行矫正。

2）配戴接触镜矫正：对于 ≤1.0D 的散光以及不规则散光，可在术后 3 个月术眼屈光状态稳定以后，戴镜或配戴软性角膜接触镜进行矫正。而对于 ≥1.5D 的散光及不规则散光可用硬性角膜接触镜进行矫正。

综上所述，随着超声乳化技术的精进以及手术材料的革新，小切口或微小切口已成为白内障手术的常态，SIA 也变得越来越小。因此，如何矫正术前的角膜散光，并尽可能地降低 SIA 以提高患者术后的视觉质量成为了该领域的研究重点。可采用飞秒激光辅助白内障手术（femtosecond laser-assisted cataract surgery，FLACS）做精准的个性化切口以矫正术前散光并降低 SIA。

七、干眼

请参考第三篇第八章第二节干眼预防。

八、药物性角膜炎

药物性角膜炎（toxic keratitis）是白内障超声乳化术中和 / 或术后局部所用滴眼液中的药物成分与防腐剂共同作用导致的角膜细胞功能受损与角膜病变，通常在术后 7 天内发生。应用的药物种类越多，其发病率也越高。如术后长期使用含有苯扎氯铵等防腐剂的滴眼液会增加药物性角膜炎发生的风险。对角膜上皮细胞的毒性程度取决于所用药物的时长和浓度。药物性角膜炎的临床特点有：异物感、畏光不适、疼痛、视物模糊或视力下降等症状；结膜可见充血，角膜上皮点状缺损，荧光染色阳性；严重者可出现角膜上皮的大片缺损，甚至导致泪液分泌减少等。但由于其临床特征缺乏特异性，因此易出现误诊的情况。临床上常见的可能导致药物性角膜炎的药物有：含防腐剂的人工泪液、非甾体抗炎药、抗生素滴眼液、免疫抑制剂滴眼液等。其发病机制包括以下几点：破坏泪膜的稳定性；损伤角膜上皮的屏障功能；角膜细胞的毒性反应；药物性免疫反应；角膜神经毒性；非特异性的炎症反应等。

药物性角膜炎的治疗：

（1）立即停用所使用的滴眼液，仅保留必要的治疗药物；用不含防腐剂的人工泪液或制备自体血清滴眼来保护角膜，此外还可采用小牛血眼去蛋白用制剂。

（2）给予局部与全身营养角膜的药物，如口服维生素 AD 胶囊等；如眼部有过敏的症状体征，可适量应用不含防腐剂的低浓度糖皮质激素滴眼液和 / 或抗过敏的药物。

（3）如若上述治疗效果不佳或角膜上皮缺损较大不易修复者，可配戴角膜软性接触镜对角膜上皮进行保护。对于该类角膜炎应以预防为主，避免盲目使用多种药物，并适当减少用药的持续时间和降低用药次数。

九、单纯疱疹病毒性角膜炎

单纯疱疹病毒性角膜炎（herpes simplex keratitis，HSK）是一类高发病率和致盲率的较严重的角膜疾病，各类眼科手术均有可能诱发 HSK 发病，尽管关于白内障术后并发 HSK 的报道并不多见，但由于其严重的危害性以及高致盲率，仍然值得眼科医生关注。超声乳化术后并发的 HSK 可能是由术后首次感染Ⅰ型单纯疱疹病毒（herpes simplex virus typeⅠ，HSV-Ⅰ）引起，也可能是由潜伏在患者三叉神经节或病变角膜内的 HSV-Ⅰ被重新激活所致。尤其是患有糖尿病的患者，超声乳化术后并发 HSK 的可能性要明显高于无糖尿病的患者，且其病情发展更快、角膜上皮损伤更重、治疗过程中上皮修复也更慢。

由于超声乳化术后并发 HSK 的症状（眼痛、眼内异物感、畏光、流泪、视力下降等）和体征（角膜上皮点状或树枝状或地图样混浊、角膜基质水肿、后弹力层皱褶、睫状充血等）并不典型，因此易出现误诊漏诊。Holland 等人根据不同的 HSK 解剖学与病理生理学特点，将其分为四种类型：①感染性角膜上皮炎（角膜囊泡，角膜上皮树突状、边缘性、地图状溃疡）；②基质型角膜炎（坏死性、免疫性基质型角膜炎）；③内皮性角膜炎（可分为盘状、弥漫、线状三种）；④神经营养性角膜病变（点状上皮糜烂和神经营养性溃疡）。根据患者的临床症状体征，结合眼部知觉减退以及病毒学检测可对患者进行诊断并分型。

HSK 的治疗：根据患者的不同临床 HSK 分型，对其进行不同的治疗，各种类型的 HSK 均可局部应用抗生素滴眼液预防感染。感染性角膜上皮炎，可口服阿昔洛韦，局部应用更昔洛韦眼用凝胶等药物进行抗病毒以及辅助应用无防腐剂的人工泪液等治疗。基质型和内皮性角膜炎须住院治疗，全身应用阿昔洛韦与激素，待症状好转后改为口服用药，并辅以局部滴加自体血清等。如角膜上皮缺损较大或糜烂严重者可进行羊膜移植或配戴治疗性隐形眼镜以促进角膜上皮的修复。另外，对于复合型 HSK 的患者可进行全身性的抗病毒治疗并局部应用糖皮质激素以及自体血清，但应尽量减少局部用药的种类和时长以降低药物性角膜炎的发生。

（晋秀明　王　凤）

参考文献

1. 吴峥峥，瞿佳，樊映川. 白内障超声乳化术对角膜内皮细胞的影响. 国际眼科纵览，2006（04）：262-265.
2. 曹宇，吴坚，陈威，等. 超声乳化白内障摘除术中角膜热损伤的研究现状. 国际眼科纵览，2020，44（01）：38-41.
3. HAYASHI K，HAYASHI H，NAKAO F，et al. Risk factors for corneal endothelial injury during phacoemulsification. J Cataract Refract Surg，1996，22（8）：1079-1084.
4. 朱妮，张仲臣. 白内障超声乳化手术与角膜内皮细胞损伤. 国际眼科杂志，2013，13（07）：1344-1347.
5. HWANG H S，AHN Y S，CHO Y K. Preoperative mannitolization can decrease corneal endothelial cell damage after cataract surgery. Curr Eye Res，2016 Sep，41（9）：1161-1165.
6. 杨静. 玻璃酸钠滴眼液联合重组人表皮生长因子滴眼液改善老年白内障患者术后角膜损伤和修复角膜

内皮细胞的研究. 实用防盲技术,2022,17(01):24-27.

7. 郭慧敏,樊冬生. 低角膜内皮细胞密度白内障行超声乳化术临床效果观察. 实用防盲技术,2022,17(01):1-3.

8. RAJAT J,SOMASHEILA I M,SAYAN B,et al. Anatomic and visual outcomes of descemetopexy in post-cataract surgery Descemet's membrane detachment. Ophthalmology,2013,120(7):1366-1372.

9. SHARMA N,BANDIVADEKAR P,AGARWAL T,et al. Incision-site Descemet membrane detachment during and after phacoemulsification:risk factors and management. Eye Contact Lens,2015,41(5):273-276.

10. ZHANG X L,JHANJI V,CHEN H Y. Tractional Descemet's membrane detachment after ocular alkali burns:Case reports and review of literature. BMC Ophthalmol,2018,18(1):256.

11. 申展,洪晶. 角膜后弹力层脱离的诊疗方法及其研究进展. 中华眼科杂志,2021,57(02):143-149.

12. 许荣,赵少贞,郑亦君,等. 白内障摘出术后角膜后弹力层脱离的治疗. 眼科新进展,2019,39(07):662-665.

13. HO V W,ROMANO V,STEGER B,et al. Possible role of descemet-stroma interface for Descemet's membrane detachment after penetrating keratoplasty. J Ophthalmic Vis Res,2018,13(1):72-74.

14. ALTINÖRS D D,ASENA L. Descemet membrane endothelial keratoplasty:Outcomes in the first year of experience. Exp Clin Transplant,2018,16(Suppl 1):101-103.

15. MONSON M C,MAMALIS N,OLSON R J. Toxic anterior segment inflammation following cataract surgery. J Cataract Refract Surg,1992 Mar,18(2):184-189.

16. PARK C Y,LEE J K,CHUCK R S. Toxic anterior segment syndrome-an updated review. BMC Ophthalmol,2018,18(1):276.

17. HERNANDEZ-BOGANTES E,NAVAS A,NARANJO A,et al. Toxic anterior segment syndrome:A review. Surv Ophthalmol,2019,64(4):463-476.

18. MATSUSHITA K,KAWASHIMA R,HASHIDA N,et al. Barium-induced toxic anterior segment syndrome. Eur J Ophthalmol,2021,30(3):NP31-NP35.

19. 黄钰森,代云海,谢立信. 眼前节毒性反应综合征一例. 中华眼科杂志,2008,44(12):1128-1129.

20. 谢立信,黄钰森. 眼前节毒性反应综合征的临床诊治. 中华眼科杂志,2008,44(12):1149-1151.

21. 杨宁,刘谊. 白内障术后角膜散光矫正的研究进展. 临床眼科杂志,2012,20(01):82-85.

22. MOHAMMADI M,NADERAN M,PAHLEVANI R,et al. Prevalence of corneal astigmatism before cataract surgery. Int Ophthalmol,2016,36(6):807-817.

23. 云睿,边立娟,刘敏,等. 白内障术中矫正角膜散光的研究进展. 中国眼耳鼻喉科杂志,2021,21(1):55-59.

24. 瞿佳. 视光学理论和方法. 北京:人民卫生出版社,2004.

25. 曹杰明,查旭,张远平. 术源性散光与屈光性白内障个性化切口的研究进展. 现代医药卫生,2022,38(16):2798-2803.

26. 李晨,曹奕虹. 两种不同角膜缘切口对白内障超声乳化吸除术后角膜术源性散光的影响对比. 临床眼科杂志,2020,28(6):522-527.

27. 廖珊,刘可. 白内障术前角膜散光检查的新进展. 国际眼科杂志,2022,22(07):1123-1126.

28. 王镇,谭晓俊,程钧,等. 药物性角膜炎的研究进展. 眼科新进展,2017,37(02):192-196.

29. HOLLAND E J,SCHWARTZ G S. Classification of herpes simplex virus keratitis. Cornea,1999,18(2):144-154.

第二节 感染性和非感染性眼内炎

眼内炎是眼科最具破坏性的疾病之一，也是白内障术后可能发生的最严重并发症之一。在术后眼内炎病例中，15%~30% 的视力预后极差，最终视力可下降到 20/200 以下，甚至完全失明。2016 年美国眼科学会（American Academy of Ophthalmology，AAO）发表的成人白内障临床指南（Preferred Practice Pattern，PPP）指出，美国白内障手术后眼内炎的发病率为 0.04%~0.2%，而在全球范围内报告的发病率为 0.02%~1.16%。我国白内障摘除手术后急性感染性眼内炎的发生率在大型眼科机构为 0.033%，在中小型眼科机构为 0.11%。近年来随着白内障手术安全性的提高和围手术期管理的加强，术后感染性眼内炎的发生率有所下降。但是由于其极强的破坏力以及对患者生活质量造成的严重影响，眼科医生应该加强对白内障术后眼内炎的认识能力，注重提高其诊疗水平，减少因延误诊治而导致的严重后果。

一、感染性眼内炎的临床特点

不论是何种原因的眼内炎，其主要的临床表现包括视力下降或视物模糊、眼红、不同程度的眼痛和眼睑肿胀。对于感染性眼内炎，进行性玻璃体炎症是重要的体征之一，近 75%~85% 的患者在初次就诊时可见前房积脓。进一步进展可能导致角膜浸润和穿孔、全眼球炎、眶蜂窝织炎等。早期研究报道了感染性眼内炎症状出现多在术后第 1 周，近期有研究报告也可能延迟至术后 2~6 周发生，病程长短和病情严重程度、糖皮质激素和抗生素应用与病原菌的类型和毒力有很大关系。在极少数情况下，慢性术后眼内炎可能在手术后数月发生。积极的治疗对改善预后具有重大意义，因此我们需要对白内障术后眼内炎尽早明确诊断。

1. 病原　凝固酶阴性的革兰氏阳性葡萄球菌（70% 的病例）是术后眼内炎最常见的致病菌；除此之外还有金黄色葡萄球菌（10%）、链球菌（9%）、铜绿假单胞菌、肺炎链球菌、革兰氏阴性杆菌等。痤疮丙酸杆菌、放线菌、表皮葡萄球菌、棒状杆菌和真菌（如白色念珠菌）等多与慢性感染性眼内炎相关。低毒力的痤疮丙酸杆菌可引起较温和的慢性眼内炎，据报道其占白内障术后慢性眼内炎病例的 41%~63%。白色念珠菌为最常见的分离真菌之一，表现形式多样，占白内障术后慢性眼内炎病例的 16%~27%，少数急性眼内炎与白色念珠菌有关。由此可见，病原的毒力直接影响眼内炎的凶险程度和病程长短。值得注意的是，由于宿主的免疫水平、环境因素以及是否合并混合感染的情况不同，相同的病原菌可能引起不同程度的眼内炎，下面我们根据病程进一步介绍不同感染性眼内炎的特点。

2. 病程

（1）术后急性眼内炎：急性感染性眼内炎常发生于术后 2 周以内，白内障术后眼内炎多数属于此种类型。在术后前 2 天内出现的眼内炎通常由包括铜绿假单胞菌或链球菌在内的毒性强的微生物引起,而在术后 2 天~2 周内发生的眼内炎可能是由凝固酶阴性的葡萄球菌或金黄色葡萄球菌等引起。临床表现为术后一般创伤性炎症减轻后重新出现的炎症症状。眼科检查可见典型的细菌性眼内炎症状和体征:球结膜水肿、眼睑充血肿胀、疼痛、前房内大量渗出,75%~85% 伴有前房积脓,33% 伴有玻璃体炎症(如眼底可窥见视网膜内出血、血管白鞘、视盘充血水肿等)。金黄色葡萄球菌和链球菌引起的眼内炎,除了眼前节一般表现外,玻璃体炎症相对较重,脓性物可蔓延至视网膜下甚至形成脓肿。铜绿假单胞菌引起的眼内炎常发生于术后 24 小时内且进展迅速,可于数小时内完全破坏眼内组织结构,前房常见黄绿色积脓。前房水病原学检测有助于与非感染性眼内炎鉴别。少数真菌性眼内炎也可在术后 2 周内出现,与细菌性急性眼内炎比较,真菌性眼内炎眼痛不甚明显,并且多为局限性炎性反应,如局限于前房或玻璃体、虹膜表面或瞳孔缘。由于真菌性病变往往局限于玻璃体腔的某个部位,对于怀疑真菌性眼内炎者往往须选择诊断性玻璃体切除获得标本以提高诊断阳性率。

（2）术后慢性眼内炎:慢性感染性眼内炎多发生于术后 6 周以后。常见病原体为痤疮丙酸杆菌、放线菌、表皮葡萄球菌、棒状杆菌和真菌等。症状较急性细菌性眼内炎轻,可有眼痛、眼红、畏光、流泪、视力下降等表现。表现为慢性虹膜炎或肉芽肿性葡萄膜炎。慢性感染性眼内炎的感染病灶一般相对局限,临床检查往往仅见轻微的虹膜睫状体炎和玻璃体炎,少数可有前房积脓、晶状体囊内奶油斑或积脓、人工晶状体表面出现肉芽肿性沉积物或串珠样纤维条索。前房或玻璃体穿刺培养阳性率很低,玻璃体切除获取标本虽可提高细菌培养阳性率,但阴性结果不能排除眼内炎的诊断。

（3）术后迟发性眼内炎:迟发性眼内炎通常于术后 3 个月以上,甚至数年发病。常见于一些毒力较弱的细菌如痤疮丙酸杆菌、表皮葡萄球菌等。临床表现与慢性眼内炎相似,多有局限的感染灶。此种炎性反应在未得到适当治疗时通常可以持续很长时间。往往表现出反复发作、难于治愈的特点,症状和体征发作与缓解交替出现,最初对糖皮质激素治疗反应良好,炎性反应可迅速控制,但复发后则需要较大剂量的糖皮质激素才能控制或也不能控制。

二、非感染性眼内炎的临床特点

术后感染性眼内炎需要和常见的非感染性眼内炎(创伤性葡萄膜炎、晶状体皮质过敏性眼内炎、眼前节毒性反应综合征、陈旧性葡萄膜炎复发等)进行鉴别。下面我们将一些白内障术后常见的非感染性眼内炎做进一步阐述。

1. 创伤性葡萄膜炎　白内障摘除人工晶状体植入术后由于手术对眼内组织的机械、化学及其他因素等刺激,均存在一定程度的创伤性炎性反应,表现为血-房水屏障破坏,房水中蛋白浓度升高并出现房水细胞。如果手术顺利,一般不会出现显著的睫状充血、眼痛等改变。对于手术难度大、时间长等创伤较重的病例,其眼部创伤性炎症反应相对较重,可有睫状或混合充血、视力不良等表现。此种反应是由于创伤激活了花生四烯酸代谢,造成白三烯和前列腺素等炎性介质释放所致。此种炎性反应的特点是症状体征随时间而减轻,并且一般在应用非甾体抗炎药和糖皮质激素滴眼液后 1~2 周内逐渐好转。

2. 眼前节毒性反应综合征(TASS)　感染性眼内炎必须与 TASS 鉴别,两者发生的时间进程略有不同,需要完全不同的治疗。TASS 是一种无菌的术后炎症反应,发病较早,通常在手术后 12~48 小时内出现。与 TASS 相关的常见临床表现是弥漫性角膜缘到角膜缘水肿,可见内皮皱褶,严重的前房细胞和闪辉,纤维蛋白渗出和前房积脓。其可能原因包括:眼内灌注液有不恰当的化学成分、浓度、pH 值或渗透压,术中眼内应用含防腐剂的药物或加入了肾上腺素、利多卡因、抗生素等溶液;变性或污染的眼用黏弹剂;有清洁消毒剂、细菌内毒素或金属离子沉积物如铜和锌残留的手术器械;高温消毒蒸气中含有来源于水中的杂质如硫酸盐、铜、锌、镍和二氧化硅等。TASS 的炎性反应仅局限于眼前节,玻璃体常无混浊,这是与感染性眼内炎相鉴别的重要特征。TASS 通常对抗炎药物治疗有反应,但是永久性损伤也会发生。TASS 后遗症可能包括失张力性瞳孔、继发性青光眼和角膜内皮失代偿。有报道蜡状芽孢杆菌(bacillus cereus)感染已被证明与早期 TASS 症状相似。然而,尽管对早期局部糖皮质激素治疗有反应,但病情仍会继续恶化。因此,如果高度怀疑有感染性因素,则应获取前房和玻璃体培养物进行检测,并应开始抗生素治疗。

3. 陈旧性葡萄膜炎复发　对于葡萄膜炎并发白内障患者的手术原则是葡萄膜炎稳定 3 个月以上可行白内障手术。如手术顺利,多数患者不会因为白内障手术而引起严重的葡萄膜炎反应;但对于反复发作的葡萄膜炎或活动性葡萄膜炎并发白内障的患者,手术后创伤性葡萄膜炎性反应可以较重,甚至可引起原有葡萄膜炎的复发。临床上主要表现为术后视力不良、角膜水肿、房水混浊、虹膜纹理欠清、晶状体表面沉着物及渗出膜形成,甚至前房积脓、玻璃体混浊。可用糖皮质激素和非甾体抗炎药联合治疗并使用阿托品散瞳,以控制葡萄膜炎性反应,恢复血-房水屏障;特殊葡萄膜炎如强直性脊椎炎、Vogt-小柳原田综合征、Behcet病等疾病并发白内障,因患者大多存在免疫系统功能异常,白内障术后可导致原有葡萄膜炎的急性发作,临床症状表现较重,眼部及全身均存在原发病的特点。

4. 晶状体皮质过敏性眼内炎　随着白内障手术技术的提高,本病已较少见。晶状体皮质过敏性眼内炎多发生于手术不顺利或有后囊破裂、玻璃体脱出的病例。由于术中残留一定量皮质或部分皮质及核坠入玻璃体腔所致。残留的皮质导致机体对晶状体抗原耐受的破坏,引起自身免疫应答,多于术后 1~2 周发生,表现为持续或间歇性眼痛、混合充血、结膜水肿、羊脂状角膜后沉着物(keratic precipitate,KP)、房水混浊,见浮游的晶状体碎片和细胞,甚或积脓,瞳孔缩小,眼底常窥不清。B 超示玻璃体尘埃样混浊或可见蓬松的晶状体皮质残留。糖皮质激素可减轻晶状体皮质过敏性眼内炎的症状和体征,但皮质未完全吸收,很少有自行缓解和消退者。对激素治疗反应较差者,以经睫状体平坦部玻璃体切除术为佳,术中应尽量清除晶状体皮质,一般不必取出人工晶状体。

5. **玻璃体腔抗 VEGF 药物或曲安奈德注药术后的无菌性眼内炎** 行白内障摘除联合玻璃体腔注药术的患者,如术后出现眼内炎表现,须考虑该病症的可能。在玻璃体内注射抗 VEGF 药物或糖皮质激素(主要是曲安奈德)术后 24 小时内发生,患者常无疼痛主诉。体征包括轻度结膜炎症、前房浮游细胞,可伴角膜水肿,如出现前房积脓,须与感染性眼内炎鉴别。头部倾斜试验可显示此种类型前房积脓具有活动性,表明其成分以纤维蛋白为主,不像感染性眼内炎的前房积脓浓稠。

6. **其他** 一些有眼内炎表现的患者,可能与眼内异物有关,这样的异物分两种情况,一种是在手术操作过程中不慎入眼的异物,包括手套上的滑石粉、线头、睫毛、棉花纤维等。手术时应小心操作,尽量避免带入,对于线头、睫毛、棉花纤维等引起的葡萄膜炎反应异物须及时取出。另外一种情况是人工晶状体本身,也包括残留在人工晶状体表面的化学物品和异物。这种炎症反应多累及前房,表现为晶状体表面色素性沉着物、无菌性前房积脓,同时伴有玻璃体不同程度的混浊。随着人工晶状体材料的优化和制作工艺的提高,以及消毒条件的改善,这种与人工晶状体质量直接相关的并发症已极为少见。临床不首先考虑此病。治疗以糖皮质激素为主,辅以其他对症治疗。预后取决于其对治疗的反应,药物治疗难以控制者,必须行人工晶状体取出。

三、诊断

白内障术后眼内炎的初步诊断主要取决于对可疑临床表现的判断。体征和症状包括前房积脓、屈光间质模糊、视力明显下降、眼红、疼痛、眼睑肿胀和畏光等。随后可通过房水和玻璃体细菌培养及药敏明确诊断。对于眼科医生来说,最重要的是要考虑关于眼内炎可能的鉴别诊断,如前所述感染性因素与非感染性因素的鉴别。分离病原菌进行革兰氏染色、培养和聚合酶链反应(PCR)检测是指导耐药病例治疗以评估抗生素敏感性的主要方法。对于高度疑似感染性眼内炎的病例,应立即开始使用经验性广谱抗生素治疗。但要注意的是,约有 30% 的感染性眼内炎病例会出现病原学培养阴性,分子诊断技术已在许多培养阴性病例中证明了病原体,这些技术可能在未来的眼内炎诊断中发挥更大的作用。进行 B 型超声检查评估是否累及玻璃体也是重要的手段。除此之外,B 超还可以辅助检测是否存在脉络膜和视网膜脱离。

四、鉴别诊断

鉴别无菌性炎症和感染性眼内炎(表 9-2-1),给以及时和适当的治疗对改善患者预后至关重要。我们可以通过患者症状和眼部体征的特点来进行初步的推断。对于术后早期的眼内炎,一般要和创伤性眼内炎、TASS 等早发的非感染性眼内炎鉴别;对于晚期发生的眼内炎,需要和陈旧性葡萄膜炎复发、人工晶状体毒性综合征等非感染性眼内炎进行鉴别。因此在 B 超、眼内液检测等检查手段的辅助下,仔细地鉴别临床表现的细微差异,在眼内炎诊断中非常重要。

表 9-2-1　急性感染性和非感染性术后眼内炎的临床特征

特征	感染性	非感染性
发病时间	2~7 天	术后 48 小时内
眼疼	中度~重度（25% 不伴眼疼）	可无，或轻度
视力下降	中度~重度	轻度~中度
结膜充血	严重，伴水肿	无或轻度
角膜水肿	轻度	重度（TASS：弥漫性、全角膜水肿）
前房	常见积脓（约 75%~85% 病例），脓液黏稠，不易随眼位转动而移动	多见细胞、房水闪辉、纤维素渗出；少见积脓（约 10.6%~22.7% 病例），脓液有活动性，可随眼位移动
眼压	正常	可明显升高（TASS）
累及玻璃体	明显的玻璃体炎症，可出现早	轻度~中度
视网膜浸润	可伴有，取决于病原毒力	无
视网膜内出血	常见	少见
疾病进展	迅速进展	逐渐好转

　　白内障术后慢性眼内炎相对少见，大多数病例是由真菌或惰性细菌（如痤疮丙酸杆菌）引起的。对于白内障术后数周持续炎症的患者，或术后数周后发生炎症而被认为是"陈旧性葡萄膜炎复发"的患者，应怀疑感染性因素的可能。这类患者的特点是对局部糖皮质激素有明显反应，然而每次糖皮质激素逐渐减少时又复发，特别是在慢性细菌性白内障术后眼内炎中。慢性真菌性眼内炎的诊断线索是眼内的炎症"聚集"现象，而慢性痤疮丙酸杆菌眼内炎的诊断线索是晶状体后囊上及囊袋内存在白色斑块。在眼内液检测时仅通过注射器吸取前房水进行检测通常为阴性，可能需要进行病灶部位玻璃体切除术同时取样。在痤疮丙酸杆菌眼内炎中，白色包膜斑块的抽吸物通常是最有可能产生阳性培养物的样本。

　　在病原学检测明确诊断之前，我们还可以评估患者是否具有感染性眼内炎的危险因素来帮助我们进行治疗方案的制订。已知和人口分布有关的危险因素有高龄，尤其是男性高龄患者的感染风险会成倍增加，另外还包括卫生条件不佳的居住环境、糖尿病等引起免疫抑制的疾病等。睑缘炎、睑外翻和涉及眼部细菌数量增加的疾病与术后眼内炎的风险增加有关。术中危险因素包括囊内白内障手术、玻璃体丢失和前部玻璃体切除术等。术中并发症的发生，如后囊破裂等，也可能会因为导致手术时间延长而增加眼内炎的风险。

五、预防策略

1. 感染性眼内炎　大多数白内障术后感染性眼内炎主要是由结膜囊内细菌菌群引起，主要是由于泪膜中的微生物可以在手术过程中以及术后早期通过手术切口侵入前房。不同的抗生素预防方案是常用的预防措施，有不同的给药途径（局部、眼内、结膜下、口服、静脉内)和时间(术前、术中、术后)。除此之外,还有一些可以降低感染性眼内炎发生率的措施,表 9-2-2 列出了一些常用的预防策略。

表 9-2-2　常用眼内炎预防策略

术前	术中	术后
抑制免疫功能的全身疾病的控制,如:糖尿病	规范消毒、铺巾、无菌操作	护理常识宣教
评估眼表微环境状态,治疗眼睑、结膜、泪道系统炎症性疾病	聚维酮碘结膜囊消毒,过敏者可用 0.05% 氯己定或洗必泰代替	广谱抗生素局部使用
广谱抗生素局部使用	前房内注射 10g/L 头孢呋辛 0.1mL,过敏者可用 1g/L 莫西沙星 0.1mL 代替	定期随诊,早期发现

有研究表明,手术切口的构造、水密,手术贴膜的使用、减少器械进出前房的次数、减少术中并发症和不必要的手术时间、灌注液添加抗生素等,也有助于降低白内障术后感染性眼内炎的发生。

2. 非感染性眼内炎　对于可引起明显眼部损伤的 TASS 我们应该给予高度的关注,尽量进行预防。白内障术中或术后任何进入眼前房的物质都可能导致 TASS 的发生。例如手术灌注液中的防腐剂、抗生素,残留在手术器械的生物酶制剂、洗涤剂,术后残留的黏弹剂等。需要制定并严格遵守手术器械清洁和灭菌的标准流程,手术操作规范。

对于有陈旧性葡萄膜炎的患者,需要在炎症稳定 3 个月的基础上进行白内障手术。术前可预防性局部使用非甾体抗炎药或者糖皮质激素,术中尽量迅速、轻柔,减少对虹膜组织的扰动。术后规范用药,对于高危人群术后加强随访观察。

六、治疗原则

1. 急性术后眼内炎　术后急发性眼内炎要积极处理,一经发现要及时开展经验性治疗(治疗前获取眼内液标本)。《我国白内障摘除手术后感染性眼内炎防治专家共识(2017 年)》对白内障术后感染性眼内炎的治疗提出了明确的指导意见。在眼内炎发生的不同阶段,可以选择前房抗生素灌洗、玻璃体腔抗生素注射以及玻璃体切除术。根据病情程度单独或联合使用这些治疗手段。重要的是,在可疑感染性眼内炎的患者中,要密切观察病情,根据病情所处的阶段,不断调整治疗方案。

全身性抗生素在术后眼内炎治疗中的作用存在争议。据报道,全身使用阿米卡星和头孢他啶对最终视力结果没有影响,是因为这些药物不能穿透血-眼屏障。另一方面,与莫西沙星相比,环丙沙星能更好地穿过血-眼屏障,可使急性术后眼内炎患者的前房积脓更快消退,以及减少玻璃体内抗生素的治疗次数。欧洲白内障与屈光手术医师协会(European Society of Cataract and Refractive Surgeons,ESCRS)强调对急性术后眼内炎进行辅助全身性抗生素治疗。

2. 慢性、迟发性术后眼内炎　慢性术后眼内炎的治疗是困难的,由于临床表现不够典型,与不同的眼内炎鉴别诊断相对困难,病原学检测阳性率较低,因此常导致诊断治疗延迟。对于迟发性术后眼内炎,多与人工晶状体和囊袋内生物被膜形成有关,由于病原体被隔离在囊袋内,治疗通常涉及与眼内抗生素注射相关的部分囊袋切除术。有研究报道,全囊切除术联合 IOL 取出或更换可提高治愈率。迟发性眼内炎往往须行玻璃体切除方能治愈。

七、小结

白内障术后感染性眼内炎的发生主要是由于手术期间来自结膜囊和环境的微生物菌群、细菌或真菌侵入眼内。眼内炎发生的风险从手术切口制作完成之时就开始了。因此,眼科医生应该在术前就充分评估所有接受白内障手术的患者是否存在任何可能导致术后眼内炎发生的潜在风险;应加强管理术中风险因素和预防方案,以降低眼内炎的风险。同时强烈建议白内障术后早期随访,及时发现眼内炎征兆,及时治疗,确保患者对术后用药和注意事项的依从性,减少白内障术后眼内炎诊治延误引起的严重并发症。

(王　睿　蒋永祥)

参考文献

1. KERNT M,KAMPIK A. Endophthalmitis:pathogenesis,clinical presentation,management,and perspectives. Clin Ophthalmol,. 2010,4:121-135.
2. PECK TJ,PATEL SN,HO AC. Endophthalmitis after cataract surgery:An update on recent advances. Curr Opin Ophthalmol,2021,32(1):62-68.
3. OLSON RJ,BRAGA-MELE R,CHEN SH,et al. Cataract in the Adult Eye Preferred Practice Pattern®. Ophthalmology,2017,124(2):P1-P119.
4. ZHU Y,CHEN X,CHEN P,et al. The occurrence rate of acute-onset postoperative endophthalmitis after cataract surgery in Chinese small-and medium-scale departments of ophthalmology. Sci Rep,2017,7:40776.
5. YAO K,ZHU Y,ZHU Z,et al. The incidence of postoperative endophthalmitis after cataract surgery in China:A multicenter investigation of 2006—2011. Br J Ophthalmol,2013,97(10):1312-1317.
6. JACKSON T L,EYKYN S J,GRAHAM E M,et al. Endogenous bacterial endophthalmitis:17-year prospective series and review of 267 reported cases. Surg Ophthalmol,2003,48(4):403-423.
7. LEMLEY C A,HAN D P. Endophthalmitis:A review of current evaluation and management. Retina,2007,27(6):662-680.
8. Results of the Endophthalmitis Vitrectomy Study. A randomized trial of immediate vitrectomy and of intravenous antibiotics for the treatment of postoperative bacterial endophthalmitis. Endophthalmitis Vitrectomy Study Group. Arch Ophthalmol,1995,113(12):1479-1496.
9. MAMALIS N. Endophthalmitis. J Cataract Refract Surg,2002,28(5):729-730.
10. MONTAN PG,KORANYI G,SETTERQUIST H E,et al. Endophthalmitis after cataract surgery:Risk factors relating to technique and events of the operation and patient history:A retrospective case-control study. Ophthalmology,1998,105(12):2171-2177.

11. SOMANI S,GRINBAUM A,SLOMOVIC A R. Postoperative endophthalmitis:Incidence,predisposing surgery,clinical course and outcome. Can J Ophthalmol,1997,32(5):303-310.

12. LUNDSTRÖM M,FRILING E,MONTAN P. Risk factors for endophthalmitis after cataract surgery:Predictors for causative organisms and visual outcomes. J Cataract Refract Surg,2015,41(11):2410-2416.

13. PIJL B J,THEELEN T,TILANUS M A,et al.:Acute endophthalmitis after cataract surgery:250 consecutive cases treated at a tertiary referral center in the Netherlands. Am J Ophthalmol,2010,149(3):482-487.

14. 中华医学会眼科学分会眼底病学组,中华医学会眼科学分会白内障及屈光手术学组中华医学会眼科学分会眼外伤学组,中华医学会眼科学分会青光眼学组. 中国眼科手术后感染性眼内炎诊疗专家共识(2022年). 中华眼科杂志,2022,58(07):487-499.

15. FRILING E,LUNDSTRÖM M,STENEVI U,et al. Six-year incidence of endophthalmitis after cataract surgery:Swedish national study. J Cataract Refract Surg,2013,39(1):15-21.

16. JACKSON T L,PARASKEVOPOULOS T,GEORGALAS I. Systematic review of 342 cases of endogenous bacterial endophthalmitis. Surv Ophthalmol,2014,59(6):627-635.

17. MAMALIS N,EDELHAUSER H F,DAWSON D G,et al. Toxic anterior segment syndrome. J Cataract Refract Surg,2006,32(2):324-333.

18. RISHI E,RISHI P,SENGUPTA S,et al. Acute postoperative Bacillus cereus endophthalmitis mimicking toxic anterior segment syndrome. Ophthalmology,2013,120(1):181-185.

19. 姚克. 我国白内障研究发展方向及面临的问题. 中华眼科杂志 2015,51(4):241-244.

20. 中华医学会眼科学分会白内障及人工晶状体学组. 我国白内障摘除手术后感染性眼内炎防治专家共识(2017年). 中华眼科杂志,2017,53(11):810-813.

21. SUZUKI T,OHASHI Y,OSHIKA T,et al. Outbreak of late-onset toxic anterior segment syndrome after implantation of one-piece intraocular lenses. Am J Ophthalmol,2015,159(5):934-939.

22. OSHIKA T,EGUCHI S,GOTO H,et al. Outbreak of subacute-onset toxic anterior segment syndrome associated with single-piece acrylic intraocular lenses. Ophthalmology,2017,124(4):519-523.

23. MAHAJAN V B,FOLK J C,BOLDT H C. A head-tilt test for hypopyon after intravitreal triamcinolone. Retina Phila Pa,2009,29(4):560-561.

24. SPEAKER M G,MILCH F A,SHAH M K,et al.:Role of external bacterial flora in the pathogenesis of acute postoperative endophthalmitis. Ophthalmology,1991,98(5):639-650.

25. SANDVIG K U,DANNEVIG L. Postoperative endophthalmitis:Establishment and results of a national registry. J Cataract Refract Surg,2003,29(7):1273-1280.

26. VAZIRI K,SCHWARTZ S G,KISHOR K,et al. Endophthalmitis:State of the art. Clin Ophthalmol,2015,9:95-108.

27. LOTT M N,FULLER J J,HANCOCK H A,et al. Vitreal penetration of oral moxifloxacin in humans. Retina,2008,28(3):473-476.

28. BARRY P,CORDOVES L,GARDNER S. ESCRS guidelines for prevention and treatment of endophthalmitis following cataract surgery:Data,Dilemmas and Conclusions. Dublin,Ireland,European Society of cataract and refractive surgeons,2013.

29. BARRY P. Adoption of intracameral antibiotic prophylaxis of endophthalmitis following cataract surgery:Update on the ESCRS Endophthalmitis Study. J Cataract Refract Surg,2014,40(1):138-142.

30. KSIAA I,ABROUG N,MAHMOUD A,et al. Hypopyon:Is-it infective or noninfective? Ocul Immunol Inflamm,2021,29(4):817-829.

31. DURAND M L. Bacterial and fungal endophthalmitis. Clin Microbiol Rev,2017,30(3):597-613.

第三节   术后高眼压

所有白内障医生都会遇到术后眼压升高的情况。在临床实践中,根据高眼压发生的解剖学原理和发生的时间来分析其原因是十分必要的。对于术后高眼压的常见分类方法有两种:根据解剖学可分为白内障术后开角型或闭角型青光眼;根据发生时间可分为术后早期或晚期高眼压。在临床实践中,根据眼压升高的时间进行分类更方便临床医师的分析和判断,因此本节据此逻辑对术后高眼压进行阐述。同时,理解高眼压相关的解剖学原理对于其机制的分析及治疗方式的选择具有重要意义。

一、术后早期高眼压

白内障术后早期高眼压十分常见,研究表明,在常规白内障超声乳化吸除术后其发生率可高达 10%。一般对于"术后早期"的时间可以定义为术后即刻至术后 3 天,也可延长至不超过术后 2 周。术后早期高眼压的危险因素包括:既往患有青光眼或高眼压症、术前眼压偏高、黏弹剂残留、眼轴大于 25mm、服用坦洛新类药物,以及既往曾出现过类固醇反应的患者。高度近视患者在术后会出现长达 90 天的眼压波动。对于青光眼患者来讲,即使术前眼压控制良好,在接受常规白内障手术后出现急性高眼压的风险也高于正常人。

一般术后早期眼压高于 35mmHg 时,可通过穿刺放液的方式来治疗,其他情况则可采用局部抗青光眼药物治疗。由于前列腺素类药物对术后黄斑囊样水肿的影响仍存在争议,因此一般术后早期高眼压的患者应慎用前列腺素类降眼压药物。

通常术后早期高眼压的原因可分为以下几类。

1. 早期血源性青光眼   白内障术后早期,前房内积存的新鲜血液可以阻塞小梁网,限制房水流出。前房积血的主要来源包括:手术切口、瞳孔括约肌撕裂、虹膜周切口或联合其他术式时导致的出血。

术后早期前房积血及其所导致的青光眼通常是自限性的,积血一般可自行吸收且不伴有其他并发症。如果眼压急剧升高至 40mmHg 以上或持续升高至 30mmHg 以上持续 2 周,则应进行抗青光眼药物治疗。手术干预的适应证主要包括:顽固的持续性眼压升高、角膜血染及血凝块长期滞留于前房。为避免高眼压对视神经产生损伤,对前房积血患者进行手术干预的常规指征是眼压 >50mmHg 持续 5 天或 >35mmHg 持续 7 天。对于已经出现视神经损伤或患有镰状细胞贫血的患者应进行早期手术干预,并将目标眼压设定为 25mmHg。存在体积较大的血凝块持续滞留前房超过 10 天或全前房积血持续超过 5 天的情况,需要及时对其进行手术清除,以防止周边虹膜前粘连及角膜血染。

清除前房积血的主要手术方法包括:前房冲洗、前房灌注抽吸(inspiration/aspiration,I/

A)、自动切割吸除血凝块、血凝块娩出等操作方法。在通常情况下,单纯去除房水循环中的红细胞和碎屑足以达到对眼压的控制,而进一步去除血凝块可以加速患者的视力恢复。由于处理后再出血在术后5~10天内最为常见,手术清除前房积血和血凝块后,应对患者进行密切随访。

2. 血影细胞性青光眼 玻璃体积血发生后的几天内,红细胞开始变性;1~3周或以后,红细胞变为棕褐色或土黄色、韧性降低、形态趋近球形、内部的血红蛋白排空,并可以自由移动,这些细胞被称为"血影细胞"。

血影细胞性青光眼通常发生在玻璃体积血后,常见于原有玻璃体积血或白内障术后新发玻璃体积血的患者。完整的玻璃体前界膜可以在很大程度上阻止血影细胞进入前房,但前界膜一旦破裂,这些细胞便可以自由进入前房。进入前房的血影细胞进一步阻塞小梁网,引起继发性开角型青光眼。

治疗的主要目标是减少前房内的血影细胞和控制眼压。常见手术方式是前房冲洗。然而在部分患者中,即使进行反复前房冲洗,仍会出现眼压的反复升高,此时可能需要进行玻璃体切除术从而去除在眼球后段聚集的血影细胞。

3. 晶状体颗粒性青光眼 白内障摘除术后残留的皮质和核等物质可通过阻塞小梁网流出通道进而导致显著的眼压升高。这种青光眼通常发生在术后早期,但也有可能在数年后由于Soemmering环突然裂开导致。Nd:YAG激光囊膜切开术也可能释放晶状体物质导致眼压升高。

治疗的主要方式为局部足量使用糖皮质激素和抗青光眼药物,但应避免使用缩瞳药物。当出现较大的晶状体碎片残留、严重的炎症或持续高眼压时,需要手术去除残留的晶状体组织。若残余晶状体碎片附近出现局灶性角膜水肿(有时仅在房角镜下可见),则需要立即手术移除晶状体碎片以防止角膜内皮代偿失调。

另一种罕见的情况是晶状体溶解性青光眼,由成熟期或过熟期白内障中晶状体蛋白的释放引起。主要临床表现为眼红、眼痛和前房炎症反应,有时可见层状晶状体物质。此时主要治疗方法为白内障手术清除晶状体组织。

4. 核碎片后脱位导致的高眼压 核碎片后脱位进入玻璃体腔是白内障术中的严重并发症。患者可能出现严重的视力下降、葡萄膜炎、继发性青光眼、角膜水肿和视网膜脱离。研究表明,在残留晶状体碎片的术眼中,52%会发生继发性青光眼。

这些患者对药物治疗的反应较差,通常需要手术去除残余的晶状体核碎片。研究表明,手术可以帮助多数患者提高视力并减少炎症反应,但仍有少部分患者会出现视网膜脱离和黄斑囊样水肿等其他并发症,最终导致视力预后不良。

5. 葡萄膜炎 白内障术后葡萄膜炎继发青光眼可以是开角型、闭角型或混合型。开角型青光眼由小梁网结构的炎症性改变引起,包括小梁网基质肿胀、小梁网内皮细胞功能障碍或炎性细胞和碎片积聚阻塞小梁网等。应用糖皮质激素类药物和内源性前列腺素释放也可能升高眼压。闭角型青光眼是由周边虹膜前粘连、后粘连或虹膜新生血管引起。在少数病例中,单纯疱疹性葡萄膜炎引起的小梁网炎可导致眼压显著升高,有学者认为白内障手术操作可能会激活潜伏的疱疹病毒。

患有异色性虹膜睫状体炎的患者在白内障术后可能继发开角型青光眼。在这些患者中,房角镜检查可见开放的房角中存在纤细的血管。这些血管与新生血管性房角关闭中的粗糙树枝状血管不同,这些血管长入前房后很少引起出血。

在治疗上,继发于术后葡萄膜炎的青光眼可以通过频繁使用糖皮质激素和降眼压药物来控制炎症。睫状肌麻痹剂和拟交感神经类药物可以防止或阻断虹膜后粘连。严重的眼内炎症需要应用球周或全身抗炎药物治疗。必要时可以进行虹膜切除术以缓解瞳孔阻滞,而激光小梁成形术在这种情况下效果不佳。

6. 黏弹剂残留　黏弹剂在白内障术中具有重要的临床作用,包括维持前房深度、保护眼内和眼表组织、辅助止血等。尽管不同品类的黏弹剂具有许多不同的理化特性,其主要成分均为不同比例和含量的透明质酸钠和硫酸软骨素。构成黏弹剂的大分子物质可通过小梁网排出,但其也可能在短期内堵塞小梁网并导致眼压升高。术前小梁网功能异常的患者更容易出现术后黏弹剂残留所致的眼压升高。黏弹剂所致的眼压升高一般在术后 4~7 小时达到峰值,并在术后 24~72 小时恢复正常。主要症状表现为眼痛、视力下降,裂隙灯下可见前房细胞循环停滞而房角仍然开放。

针对术后黏弹剂残留性高眼压,手术结束时应尽可能彻底清除黏弹剂,并在术后早期密切监测眼压。对于术后眼压显著升高的患者,首选穿刺放液及抗青光眼药物治疗。对于持续性的术后高眼压,必要时可进行前房冲洗排出残留的黏弹剂,或进行抗青光眼滤过或引流手术,同时必须全面考虑其他可能导致眼压升高的原因。

7. 囊袋阻滞综合征　也称囊袋膨胀综合征,主要发生在白内障术中进行连续环形撕囊并植入后房型 IOL 的患者中。囊袋阻滞综合征一般在术后即刻至术后 2 周内发生,也有报道称其在术后 5 年才被发现。症状体征主要包括:术后近视漂移、人工晶状体及虹膜前移、虹膜膨隆、前房变浅、人工晶状体与后囊间存在较大空间。囊袋阻滞综合征发生后的早期,眼压可能正常也可能升高;囊袋膨胀持续存在时可引起眼压升高及虹膜后粘连。

该综合征的发生原理在于:在常规白内障手术中,当术中撕囊口小于人工晶状体光学部直径,且术中使用了黏弹剂时,残余的晶状体物质和黏弹剂无法经人工晶状体与前囊之间的空隙流出,进而阻滞于囊袋内,晶状体囊袋急剧膨胀、高压,进而引起虹膜膨隆、前房变浅,部分患者可继发瞳孔阻滞性青光眼。但导致液体流入囊袋和囊袋膨胀的确切机制目前还无研究定论。

Nd:YAG 激光是治疗囊袋阻滞综合征的主要方式。当前囊可以被直接观察到或可以通过虹膜周切口观察到时,可进行 Nd:YAG 激光周边前囊切开术,从 IOL 边缘至前囊周边切开前囊。当在裂隙灯下无法准确观察到前囊口的位置时,则可试行后囊切开术。同时,在少数情况下患者眼压持续升高,此时应予以抗青光眼药物治疗。

8. 脉络膜上腔出血 驱逐性和迟发性脉络膜上腔出血在临床上十分罕见,然而一旦发生可造成严重的视力损害甚至失明。

其中,驱逐性脉络膜上腔出血是内眼手术最严重的并发症之一,往往发生于术中,具有进展快、出血量大、对眼球及视力破坏性大的特点。发病的病理生理机制在于:眼压过低造成睫状体脉络膜渗漏和扩张,最终造成睫状后长或后短动脉破裂,引起脉络膜上腔出血。晶状体核硬的老年患者、眼压控制不良的青光眼患者、高度近视及高血压患者是发生该并发症的高风险人群。抗凝治疗也是发生脉络膜上腔出血的危险因素之一。

迟发性或术后脉络膜上腔出血与驱逐性脉络膜上腔出血的特点存在一定的差异。典型症状表现为患者经过一阵突然剧烈的眼痛后出现视力显著下降、眼痛,通常伴有头痛、恶心、呕吐。裂隙灯检查可见前房变浅,无晶状体眼和人工晶状体眼患者可见玻璃体脱出于前房,红光反射消失。检眼镜检查可见赤道部有黑色圆形隆起灶,或者向后扩展,且病灶无法清晰透照。患者眼压可以升高、降低或正常。

驱逐性与迟发性脉络膜上腔出血的紧急处理方法是相似的。如果眼压升高,可局部使用 β 受体阻滞剂和口服碳酸酐酶抑制剂,辅助以睫状肌麻痹剂缓解疼痛。同时应立即进行检眼镜和眼部超声检查,以确定脉络膜上腔出血的范围和视网膜的状态。对于持续高眼压、大范围脉络膜上腔出血及引起后极部视网膜脱离的患者应考虑手术治疗。手术方法包括:单纯引流术清除脉络膜上腔出血;或引流术联合玻璃体视网膜手术,恢复眼前后段正常解剖结构。

9. 眼内炎 术后眼内炎是白内障手术的一种罕见而十分严重的并发症,一旦发生可能导致严重的视力丧失、眼球损害甚至眼球摘除。白内障术后眼内炎多数出现在术后 3~10 天,最晚不超过术后 6 周。致病菌中,革兰氏阳性且凝固酶阴性的微生物占优势(表皮葡萄球菌),其次是金黄色葡萄球菌、链球菌等。患者症状主要表现为严重的视力下降、眼红、眼痛和眼睑肿胀,可伴有不同程度的眼压升高;裂隙灯可见结膜充血水肿、前节炎症反应、前房积脓和红光反射消失。

治疗原则为全面、联合的抗感染治疗。采用玻璃体腔内注药、局部应用和全身应用抗生素治疗,并推荐多种抗生素联合应用,辅助以糖皮质激素局部给药减轻炎症反应。对于病情进展快速、屈光间质混浊明显、视力下降严重的患者,应及时进行玻璃体切除治疗。

二、术后晚期高眼压

术后晚期高眼压一般指术后 4 天以上出现的眼压升高。

1. 葡萄膜炎-青光眼-前房积血综合征 葡萄膜炎-青光眼-前房积血(uveitis glaucoma hyphema,UGH)综合征是由于人工晶状体移位或位置不稳定时摩擦虹膜,导致虹膜或睫状体损伤引起的。其在虹膜夹型 IOL 和前房型 IOL 植入术后更为多见,但也有发生在后房型

IOL 植入术后的报道。主要原因包括:IOL 的结构损坏、大小不符及植入位置不当等。患者主要临床表现为前房炎症反应、眼压升高和前房积血。

在治疗方面,部分患者可通过局部抗炎药物及抗青光眼药物进行治疗。但当眼压无法控制、反复前房积血或出现角膜内皮失代偿时,则须手术取出人工晶状体。取出人工晶状体后,如果患者小梁网没有受到不可逆的损伤,青光眼将逐渐缓解。

2. 瞳孔阻滞　瞳孔阻滞是白内障术后闭角型青光眼的最常见原因。瞳孔阻滞是指后房到前房的房水流动受阻,这种情况通常发生于瞳孔区和虹膜周切口被玻璃体、气体、血液、炎性物质、囊袋、残余晶状体皮质、IOL 或硅油阻塞时。据报道,前房型、虹膜夹型和后房型人工晶状体均有可能引起瞳孔阻滞。

无晶状体眼的瞳孔阻滞性青光眼一般在手术后几天至几周内出现,表现为浅前房或前房消失、眼压升高、瞳孔区和 / 或虹膜周切口阻塞。植入前房型人工晶状体后出现的瞳孔阻滞与无晶状体眼的瞳孔阻滞大致相似,其主要区别在于:由于人工晶状体光学部下的虹膜被人工晶状体压向后方,患者中央前房往往较深。房角镜检查通常提示房角关闭,且在青光眼发展的不同阶段具有不同的表现。

在治疗上,通常采用药物和激光治疗解除瞳孔阻滞、加深前房,并预防慢性闭角型青光眼发生。使用睫状肌麻痹药物联合散瞳药物可扩大瞳孔,以消除瞳孔阻滞。气体所引起的瞳孔阻滞可以通过调整患者体位和散瞳进行治疗。同时,在进行激光虹膜周边切除术时,建议与药物治疗联合进行,以防止青光眼复发。当虹膜周边前粘连持续存在时,氩激光房角成形术可能有助于减少虹膜前粘连,及时手术或可以取得更好的降压效果。此外,虹膜周边切除术可能会导致瞳孔阻滞和房角关闭。对于房角广泛粘连和持续性高眼压的患者,可进行前房角粘连分离术和滤过手术。

3. 恶性青光眼　恶性青光眼又称睫状环阻滞性青光眼或房水逆流性青光眼。其病理生理学原理在于:房水在睫状突、晶状体赤道部及玻璃体前界膜三者交界处向前流动受阻,然后房水向后流向玻璃体腔内或玻璃体视网膜间隙,引起玻璃体腔压力升高,从而使玻璃体前移并向前挤压,前房变浅,进一步阻碍房水向前流动(图 9-3-1)。

常规白内障手术或联合小梁切除术的白内障手术均有可能发生术后恶性青光眼。有闭角型青光眼病

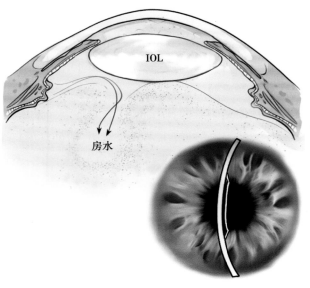

图 9-3-1　伴有房水逆流和浅前房的恶性青光眼

史、有晶状体眼或手术时房角部分关闭的患者发生恶性青光眼的风险更高。恶性青光眼可能发生在手术中，也可能在术后几个月才出现。

恶性青光眼对传统的青光眼治疗方式反应不佳，可导致患者严重的视力丧失。药物治疗主要包括：散瞳剂、局部或全身碳酸酐酶抑制剂、高渗剂和局部β受体阻滞剂。特别应注意的是，缩瞳剂及前列腺素类药物无效，并可能促进或加剧恶性青光眼的症状。当对药物治疗反应不佳时，应进一步采取激光或手术治疗：Nd ∶ YAG激光进行玻璃体前界膜切开术；手术治疗包括行虹膜-悬韧带-玻璃体前界膜-玻璃体切除术（irido-zonulo-hyaloido-vitrectomy，IZHV），通过贯通前后节，适度减容玻璃体，治疗恶性青光眼，或经睫状体平坦部玻璃体穿刺放液术联合房角分离术恢复前房深度。

4. 上皮和纤维血管内生 上皮和纤维血管内生的情况目前已较为罕见，一般见于白内障囊内摘除和一些早期白内障术式中。随着白内障超声乳化和小切口手术技术的出现，其发生率已显著下降，同时偶有飞秒激光辅助白内障手术后上皮内生的报道。出现上皮内生时，无论是否伴有明显的房角关闭，都会出现眼压升高。患者的主要症状和体征包括：轻度炎症反应、视力下降、眼压升高或角膜后表面出现半透明膜。用氩激光照射受影响的虹膜可以辅助诊断上皮细胞的内生：激光参数设置为 300~700mW 和 500mm 光斑尺寸，在激光照射部位可以出现白色的激光斑，而正常虹膜表面在激光照射后则呈烧灼样或变为棕色。

手术治疗是上皮和纤维血管内生的主要治疗方法，要求术中完全破坏所有眼内上皮组织。手术方式主要包括：角膜冷冻、受累区域的虹膜睫状体切除术以及联合玻璃体切除术，目标为切除所有受累的虹膜、睫状体和晶状体，并在其他所有可疑受累区域进行眼内光凝手术。也有前房内注射 5-氟尿嘧啶的个案。尽管如此，上皮和纤维血管内生患者的预后仍较差。

5. 糖皮质激素性青光眼 术后局部、球周或全身使用糖皮质激素可能会导致继发性开角型青光眼。局部糖皮质激素是白内障术后的最常用、最主要用药，是最常见的眼压影响因素。糖皮质激素性青光眼与药物剂型、效力、给药频率和用药持续时间均有相关。糖皮质激素导致眼压升高的可能机制是由于糖皮质激素抑制细胞外基质物质葡糖胺聚糖的降解，使其在小梁网中积聚，最终导致房水流出受阻。

任何年龄的患者都可能出现眼压升高，而本身患有青光眼、具有青光眼家族史、植入滤过装置的青光眼患者、糖尿病患者、某些结缔组织疾病患者和高度近视患者发生术后糖皮质激素性青光眼的风险更高。其最主要的临床表现是高眼压。眼压开始升高的时间早晚不一，可能出现在开始使用糖皮质激素后的1周以内，也可能直到几个月或几年之后才出现。患者通常没有明显的临床症状，患眼一般无炎症表现，除非眼压明显升高。视盘、视神经和视野损害是否出现与高眼压的程度和持续时间有关。

处理糖皮质激素性青光眼的第一步就是停止局部激素的应用。临床表现明显的高眼压患者应采用抗青光眼药物治疗。多数情况，眼压在治疗数日至数周内会恢复到正常水平。如果药物治疗不能有效控制眼压或者出现了明显的视神经损害，则须行抗青光眼滤过手术治疗。

6. 玻璃体进入前房　由玻璃体进入前房导致的继发性开角型青光眼较为少见，一般主要发生在白内障囊内摘除、囊外摘除及后囊切开术后。玻璃体进入前房内可引起小梁网阻塞并导致房水外流减少（图9-3-2）。高眼压一般发生于术后几周到几个月，前节炎症通常较轻。

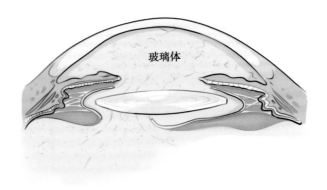

图9-3-2　玻璃体通过开放的后囊充盈前房阻塞小梁网

治疗上，可采用抗青光眼药物治疗，高渗剂和散瞳药可使玻璃体从房角回缩，而缩瞳药的作用不明确。对于药物无法控制的术后高眼压，可尝试进行前部玻璃体切除术。

7. 迟发性前房积血　迟发性前房积血也称SWAN综合征，是一种发生于白内障术后数月至数年的眼前段积血，可能由手术切口部位的新生血管所导致，如在房角与前房型IOL襻相接触的虹膜血管丛，或在睫状沟内与后房型IOL襻相接触的血管。患者的典型表现是不伴疼痛的一过性视物模糊，视力和眼压情况则取决于积血量和小梁网的功能。可通过房角镜检查切口处或周边虹膜前粘连处是否存在新生血管，由于出血量较小，部分患者仅可见红细胞沉积于角膜内皮。

一般可采用药物治疗控制眼压。对于反复前房积血的患者，可采用激光房角光凝术封闭可见的新生血管。对于IOL襻相关性出血的患者，可旋转人工晶状体使其襻远离血管丛，部分患者也可行IOL置换术。

综上，本节主要论述了白内障术后高眼压的多种病因、发病机制、临床表现及治疗选择。根据术后高眼压发生的时间早晚，迅速判定其发生原因并及时处置是十分重要的。同时，高眼压相关的解剖学原理对于其机制的分析及治疗方式的选择具有重要意义。

（范志刚）

参考文献

1. GRZYBOWSKI A, KANCLERZ P. Early postoperative intraocular pressure elevation following cataract surgery. Curr Opin Ophthalmol, 2019, 30（1）：56-62.
2. KIM J Y, JO M W, BRAUNER S C, et al. Increased intraocular pressure on the first postoperative day following resident-performed cataract surgery. Eye（Lond）, 2011, 25（7）：929-936.
3. STRELOW S A, SHERWOOD M B, BRONCATO L J, et al. The effect of diclofenac sodium ophthalmic solution on intraocular pressure following cataract extraction. Ophthalmic Surg, 1992, 23（3）：170-175.
4. GHARAIBEH A, SAVAGE H I, SCHERER R W, et al. Medical interventions for traumatic hyphema. Cochrane Database Syst Rev, 2019, 1（1）：CD005431.
5. SUMMERS C G, LINDSTROM R L. Ghost cell glaucoma following lens implantation. J Am Intraocul

Implant Soc,1983,9（4）:429-433.

6. GILLILAND G D,HUTTON W L,FULLER D G. Retained intravitreal lens fragments after cataract surgery. Ophthalmology,1992,99（8）:1263-1269.

7. KASS M A,PODOS S M,MOSES R A,et al. Prostaglandin E 1 and aqueous humor dynamics. Invest Ophthalmol,1972,11（12）:1022-1027.

8. GATON D D,MIMOUNI K,LUSKY M,et al. Pupillary block following posterior chamber intraocular lens implantation in adults. Br J Ophthalmol,2003,87（9）:1109-1111.

9. HALKIAS A,MAGAURAN D M,JOYCE M. Ciliary block（malignant）glaucoma after cataract extraction with lens implant treated with YAG laser capsulotomy and anterior hyaloidotomy. Br J Ophthalmol,1992,76（9）:569-570.

10. KIM H,LIM M C,MANNIS M J,et al. Epithelial downgrowth after femtosecond laser-assisted cataract surgery. Am J Ophthalmol Case Rep,2019,15:100507.

11. WORDINGER R J,CLARK A F. Effects of glucocorticoids on the trabecular meshwork:Towards a better understanding of glaucoma. Prog Retin Eye Res,1999,18（5）:629-667.

第四节　人工晶状体术后并发症

屈光性白内障手术的目标是在摘除混浊晶状体的同时,恢复或者重建术眼的屈光状态。而实现手术目标的重要步骤就是 IOL 植入。但 IOL 植入后也存在一些并发症,主要包括四种类型:其一是 IOL 屈光误差,如 IOL 球镜度数误差,复曲面 IOL 术后散光残留等;其二是位置异常,如 IOL 偏心、倾斜或者脱落等;其三是 IOL 混浊;其四是 IOL 相关的光学干扰,包括正性眩光、负性眩光等。

一、人工晶状体屈光误差

1. IOL 屈光误差矫正方案　IOL 植入后屈光误差的原因包括生物测量误差与 IOL 度数计算公式的选择,参见本书中相关章节。通常而言,术后验光的等效球镜与目标度数超过±0.5D 为屈光误差。患者术前的屈光状态,以及植入 IOL 类型的差异,对于术后屈光误差的耐受存在差异。如景深延长型 IOL 与多焦点 IOL 对于屈光误差的包容性就存在较大差异,因此对于 IOL 屈光误差的处理策略要根据患者具体情况来选择。

目前对于 IOL 屈光误差的处理包括非手术矫正如验光配镜,以及手术矫正。其中手术矫正的方法根据手术部位主要有两种类型:一类是角膜屈光手术,如角膜激光手术矫正等;另一类是基于 IOL 的手术矫正,如 IOL 置换、IOL 调位或者背驮式 IOL（piggyback IOL）植入等。

2. 角膜激光手术矫正屈光不正　角膜激光手术根据是否制作角膜瓣分为两类:一类是无须制瓣手术包括表层激光手术,如准分子激光角膜表面切削术（photorefractive keratectomy,PRK）;另一类是需要制瓣,如准分子激光原位角膜磨镶术（laser in situ keratomileusis,LASIK）

等。PRK 不需要吸引或者压平角膜,可以在白内障手术后不久进行,此外,PRK 比 LASIK 对于角膜神经切削更少,术后发生干眼的概率相对少些。但 PRK 术后早期眼表刺激症状、疼痛感更显著,以及有发生角膜混浊(haze)的可能,需要加强随访观察。LASIK 的术后恢复更快,术后疼痛感更低,以及极少的角膜混浊和感染概率。但 LASIK 需要负压吸引以及压平角膜,可能有白内障切口裂开的风险,因此建议白内障术后 3 个月再行 LASIK。

通常而言,角膜激光手术适用于白内障术后中低度屈光误差(±3.0D 以内)或者角膜不规则散光、角膜高阶像差的矫正等。而白内障术后角膜激光手术的并发症主要是干眼等,因为老年人群本身就是干眼的多发人群,而白内障手术又可能加重干眼的发生,因此对于老年人群行角膜激光手术,必须详细评估眼表。

3. 基于 IOL 的手术矫正白内障术后的屈光误差 基于 IOL 的手术相较于角膜激光手术,其不破坏角膜组织,术后干眼发生概率低,且手术操作可逆,安全可行。但术式属于眼内手术,具有感染的风险,以及损伤晶状体囊袋或者悬韧带的风险。目前基于 IOL 的手术类型主要包括 IOL 置换、IOL 调位或者 piggyback IOL 植入等。其中,IOL 置换术矫正效果显著,但操作相对复杂,有损伤囊袋的风险。piggyback IOL 植入手术操作便捷,安全性高,但存在术后两个 IOL 层间混浊而影响视力的可能。

基于 IOL 的手术适用于矫正白内障术后的中高度屈光误差(±3.0D 以上)。而术式类型的选择依据取决于患者眼内结构如晶状体囊袋与 IOL 的粘连程度。若 IOL 与囊袋粘连不紧密,容易分离时,首选 IOL 置换术。若 IOL 与囊袋粘连紧密,或者囊袋悬韧带有异常时,首选 piggyback IOL 植入。而 IOL 调位则用于 IOL 偏心或倾斜,或者复曲面 IOL 轴位旋转时。IOL 类型与结构与囊袋的粘连程度有差异。疏水性丙烯酸酯材质的 IOL 与囊袋粘连较紧密,植入后超过 3 个月分离可能困难;而亲水性丙烯酸酯材质的 IOL 与囊袋粘连相对疏松,植入后 1 年内都可能分离。

二、人工晶状体植入术后位置异常

IOL 位置异常包括 IOL 偏心、倾斜或者脱落。其主要有两大原因:其一可能与 IOL 结构损伤,如 IOL 襻断裂或者 IOL 光学部缺损有关。其二可能是由于晶状体囊袋的完整性破坏,或者晶状体悬韧带异常,或者囊袋收缩等。研究显示,白内障术后 IOL 脱位的发生率为 0.2%~1.7%。IOL 位置异常的并发症主要有两类:一类是视力并发症如视物模糊、视物重影、眩光;另一类眼内并发症,如角膜内皮失代偿,或者葡萄膜炎-青光眼-前房积血(uveitis-glaucoma-hyphema,UGH)综合征等。IOL 植入术后角膜内皮失代偿,主要是继发于前房型 IOL 植入术后,或者 IOL 移位脱入前房内,角膜内皮失代偿后可继发大泡性角膜病变、角膜混浊,不仅影响视力还可伴有眼表刺激症状等,最终可能需要角膜内皮移植联合 IOL 置换术。UGH 综合征主要发生于 IOL 移位于睫状沟,IOL 的襻与虹膜色素上皮层或睫状体之间摩擦接触,长期的接触继发葡萄膜炎;或者 IOL 襻对虹膜、房角或者睫状体的损伤导致出血;或者 IOL 襻摩擦虹膜导致色素脱落,或者损伤房角导致青光眼。对于 IOL 位置异常的处理包括 IOL 调位或复位、IOL 置换或者 IOL 缝合固定术等。具体方案要评估 IOL 位置异常的类型,针对性处理。

三、人工晶状体混浊

IOL 混浊发生的概率较低,混浊的形式包括闪辉、钙化、变性等,不同形式的混浊对视觉质量影响不同。IOL 闪辉对视力影响较小,但闪辉可能致光线散射,而增加眩光的发生。IOL 钙化与变性则显著影响视力(图 9-4-1)。IOL 混浊的形式与 IOL 材质、设计,以及 IOL 植入眼内后的生物相容性有关。目前 IOL 的材质类型主要有疏水性丙烯酸酯、亲水性丙烯酸酯、硅凝胶,以及聚甲基丙烯酸甲酯(PMMA)。疏水性IOL 混浊的主要形式是闪辉,是 IOL 中充

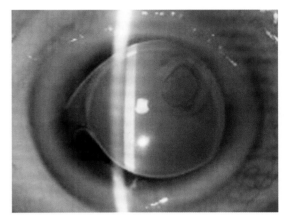

图 9-4-1 亲水性 IOL 钙化混浊

满液体的微小囊泡(直径 <20μm),多见于 Acrysof 材质的 IOL,发生的概率低于 1%。IOL闪辉发生原因与 IOL 材质吸收房水中的水分有关,这些水分在 IOL 材质中聚集,形成微小囊泡,由于水滴的折射率(1.33)与 IOL 材质的折射率(1.55)不同,光线在水和 IOL 材质的交界面发生折射,从而形成亮闪闪的闪辉样外观。亲水性 IOL 的混浊形式主要为钙化,其原因可能与房水中的钙、磷等电解质沉积于 IOL 有关,易发生于糖尿病、葡萄膜炎,以及玻璃体切除术后血-房水屏障破坏的患者。对于 IOL 混浊的处理措施主要是行 IOL 置换术。

四、人工晶状体相关的光学干扰

IOL 光学干扰常见于手术顺利、术后眼部检查无异常体征的患者,是患者主观感受的一种异常视觉现象,发生的概率为 1.5% 左右。IOL 光学干扰主要有两种类型:一类是正性眩光,如眼前星芒、闪光、光晕等;另一类是负性眩光,如眼前固定方位的暗影等。IOL 光学干扰的形成与 IOL 的材料、设计、IOL 植入位置、撕囊口直径,以及患者瞳孔形态等因素有关。正性眩光在单焦点与多焦点 IOL 中均可出现,但形成的机制不同。单焦点 IOL 植入术后的正性眩光与 IOL 的边缘设计有关,目前 IOL 的边缘设计常为直角方边设计,可降低后发性白内障的发生,但光线照射方边时,较圆边更容易发生光线反射而形成眩光。多焦点 IOL 的眩光则与衍射光学面的光线散射有关,发生概率高于单焦点 IOL。负性眩光是由于光线不能到达视网膜上一些特殊的周边区域而引起。目前关于负性眩光的形成有多种机制,如有研究显

示,与瞳孔直径以及瞳孔与 IOL 之间的距离有关,光线照射 IOL 后在视网膜上的阴影导致。对于 IOL 光学干扰的处理包括 IOL 置换、IOL 调位或者 piggyback IOL 植入等。

五、基于人工晶状体的矫正屈光误差手术操作精解

1. IOL 置换术   IOL 置换术常用于处理 IOL 植入术后屈光误差,或者 IOL 混浊,或者 IOL 光学干扰的患者。IOL 置换时机与 IOL 材质、设计,以及晶状体囊袋和悬韧带的结构有关。通常 IOL 的光学部与囊袋的粘连相对疏松,且粘连部位主要在囊口;而 IOL 襻与囊袋粘连较紧密。所需要的器械包括 IOL 调位钩、微切口 IOL 剪、微切口眼内镊等。

(1)分离 IOL 与囊袋粘连(二维码 9-4-1):首先用调位钩或者钝针头顺着囊口边缘,多点轻按压 IOL,探查囊口与 IOL 光学部的粘连紧密程度。然后从粘连相对疏松部位,用调位钩或钝针头从囊口边缘分离囊袋与光学部的粘连,再用调位钩顺着 IOL 光学部边缘伸入其后方,将光学部轻轻挑起(图 9-4-2)。操作缓慢着力,并观察囊袋是否移动及悬韧带松弛,若晶状体囊袋移动显著,悬韧带松弛明显,继续操作可能导致 IOL 囊袋复合体脱位,则建议放弃操作。若囊口已经形成机化环,可以用囊膜剪或者微切口眼内剪将机化环剪开一小口,然后撕除部分机化环,而利于分离囊膜与 IOL 光学部。

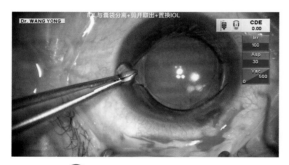

▶ 二维码 9-4-1   视频   IOL 与囊袋分离及置换

(2)旋转调位:将 IOL 光学部及襻调位于晶状体囊袋外,先在 IOL 上方及下方注入黏弹剂,再用调位钩抵压于 IOL 襻与光学部的连接处,沿顺时针方向及向上轻挑的力量,将 IOL 调位于囊袋外(图 9-4-3)。注意部分 IOL 襻与囊袋粘连较紧密,若在调位过程中见囊袋移动明显,则停止调位 IOL 襻,可以从 IOL 光学部与襻的连接处,将襻剪断,即将 IOL 光学部调位于

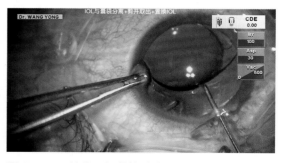

图 9-4-2   首先用调位钩或者钝针头从囊口边缘分离囊袋与光学部的粘连,再用调位钩顺着 IOL 光学部边缘伸入其后方,将光学部轻轻挑起

囊袋外,将 IOL 襻留在囊袋内。

（3）剪开 IOL（二维码 9-4-2）:IOL 的材质及厚度不同,剪开难易程度有差异。通常亲水性 IOL 较易剪开,可以将光学部全部剪开;而疏水性 IOL 相对较难剪开,可以行光学部部分剪开。首先用微切口 IOL 剪或者小梁剪沿着光学部剪开 IOL。通常经 2.2mm 切口取出 IOL,需要将 IOL 剪成 3~4 片(图 9-4-4);经 3mm 切口取出 IOL,需要将 IOL 剪成 2~3 段,或者光学部中央

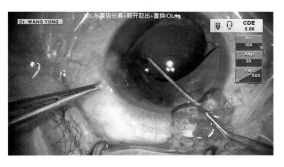

图 9-4-3 用调位钩抵压于 IOL 襻与光学部的连接处,沿顺时针方向及向上轻挑的力量,将 IOL 光学部调位于囊袋外

呈三角形剪去部分,然后旋转取出(图 9-4-5)。剪开 IOL 时,一只手握持 IOL 剪,向前剪开,另一只手用调位钩抵压住 IOL,或者用眼内镊夹住 IOL,着力方向与剪刀在同一轴线上,对冲用力,便于固定及剪开 IOL。

（4）取出 IOL 并植入新的 IOL（二维码 9-4-3）:IOL 取出的方式与 IOL 剪开的形式相关。

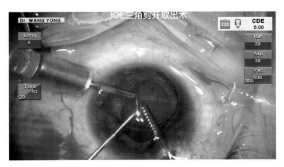

▶ 二维码 9-4-2 视频 IOL 剪开取出

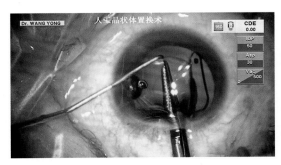

图 9-4-4 IOL 全剪开(一只手握持 IOL 剪,向前着力,另一只手用调位钩抵压住 IOL,着力方向与剪刀在同一轴线上,对冲用力剪开 IOL)

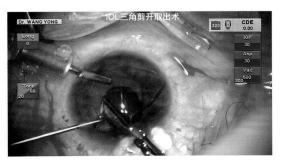

图 9-4-5 IOL 三角形部分剪开,IOL 剪尖端朝向 IOL 中心,抵达 IOL 中央后,剪开 IOL,然后换个方位,间隔 1 至 2 个钟点的位置,朝向 IOL 中心继续剪开 IOL,第二次剪开的尖端要与首次剪开的尖端位置一致

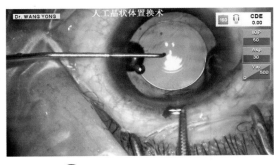

▶ 二维码 9-4-3 视频 人工晶状体置换术

若是 IOL 分片段全剪开,则可以用眼内镊或显微镊夹住 IOL 取出(图 9-4-6)。若 IOL 是三角形部分剪开,则可以先取出中央三角形片段,再夹住光学部主体的剪开边缘处,先把尖端夹持眼外,然后旋转取出(图 9-4-7)。

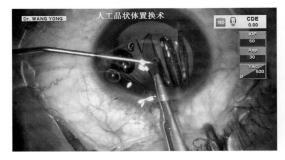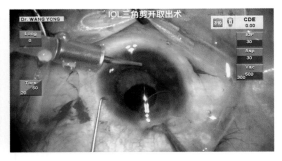

图 9-4-6 IOL 分片段全剪开,用眼内镊或显微镊夹住 IOL 后取出

图 9-4-7 IOL 中央三角形片段剪开,用眼内镊或显微镊夹住 IOL 光学部,旋转取出

2. IOL 调位术 IOL 调位术常用于 IOL 植入术后位置异常或者 IOL 光学干扰的患者。根据 IOL 调位的方式分为囊袋内调位,如复曲面 IOL 轴位旋转时,行 IOL 调位;或者睫状沟调位,如后囊破裂时,IOL 置于睫状沟时移位,重新调位;或者 IOL 光学部夹持术,如后囊破裂、前囊口完整时,可以将 IOL 襻置于睫状沟,光学部夹持囊口位于囊袋内;或者 IOL 缝合固定术,如后囊破裂范围较大,或者悬韧带断裂范围较大时(详见本书相关章节)。

本章节介绍 IOL 光学部夹持术(二维码 9-4-4)。

该术式适用于后囊破裂范围较大,IOL 不能植入囊袋内时,且前囊口连续,悬韧带正常;或者部分患者因 IOL 眩光,需要将 IOL 调位,将襻和光学部置于不同位置时。相较于 IOL 植入睫状沟,行 IOL 光学部夹持术的患者,术后 IOL 稳定性更好,且减少了 IOL 与虹膜色素上皮层的接触,而降低了相关并发症的概率。IOL 光学部夹持术根据襻与光学部的植入位置分为三类:一类是 IOL 光学部正向夹持,即 IOL 襻置于睫状沟,IOL 光学部位于囊袋内,其适用于襻比较细的 IOL,如折叠三片式 IOL。第二类是 IOL 光学部反向夹持术,即光学部位

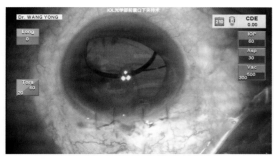

▶ 二维码 9-4-4 视频 IOL 光学部前囊口下夹持术

于睫状沟,IOL 襻位于囊袋内,其适用于襻比较粗的 IOL,如一片式 IOL,尤其疏水性一片式 IOL,其襻较粗,若植入睫状沟,可能继发葡萄膜炎-青光眼-前房积血(UGH)综合征,因此适合行 IOL 光学部反向夹持术。第三类是 IOL 光学部后囊下夹持术,即 IOL 襻位于囊袋内,光学部置于后囊撕囊口下,该术式多用于儿童先天性白内障,是为了减少后发性白内障而采用的术式。

下面操作方法介绍的是 IOL 光学部正向夹持术,其他夹持术式在操作上类似,只是襻与 IOL 光学部位置不同。

(1)清除脱入前房的玻璃体及残留的晶状体皮质:行 IOL 调位术前须仔细辨认前囊口边缘,确认囊口的连续性及直径,以及囊袋悬韧带情况和后囊破裂情况、IOL 光学部及襻的位置。具体操作见本书相关章节。

(2)将 IOL 调位于睫状沟:先往睫状沟注入黏弹剂,确认前囊口连续及悬韧带正常。用调位钩贴着 IOL 光学部边缘,或者调位钩抵压于 IOL 襻与光学部连接处,将 IOL 向前房方向调位,将 IOL 光学部及襻调位于睫状沟。

(3)IOL 光学部夹持:用调位钩轻压 IOL 上方或者下方光学部边缘,将一侧光学部按压至囊袋内,再压另一侧光学部边缘,确认 IOL 光学部位于囊袋内,而襻位于睫状沟。IOL 光学部夹持成功后,可见前囊口呈椭圆形(图 9-4-8)。

3. 背驮式 IOL(piggyback IOL)植入术(二维码 9-4-5)

背驮式 IOL 植入术是在原有植入了一枚 IOL 的基础上,再植入一枚 IOL,即两枚 IOL 叠加放置的术式。该术式常用于 IOL 植入术后屈光误差,且不适合行 IOL 置换的患者;或者 IOL 术后光学干扰的患者。piggyback IOL 植入术操作较便捷,其并发症主要是 IOL 层间混浊及可能继发葡萄膜

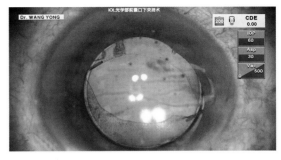

图 9-4-8 IOL 光学部正向夹持术,襻位于睫状沟,光学部位于囊袋内,前囊口呈椭圆形

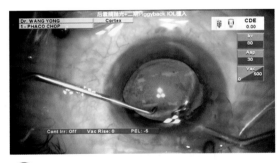

▶ 二维码 9-4-5 视频 后囊膜抛光 + 二期 Piggyback IOL 植入术

炎等。为了减少两枚 IOL 层间混浊,通常两枚 IOL 为不同的材质,如一枚为亲水性,第二枚为疏水性;此外,第二枚 IOL 与第一枚 IOL 不要紧密接触,如第一枚 IOL 置于囊袋内,第二枚 IOL 置于睫状沟。植入睫状沟的 IOL 常为折叠三片式 IOL,或者部分品牌生产的专门睫状沟植入的 add on IOL。piggyback IOL 植入术具体操作步骤如下。

(1)植入 IOL 于睫状沟:首先确认囊袋的完整性及第一枚 IOL 位置。若后囊混浊,可以先分离首枚 IOL 光学部与后囊的粘连,行后囊抛光,再将首枚 IOL 调位于囊袋内。睫状沟注入黏弹剂,用推注器将 IOL 植入睫状沟,植入时要注意将后襻先植入睫状沟(图 9-4-9)。建议植入 IOL 前稍扩大切口,将推注器夹头伸入前房内,这样利于在推注 IOL 时将襻植入睫状沟。不要采用切口辅助法推注 IOL,其较难控制 IOL 襻进入睫状沟。

(2)调位 IOL:确认 IOL 位于睫状沟,采用调位钩抵压于 IOL 襻与光学部的连接处,旋转调位,确认第一枚 IOL 位于囊袋内,而第二枚 IOL 位于睫状沟(图 9-4-10)。建议第二枚 IOL 襻不与第一枚 IOL 襻重叠位置,而是间隔放置,通过边缘观察 IOL 位置。

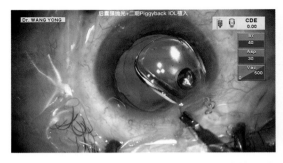

图 9-4-9 植入第二枚 IOL,首先将后襻先植入睫状沟

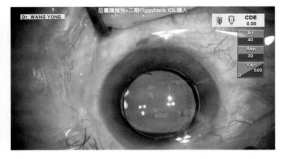

图 9-4-10 Piggyback IOL 植入术,第一枚 IOL 位于囊袋内,第二枚 IOL 位于睫状沟

(周 莉 王 勇)

第五节　囊袋并发症

随着连续环形撕囊术在白内障超声乳化手术中的普及,临床中出现一系列囊袋相关的并发症,如后囊混浊(posterior capsule opacification,PCO)、前囊混浊(anterior capsule opacification,ACO)和囊袋收缩综合征(capsule contraction syndrome,CCS)。其中,ACO和CCS共同的病理基础为残留的晶状体上皮细胞激活增殖并产生细胞外基质,引起囊膜局部混浊和囊袋收缩。与PCO常见的Elschning珍珠样小体改变不同,ACO常表现为前囊晶状体上皮细胞增殖引起的白色纤维性环形混浊,多伴有不同程度的前囊皱缩、撕囊口直径缩小和人工晶状体偏位。在部分情况下,前囊口纤维化、囊膜严重收缩引起CCS。囊袋相关的并发症常引起眩光、视物模糊、视力下降、屈光改变等。然而,部分研究发现,ACO有助于预防PCO,这是因为ACO带来类似"包裹"的效果,使得囊袋能更好地与IOL黏附,降低后囊混浊的发生。

一、后囊混浊

后囊混浊(PCO)是白内障术后最常见的并发症,亦称为后发性白内障,它是指白内障术后残留的晶状体上皮细胞增生并向后囊移行所形成的混浊,其特征是形成薄厚不等的机化组织和Elschning珍珠样小体(图9-5-1)。晶状体上皮细胞具有类肌纤维母细胞的特性,可产生α-平滑肌肌动蛋白,该蛋白的收缩功能使后囊产生褶皱,造成视力下降。晶状体上皮细胞增殖速率与年龄有关,几乎所有的未成年患者在白内障术后都会发生PCO,而成年患者术后PCO发生率从12%~87%不等。

1. 影响因素

(1)手术相关:彻底的皮质清除、连续环形撕囊的直径略小于IOL光学直径被证实有助于降低PCO的发生。直角方边IOL使得后囊沿着IOL直角边缘形成直角弯曲,抑制晶状体上皮细胞的移行,从而显著降低PCO的发生。疏水性丙烯酸酯IOL的生物相容性佳,与后囊黏附较好,可降低细胞向中心区增殖移行,减少PCO的发生。一项12年的随访研究显示,植入丙烯酸酯材料IOL和植入硅胶材料IOL的患者远期PCO发生率并无差异。

(2)炎症反应:白内障术后炎症反应是PCO

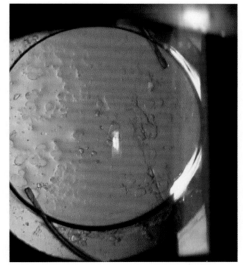

图9-5-1　后囊混浊

形成的重要原因。植入物刺激、手术创伤和免疫应答等刺激炎症介质产生,血-房水屏障破环,促进纤维蛋白聚合和纤维膜形成,后囊细胞增殖移行明显,后囊混浊形成。

（3）其他:合并眼部及全身疾病、既往眼部手术史均可促进 PCO 形成。

2. 预防与处理　清除晶状体上皮细胞并防止其向晶状体后囊迁移是预防 PCO 发生的关键。术中注意连续环形撕囊的直径、选择合适的 IOL 等均可有助于预防 PCO 的发生。此外,实验证明,术中使用抑制晶状体上皮细胞增殖、迁移和化生的药物也有预防作用。

Nd:YAG 激光的低吸收和高散射效应,可对组织产生深而均匀的凝固和汽化作用。Nd:YAG 激光囊膜切开术,即将光点聚焦于后囊上并切开,同时对其他部位组织的损害极小,是目前临床上治疗 PCO 最有效的方式。不同的眼科医师囊膜切开的形状不同,如圆形、十字形、网球拍形、马蹄形等,其中圆形后囊切开法和十字形后囊切开法最为常见。术中并发症有 IOL 损伤、角膜内皮细胞损害、虹膜出血、玻璃体前界膜破裂等。术后并发症有一过性眼压升高、前葡萄膜炎、玻璃体疝、黄斑囊样水肿、新生血管性青光眼、视网膜脱离等。

二、前囊混浊和囊袋收缩综合征

前囊混浊（ACO）表现为前囊晶状体上皮细胞增殖引起的白色纤维性环形混浊,多伴有不同程度的前囊皱缩、撕囊口直径缩小和人工晶状体偏位,可导致视力下降、眩光、对比敏感度降低并影响眼后段的检查和治疗。前囊混浊部位主要为与 IOL 光学部接触的囊膜,而未接触部位常仅轻微甚至不出现混浊（图 9-5-2）。

囊袋收缩综合征（CCS）是由不同原因引起的以晶状体囊袋赤道部直径缩小为特征,伴前囊混浊、前囊纤维化和撕囊区面积缩小的综合征,可导致眩光、视力障碍、屈光改变、IOL 偏心或倾斜等。CCS 发病率为 1.4%~14%,通常于术后 3~30 周发生（图 9-5-3）。

1. 影响因素

（1）连续环形撕囊直径:连续环形撕囊的直径大小和残留的上皮细胞是 ACO 形成的

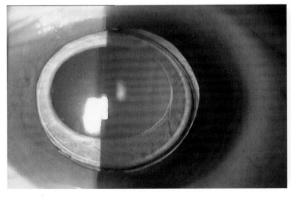

图 9-5-2　前囊混浊

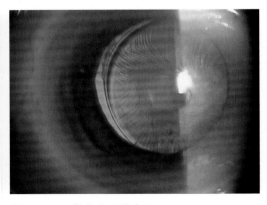

图 9-5-3　囊袋收缩综合征

主要因素。连续环形撕囊的规则边缘使晶状体纤维收缩产生足够的向心力,当连续环形撕囊开口越小、残留的前部上皮细胞越多时,前囊混浊发生的风险越大。而大直径(直径>5.5mm)非连续环形撕囊不易形成向心性收缩,且可减少囊膜纤维化和囊膜皱缩的风险。

(2)植入物:与 IOL 的材料、大小、设计和生物相容性均有关。与硅凝胶和聚甲基丙烯酸甲酯 IOL 相比,丙烯酸酯 IOL 有着较好的组织相容性,术后炎症反应轻,黏附力强,植入术眼后 ACO 发生率最低。单片式 IOL 的 ACO 发生率低于同类型三片式设计,这可能与一体式设计阻挡晶状体上皮细胞增殖有关,但也有研究认为,两者的 ACO 发生率并无差异。锐缘 IOL 观察到的 ACO 发生率低于圆边 IOL。此外,聚甲基丙烯酸甲酯材料的张力环具有支撑囊袋作用,可抵抗囊袋的收缩形变。

(3)合并眼部及全身疾病:多种脉络膜视网膜疾病与 ACO 发生相关,如视网膜色素变性、糖尿病视网膜病变、葡萄膜炎等,推测与血-眼屏障破坏有关。患者的血-眼屏障破坏,血中的细胞因子释放到房水中,晶状体上皮细胞增生活跃;术后炎症反应加重,炎症细胞和炎症因子释放,补体激活,促进 ACO 发生。合并高度近视、青光眼、假性剥脱综合征、肌强直性营养不良等引起睫状肌或悬韧带异常的患者,抵抗囊膜纤维向心性收缩的力量减弱,囊袋收缩风险增加。

(4)不同原因导致的白内障术后炎症反应和既往眼部手术史均有可能促进 ACO 形成。

2. 预防与处理

(1)预防:术中操作轻柔,避免对虹膜和悬韧带等眼部组织造成损伤。理想的撕囊直径为 5.0~6.0mm,研究显示,撕囊口覆盖 IOL 光学部边缘 0.5mm 时最佳。在超声乳化过程中尽可能清除皮质和晶状体上皮细胞,减少囊袋收缩。综合选择适宜患者的 IOL,减少 IOL 相关的囊袋收缩,ACO 和 CCS 风险高的患者应避免植入硅凝胶 IOL。围手术期预防和控制炎症反应。此外,张力环植入、Nd:YAG 激光和囊口松解术均有助于预防前囊收缩。

(2)Nd:YAG 激光囊袋切开:适用于 ACO 合并囊膜收缩、初发型和进展型 CCS。根据增殖程度调整激光能量,放射状切开前囊口,解除囊袋向心性收缩。Nd:YAG 激光囊袋切开是一种非侵入、经济性治疗方式。术后并发症有一过性高眼压和炎症反应等。

(3)手术:当囊袋收缩严重时,使用激光治疗效果不理想,易引起眼压升高和严重炎症反应,此时应选择手术治疗。囊袋松解术、微切口改良前囊环形切开术适用于重度型 CCS。若术眼合并 IOL 后脱位,则可行 IOL 取出联合玻璃体切除术,一期或二期植入前房型 IOL 或行后房型 IOL 睫状沟固定术。

(林浩添)

参考文献

1. TASSIGNON M J. Elimination of posterior capsule opacification. Ophthalmology,2020,127(4S):S27-S28.
2. 黄蓉,管怀进,周激波. 白内障超声乳化联合人工晶状体植入术后前囊膜混浊的多因素分析. 中国实用眼科杂志,2005(01):55-59.

3. NISHI O,NISHI K. Intraocular lens encapsulation by shrinkage of the capsulorhexis opening. J Cataract Refract Surg,1993,19(4):544-545.

4. HAYASHI K,HAYASHI H,NAKAO F,et al. Reduction in the area of the anterior capsule opening after polymethylmethacrylate,silicone,and soft acrylic intraocular lens implantation. Am J Ophthalmol,1997,123(4):441-447.

5. HAYASHI K,HAYASHI H. Intraocular lens factors that may affect anterior capsule contraction. Ophthalmology,2005,112(2):286-292.

6. 王蕾,徐国旭,娄慧,等.囊袋收缩综合征的研究进展,临床眼科杂志,2016,24(02):189-191.

第六节　玻璃体视网膜并发症

一、脉络膜上腔出血

1. **脉络膜上腔出血(suprachoroidal hemorrhage,SCH)的临床表现**　脉络膜上腔出血是一种罕见的、严重威胁视力预后的超声乳化手术并发症,可发生于术中及术后,发生率0.03%~0.6%。脉络膜上腔出血分为两种类型:暴发性SCH及迟发性SCH。暴发性SCH又称为驱逐性脉络膜上腔出血,往往发生于白内障超声乳化术中,而迟发性SCH多见于术后数小时至数天内,相对更为少见。

SCH的程度可轻可重。较轻的脉络膜上腔出血比较局限,术中或术后可见患者局部脉络膜出血性脱离,表现为眼底单发或多发、大小不等的暗红色或红棕色、结节状或团块状、半球形隆起,表面有视网膜血管经过,视网膜平复或呈灰白色皱褶、脱离,视野在相应处出现暗点。严重的SCH往往与手术过程中发生驱逐性出血,术中患者突然烦躁不安、剧烈疼痛、大汗淋漓、患者眼压迅速升高,手术切口翘起或哆开、晶状体虹膜隔前移,晶状体自行脱出,并有大量玻璃体溢出,继之视网膜和脉络膜脱出,最后大量鲜红色血液不断从眼内涌出。严重的SCH发生后,患者眼内充满积血,可发生明显的眼压升高及眼部疼痛,视力可能完全丧失,晚期可发生眼球萎缩。

白内障术后迟发性SCH相对少见,部分患者可能有同时行白内障超声乳化及青光眼滤过手术的病史。在手术后数小时至数天,患者突然出现阵发性剧烈眼痛及头痛,甚至出现恶心呕吐,同时伴有视力突然下降或丧失。患者前房变浅,红光反射消失,玻璃体疝入前房,眼底可见周边至后极部棕黑色球形隆起病灶,可能伴有玻璃体积血及视网膜脱离。

由于屈光间质不清,直视下难以判断积血严重程度及变化情况。超声检查对判断出血部位、范围、玻璃体视网膜状态非常有帮助,而且可以帮助确定治疗方案。出血性脉络膜脱离在B超中显示为典型的圆顶状隆起,严重病例两侧圆顶相互靠近甚至呈"对吻状"(图9-6-1),并可能伴有明显的视网膜脱离光带。若脉络膜上腔全部被不规则的高反射团块充满,提示有血凝块存在,此时不利于切开放液。随着时间的延长,血凝块逐渐液化,超声图像中显示为相对较低的、较规则的反射。出血 7~14 天后,凝血块消退,脉络膜上腔变为弥散、低反射的不透明区域,并且可能伴有脉络膜脱离高度的降低,此时便于进行手术引流脉络膜上腔积血。

图 9-6-2 所示为一位高度近视、玻璃体切除术后并发性白内障患者,白内障超声乳化术后 10 小时左右发生迟发性脉络膜上腔出血,B 超显示玻璃体积血、脉络膜上腔出血,伴局部视网膜脱离。

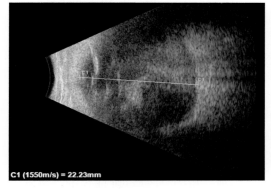 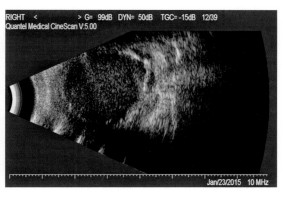

图 9-6-1　白内障术中发生暴发性脉络膜上腔出血患者 B 超显示脉络膜圆顶状隆起,患者眼轴为 22.23mm
（图片由汕头大学·香港中文大学联合汕头国际眼科中心陈浩宇教授提供）

图 9-6-2　B 超显示玻璃体积血、脉络膜出血性脱离、局部视网膜脱离

2. SCH 的危险因素及发病机制　SCH 发生的相关高危因素包括:高龄、高度近视、青光眼或术前高眼压、糖尿病、动脉粥样硬化性血管疾病、高血压、Tenon 囊麻醉、球后麻醉后未充分按压降低眶压、白内障术中发生后囊破裂或核坠落。Benzimra 等回顾了 55 567 例白内障手术患者的相关数据,发现在应用抗凝药物的患者中,脉络膜上腔出血的风险并没有增加。对于迟发性 SCH,除了上述高危因素外,抗青光眼手术、玻璃体切除手术、白内障术后切口渗漏也被认为是明显的危险因素。

来自动物模型及人类组织病理学研究证实,眼压突然降低,出现脉络膜睫状体急剧渗漏,最终导致睫状后长或后短动脉破裂是 SCH 的发病原因。高度近视患者巩膜硬度下降,脉络膜血管脆性增加;球后或后 Tenon 囊麻醉时,上巩膜静脉压增加,睫状动脉壁的压力梯度明显升高;其他各种高危因素患者,脉络膜血管均出现硬化、管壁脆弱的现象,白内障术中当眼压剧烈波动或降低时,睫状血管充血、迅速扩张,并出现浆液性渗漏,渗出液可进入脉络膜上腔,脉络膜和巩膜分离,睫状后动脉破裂,大量血液溢出,导致脉络膜上腔出血和眼内容物从手术切口脱出。

3. 暴发性 SCH 的术中诊断及紧急处理　与传统的 ECCE 相比,超声乳化手术由于切口小,眼压相对稳定,暴发性脉络膜上腔出血发生率相对较低,但仍不可忽视。在白内障超声乳化手术过程中,若出现术眼眼压突然升高、眼球明显变硬、前房突然变浅、晶状体和虹膜向前涌动、红光反射消失、黏弹剂涌出,需要高度怀疑SCH的出现。此时患者往往疼痛感明显,部分患者伴有明显的血压升高及躁动现象,若迅速出现虹膜、晶状体、玻璃体脱出及大量出血外溢,则为暴发性SCH。一旦出现,术者应保持冷静,迅速而果断地作出处理。最重要的是停止一切眼内操作,立即用10-0或8-0缝线间断或褥式缝合关闭切口,在情况紧迫时也可用手指压住切口,减少眼内容涌出。一台良好的白内障超声乳化手术往往有一个良好的隧道式切口,自闭性良好,往往能防止眼内容的流出。手术切口闭合后,眼压升高到一定水平,就可压迫破裂的血管,使出血自行停止。可考虑去除开睑器,减少开睑器对眼球的压力,减少眼内容的脱出。另外,可静脉应用20%甘露醇等高渗剂,对降低血压及眼压、使患者镇静均有一定帮助。

4. SCH的二期处理

(1)SCH的对症处理:SCH发生后,多数患者出现明显的高眼压,除了高渗剂,可口服碳酸酐酶抑制剂,局部应用β受体阻滞剂或α受体激动剂降低眼压都是必要的。出血后,眼内炎症反应重,可全身及局部应用糖皮质激素及非甾体抗炎药抑制炎症反应。由于大量出血刺激、睫状神经水肿以及伴随的高眼压,患者往往出现严重的持续眼部疼痛,可适当口服镇痛药物。

(2)保守治疗:部分局限性SCH或出血量较小的患者,经数天至数周观察及保守治疗,出血逐渐吸收,脉络膜平复,视力可部分甚至全部恢复。在保守治疗过程中,可使用前述高渗剂、降眼压药物、抗炎、镇痛药物。相对于暴发性SCH,迟发性SCH更有可能通过保守治疗恢复。

图9-6-3显示一位迟发性脉络膜上腔出血患者,未经再次手术,经保守治疗后,2周内脉络膜上腔出血逐渐吸收,最终眼底清晰可见。

5. 二期手术处理

(1)二期手术的适应证:SCH患者二期手术的适应证、手术时机、手术方法一直有争议。然而,无论是暴发性还是迟发性SCH,有些比较公认的早期进行手术处理的适应证,包括:大量白内障术后晶状体皮质残留、顽固的高眼压、持续的剧烈疼痛、玻璃体嵌顿于手术切口、严重的玻璃体积血伴视网膜脱离等。即使出血比较局限,经2周左右保守治疗后,患者病情仍无好转者,也应考虑及时二期手术处理。

视网膜脱离并非绝对的二期手术特别是玻璃体切除术的适应证。SCH患者发生的视网膜脱离分为浆液性、孔源性、牵拉性。浆液性视网膜脱离多发生于脉络膜脱离局部区域或以下方为主,视网膜脱离程度较轻,B超显示视网膜下多为低密度回声。2~3周后,随着炎症反应好转及脉络膜脱离的减轻,部分浆液性视网膜脱离也随之变轻变浅。而牵拉性及孔源性视网膜脱离则隆起度相对较高,不一定位于脉络膜脱离区域,常提示需要手术处理。

(2)二期手术的时机:关于二次手术的时机,以往大多数学者主张2周左右进行手术干

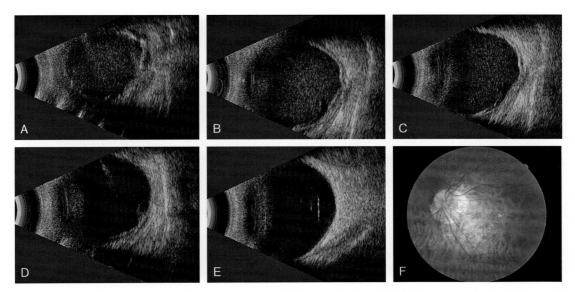

图 9-6-3 高度近视、玻璃体切除术后并发性白内障患者,白内障超声乳化术后 10 小时左右发生迟发性脉络膜上腔出血,经保守治疗后出血逐渐吸收

A. 白内障术后 1 天,广泛出血;B. 术后 4 天,出血大部分吸收;C. 术后 6 天,可见局部尚未吸收;D. 术后 10 天,未吸收积血范围更加局限;E. 术后 15 天,出血完全吸收;F. 术后 3 个月,眼底清晰可见。

预。脉络膜上腔出血后,血液迅速凝结形成大的血凝块。在血凝块尚未大部分溶解时,试图探查或引流脉络膜上腔的积血常常会导致手术失败,而且可能加重巩膜脉络膜的损伤。在一项 18 例驱逐性 SCH 患者的研究中发现,血凝块的完全液化时间为 6~25 天。魏文斌、王景昭等证实,11 例 SCH 患者,二次手术时间平均为出血后 15.4 天,此时积血均液化。因此,多数研究建议脉络膜上腔出血后 2 周左右进行手术,此时不仅出血基本液化,易于引流,而且眼内炎症反应相对较轻。目前,随着新型药物的应用以及手术方法的改进,很多学者提倡对 SCH 患者尽早进行手术治疗。

（3）常规二期手术处理方法:SCH 患者进行二期手术处理时,有两种主要的术式,脉络膜上腔积血切开引流术,清除脉络膜上腔积血并恢复正常眼压;引流术联合玻璃体视网膜手术,清除玻璃体积血及玻璃体内残留的晶状体皮质、核块、复位视网膜等。

巩膜切开引流术操作相对简单,术前可先通过 B 超扫描确认出血性脉络膜脱离最高的象限及部位,以确定巩膜切开的部位。进行术眼局部麻醉后,沿角膜缘环形剪开球结膜,分离筋膜囊,提吊直肌并暴露巩膜,通常选择出血性脉络膜脱离最高点附近的赤道区做巩膜切开放液。穿刺前可进行前房灌注,也可先做角膜缘侧切口,用于恢复眼压。穿刺时,可应用 15° 刀、纤维玻璃体视网膜穿刺（MVR）刀,也可应用 20G 针头等较为锋利的针头。穿刺切开巩膜后,即可见大量暗红色积血自穿刺口涌出。为防止眼压过低,可使用前房持续灌注 BSS 维持眼压,也可一边放出积血,一边反复多次经角膜缘侧切口向前房及眼内注入 BSS。有时积血释放不十分通畅,可使用睫状体分离器深入脉络膜上腔,也可使用斜视钩等器械自后向前按摩巩膜壁,促使积血逐渐向前向切口附近移动。另外,积血处于多个象限时,可于各象限出血最高点行多点切开放液,同时需要注意尽量维持眼压持续稳定,也可在引流结束时向眼内注入无菌空气或黏弹剂维持眼压。引流结束后,用缝线缝合巩膜切口,并观察切口有无玻璃体视网膜等眼内组织的嵌顿。巩膜切开引流术操作相对简单,但无法处理白内障手术遗留于玻璃体腔的核块、玻璃体积血及视网膜牵拉、脱离等情况,因此更严重者常需要巩膜切开联合玻璃体切除术进行二次手术处理。

当 SCH 患者同时伴有晶状体脱位、大量晶状体皮质或晶状体核块残留玻璃体腔、玻璃体大量积血、玻璃体视网膜牵拉、创口玻璃体视网膜嵌顿、视网膜脱离时,建议在巩膜切开引流积血的同时,联合玻璃体切除手术,以处理上述病例改变。患者往往眼内情况复杂,23G玻璃体切除术更为常用。

大量脉络膜上腔出血后,眼内组织解剖位置可能发生改变,眼内可视度也很差,常规玻璃体腔灌注很容易进入脉络膜上腔,进一步加重脉络膜脱离,因此 SCH 患者联合玻璃体切除术时,一般都先行角膜缘切口做前房持续灌注。由于大量积血及高度的脉络膜脱离,玻璃体腔操作空间小,因此在前房灌注后,可先行脉络膜上腔积血引流术。可选择在脉络膜脱离象限角膜缘后 3.5mm 处进行睫状体平坦部穿刺。在高度的出血性脉络膜脱离时,穿刺套管可以直接进入脉络膜上腔,拔出穿刺刀,可见积血及脉络膜上腔液体在持续眼内灌注的情况下,自套管内逐渐流出(二维码 9-6-1),当积血流出速度减慢时,可向外部分拔出套管,使其仍然位于脉络膜上腔以利于引流,也可不断变换套管方向促进各方向积血排出,也可完全拔出套管,应用斜视钩等自后向前按摩球壁促进积血外流。当脉络膜脱离位置比较靠近后极,睫状体平坦部切口引流不畅时,也可采取前述赤道部切口引流积血。

当脉络膜上腔积血逐渐流出,脉络膜慢慢平复后,眼内操作空间加大,可在适当的时候

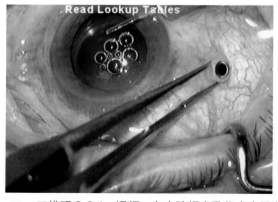

▶ 二维码 9-6-1　视频　白内障超声乳化术中暴发性脉络膜上腔出血,行二期玻璃体切除联合脉络膜上腔积血引流术

白内障超声乳化术中发生暴发性脉络膜上腔出血,3 周后患者前来就诊,进行二期玻璃体切除联合脉络膜上腔积血引流术,术中大部分积血已液化,经穿刺套管有大量淡黄色及轻度血性液体向外流出。

拔除前房灌注,行平坦部穿刺放置玻璃体腔内灌注。此时需要特别注意务必确保灌注头位于玻璃体腔内,穿刺位置不必拘泥于常规颞下象限,尽量选择脉络膜脱离最轻的位置。可选用加长的灌注头,穿刺时垂直朝向玻璃体腔中心,并于穿刺后直视下确认灌注头位于玻璃体腔,然后再开启眼内灌注。

在进行玻璃体切除术时,务必注意仔细辨识眼内各种组织,特别是玻璃体积血比较致密浓厚且与视网膜仍有紧密粘连时,注意尽量减少出现医源性视网膜裂孔。在术中,可用玻璃体切割头切除或联合应用超声粉碎去除坠落的核块。灵活应用全氟化碳液体即重水,重水比重大于水,不仅可协助展平并固定后极部视网膜,扩大玻璃体腔操作空间,而且可以协助将位于后极、难以引流的积血向周边移动并自引流口流出。残留的周边部玻璃体应尽量切除干净,彻底清除视网膜前膜及引发视网膜牵拉皱缩的玻璃体条索,必要时行部分视网膜切开及切除,视网膜裂孔周边给予视网膜光凝或冷冻。最后,在彻底切除玻璃体后,可进行气体-液体交换,彻底去除重水,并进行眼内填充,包括 BSS、消毒空气、惰性气体及硅油填充。严重的前部玻璃体视网膜牵拉患者,在彻底清除基底部玻璃体的情况下,也可联合进行巩膜环扎术,以减少后续前部增生性玻璃体视网膜病变(PVR)的发生概率。

6. SCH 二期处理的新进展 目前,随着 t-PA 类药物的应用,以及手术技术的进步、改良,SCH 患者二期手术的时机提前,有利于患者早期恢复屈光间质透明性,并缩短高眼压、炎症反应等并发症的持续时间,有利于改善患者视力预后。

t-PA 即组织型纤溶酶原激活剂(tissue plasminogen activator,t-PA)是一种丝氨酸蛋白酶,与纤维蛋白结合后,高效特异激活纤维蛋白溶解酶原,使其变成纤维蛋白溶解酶,溶解血凝块和血栓,减少脉络膜、视网膜下积血机化粘连,促进积血的液化和吸收。在 20 世纪90 年代,t-PA 联合惰性气体玻璃体腔注射已用于黄斑区视网膜下出血的治疗,证实其有效性。后来,t-PA 视网膜下注射更多地得到尝试并在多种黄斑区出血性疾病中取得良好效果。1998 年,动物实验中证实,t-PA 使家兔脉络膜上腔出血的完全溶解时间从 14 天缩短到 4.5小时。后来,在外伤及视网膜脱离伴发的严重的脉络膜上腔出血中也得到应用。在白内障手术后 SCH 患者中,2017 年,赵培泉教授发表论文,一例白内障术中发生暴发性 SCH 的老年患者,术后第 5 天在四个象限脉络膜上腔分别注射 10μg 重组 t-PA,次日即行巩膜切开放血联合玻璃体切除术,术中联合惰性气体注入。术后脉络膜视网膜均平复,最终患者植入人工晶状体,矫正视力达 0.5,并提出在出血后 4~5 天即可进行 t-PA 的注射并联合玻璃体手术。2021 年,Akram 报道另一例 SCH 患者,于白内障术后第 4 天,即从一个注射点向脉络膜上腔注射 100μg 重组 t-PA 阿替普酶,并于当日 3 小时后即于赤道区进行巩膜切开放血,联合 25G 玻璃体切除手术,术后矫正视力 0.05,他也认为可以在 SCH 早期行手术处理,以利于视网膜脉络膜解剖结构复位以及视力提高。

7. SCH 患者的预后 总的来说,SCH 是白内障手术最严重的并发症,一旦发生,对视力预后影响巨大。脉络膜上腔出血后,视力预后不良的风险因素,包括同时出现视网膜脱离、出血量大、出血部位累及后极及黄斑区、伴发长期眼压升高等。目前认为,尽早手术处理更利于改善视力预后。2012 年,有学者在出血后平均 3.5 天进行脉络膜上腔出血引流,并联合玻璃体腔惰性气体填充,大部分患者脉络膜视网膜结构相对保留良好,2/3 患者最终矫正视力与白内障术前一致或提高,3 例明显视网膜脱离患者的视力低于白内障术前。随着溶栓药物的广泛应用,更多学者倾向于在积血自然液化前,更早期地进行药物和手术介入,以争取获得更良好的预后。

二、玻璃体腔晶状体皮质或晶状体核残留

1. 晶状体物质残留的原因　晶状体皮质或晶状体核坠落入玻璃体腔是白内障超声乳化手术比较严重的并发症之一。白内障超声乳化吸除术中,晶状体皮质或核的碎块可残留于切口、侧切口、前房角的间隙内,也可在前房内液体湍流的作用下,隐藏于虹膜后与囊膜之间的后房间隙内。如果术中发生后囊破裂或患者存在晶状体悬韧带异常,大小不等的晶状体皮质或核块可在术中坠落入并残留于玻璃体腔中。超声乳化术中前房内晶状体皮质残留比例高于传统的小切口白内障摘除术,发生率约为 0.45%~1.7%,而玻璃体腔残留晶状体皮质及核块的比例,文献报道大致为 0.1%~1.5%。

2. 晶状体物质残留的术中一期处理　若晶状体后囊破裂不严重,皮质及核块仍位于前部玻璃体腔,可在超声乳化术中先行前部玻璃体切除,试行一并切除位于前部玻璃体内的皮质。若晶状体皮质核块直接坠入后玻璃体,在条件许可时,可术中一期行玻璃体切除术。

尽可能早地发现后囊破裂可以有效避免残留晶状体皮质及核快的坠落。一旦发现存在后囊破裂,切勿立刻将超声乳化手柄自眼内撤出,应立即暂停眼内操作;脚踏回退到 1 挡(若超声乳化机有连续灌注功能,可回退到 0 挡);降低瓶高;仔细观察后囊破裂的范围、有无核快坠落、残留皮质情况及有无玻璃体溢出;自侧切口注入适量黏弹剂维持前房深度后再撤出超声乳化头。

前部玻璃体切除时应尽量维持眼压的稳定及切口的密闭。前房波动性大会加重玻璃体自后囊破裂口溢出至前房;切口密闭性差,房水自切口流出时会将玻璃体带出前房。因此,缝合主切口,并制作符合玻璃体切割头大小的辅助切口。

前部玻璃体切除有两种入路:经角膜缘或经平坦部入路。无论何种入路,首选双手玻璃体切除技术,避免使用同轴灌注玻璃体切割头。前房内注入少量曲安奈德将有助于识别并切除玻璃体。根据脚踏 2 挡及 3 挡控制切除 / 注吸顺序不同,分为先吸后切(IA/CUT)及先切后吸(CUT/IA)。先吸后切(IA/CUT)模式时,设定 2 挡为单纯注吸,3 挡为边吸边切;先切后吸(CUT/IA)模式时,设定 2 挡为单纯切除,3 挡为边切边吸。一般在处理残留核块及皮质时采用 IA/CUT 模式:2 挡吸住残余皮质后拖至安全区后切除;若皮质中混合有脱出的玻璃体或皮质及核快较硬,需要进入 3 挡切除。

如果大的核块及大量皮质迅速坠落进入玻璃体腔,在条件许可时,可一期进行玻璃体切

除术,具体手术方法同第 4 部分(晶状体物质残留于眼内的二期手术处理)。

若无一期玻璃体切除术条件,可先行关闭手术切口,暂停手术,等待二期玻璃体手术处理。暂停手术前,尽可能处理干净前房内玻璃体,特别注意避免玻璃体坎顿于切口及瞳孔。

3. 晶状体物质残留的并发症及二期手术指征　当晶状体皮质或核块残留于玻璃体腔时,眼底检查可见灰白色松散的皮质或棕黄色至黑色硬度不等的核块组织。B 超检查可见玻璃体腔内大小不等的高回声信号,严重时大的核块可显示为椭圆形高回声,内部回声不均。如伴有玻璃体炎,B 超表现为玻璃体腔弥漫分布的弱回声点。残留的晶状体物质可引起程度不等的眼内炎症反应,轻者表现为房水细胞、房水混浊,严重的可出现严重的无菌性玻璃体炎,表现为弥漫的玻璃体灰白色混浊。炎症反应的轻重取决于残留晶状体物质的多少、大小及患者本人对残留晶状体的反应。炎症反应导致小梁网组织水肿,同时前房炎症细胞阻塞房水流出通道,患者常出现眼压升高或继发性青光眼。当囊膜严重破裂时,大量皮质或核块在眼内活动度加大,机械摩擦、损伤角膜内皮,出现角膜水肿甚至角膜内皮失代偿。大部分白内障手术患者为中老年人,玻璃体液化明显,晶状体皮质或核块残留于玻璃体腔内,活动度较大,可能导致视网膜挫伤、出血、裂孔形成、玻璃体增殖牵拉及视网膜脱离,须进行二期手术处理。

总的来说,相对于致密的核块,松散的晶状体皮质在眼内具有较好的耐受性,引起持续存在的炎症反应、高眼压、角膜内皮失代偿及角膜水肿的概率较低,也更容易自行吸收。玻璃体腔残留晶状体皮质和核块可先进行临床观察并保守治疗数日,应用糖皮质激素及非甾体抗炎滴眼液控制眼前节反应,眼压升高时,进行相应的降眼压处理,可酌情口服碳酸酐酶抑制剂并应用高渗剂。通过直接眼底检查、B 超动态观察残留皮质的吸收情况,当皮质逐渐吸收、炎症逐渐安静、眼压稳定、角膜透明时,可不予二期手术处理。

当存在下述情况时,需要二期玻璃体切除手术处理:裂隙灯及检眼镜下可见大量晶状体皮质甚至整个晶状体核块组织残留于玻璃体腔;局部用药难以控制眼内炎症反应、明显玻璃体混浊及无菌性眼内炎;难以用药物控制的眼压升高或继发性青光眼;角膜水肿显著;继发孔源性视网膜脱离或视网膜裂孔;严重的黄斑水肿。

4. 晶状体物质残留于眼内的二期手术处理

(1)手术时机:当前房残留较多晶状体组织时,单纯 I/A 或前房冲洗即可。而玻璃体腔残留大量皮质、核块时,须进行玻璃体切除术。若患者存在高度玻璃体混浊甚至眼内炎、视网膜脱离、视网膜裂孔、持续高眼压等严重并发症时,应尽早进行玻璃体切除术。若无上述严重并发症,单纯处理坠落的皮质及核块时,二期玻璃体切除手术的时机,并无一致的看法。多数学者认为,如果无条件术中同期进行玻璃体切除,术后 3 天内进行早期玻璃体切除反而不利于恢复。研究显示,待患者结膜充血、角膜水肿等反应平息后,在白内障手术 3 天~2 周内,特别是 3~7 天时进行玻璃体切除手术,更有利于患者视力提高并有效降低视网膜脱离、继发性青光眼、长期慢性眼内炎症的概率。

（2）晶状体皮质及小核块相关玻璃体切除术：针对残留晶状体皮质或核块进行玻璃体切除术时，由于 25G 切口小，玻璃体切割头较细，器械较软，对晶状体皮质等的咬切效率较 23G 低，因此推荐优先使用 23G 微创玻璃体切割系统。首先常规进行睫状体平坦部三通道切口，放置玻璃体腔灌注，向前房及玻璃体腔内注入少许曲安奈德染色，经玻璃体切割通道或角膜缘切口清除疝入前房及嵌顿于切口的玻璃体，尽量保留周边部分囊膜，以利于人工晶状体植入。先切除中轴部玻璃体，当看到坠落的晶状体时，先清除附近的玻璃体，靠近皮质或核块时，玻璃体切割头朝向晶状体，增大负压持续吸引住残留皮质或小的核块，垂直向上移动玻璃体切割头，将晶状体提吊进入玻璃体腔中部或前部、远离后极视网膜的安全位置，再行切除。此时须注意观察，玻璃体切割头不能吸住玻璃体，以免向玻璃体腔中部移动时对视网膜造成牵拉和损害，防止在切除晶状体皮质时造成医源性裂孔。若后极部玻璃体已清除干净，可向后极部注入部分重水，一方面保护后极部视网膜及黄斑，防止坠落的晶状体皮质、核块等在无玻璃体皮质保护的情况下刺伤后极部视网膜，另一方面可将残留晶状体物质浮起，离开后极部视网膜表面，使清除更为安全。在切除晶状体时，注意对晶状体皮质及小核块进行持续吸引，减少切除过程中皮质及核块反复坠落，节约手术操作时间并降低损伤视网膜的概率。另外，在不影响晶状体切除的前提下，尽量先保留周边玻璃体，以免误伤周边视网膜并形成医源性裂孔。彻底清除所有皮质或核块后，再清除周边玻璃体，并进行全周视网膜检查，发现变性区、干性裂孔等，术中进行及时的激光光凝。若无明显视网膜脱离及视网膜病变，可根据囊膜情况，考虑植入人工晶状体或进行人工晶状体悬吊术。

若患者已存在视网膜脱离、重度眼内炎等情况，则按照视网膜脱离及眼内炎进行早期玻璃体切除手术处理，要求彻底清除所有玻璃体，并酌情考虑液体、气体甚至硅油眼内填充。人工晶状体植入应暂缓。

（3）大的硬核的处理：一般来说，晶状体皮质及小的、相对较软的核块可通过 23G 玻璃体切割头完全切除干净，但较大的坚硬、致密的核块玻璃体切割头难以有效咬切，可通过下述三种方法进行清除。

1）将玻璃体腔注入重水，直至占据整个玻璃体腔。此时晶状体核浮至瞳孔区前部玻璃体内，可自超声乳化主切口深入超声乳化手柄，另一只手应用劈核钩等器械辅助，进行晶状体游离核块超声乳化吸除术。

2）将玻璃体腔注满重水，晶状体核块位于瞳孔区后方，此时扩大白内障超声乳化主切口或行角巩膜缘隧道切口，向前房及晶状体后方注入黏弹剂，旋转晶状体核进入虹膜表面的前房内，或向瞳孔后方伸入晶状体钥匙器械，将残留晶状体核块利用 ECCE 的娩核技术完整娩出，再用 10-0 缝线缝合角巩膜切口（二维码 9-6-2）。在娩出晶状体时，注意保护角膜内皮，防止内皮损伤。晶状体娩出后，须彻底取出重水，可根据术中视网膜情况选择是否联合人工晶状体悬吊术。

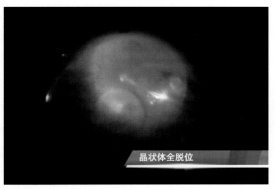

晶状体全脱位

二维码 9-6-2　视频　晶状体全脱位于玻璃体腔内行玻璃体切除术

3）应用晶状体超声粉碎手柄,扩大其中一个 23G 玻璃体切割穿刺口至 20G。向玻璃体腔中部深入超声粉碎针头,吸住核块,在玻璃体中央进行超声粉碎吸除。注意超声粉碎针头局部温度较高,容易造成切口附近巩膜灼伤,因此在应用超声粉碎过程中,助手须一直向超声粉碎针头与球壁冲水降温,防止局部组织烧伤。

5. 晶状体皮质及核块残留手术处理的预后　如果处理及时,而且手术医生具有成熟的处理经验,晶状体皮质及核块残留的预后一般较好。文献中,半数发生核坠落和皮质残留的患者存在 3 级以上的核硬度,但如果玻璃体切除处理及时,多数患者最终可获得 0.5 以上的最终视力。术后视力预后不良的主要相关因素有:高龄、核块大,玻璃体切除术前及术后严重眼内并发症发生如视网膜脱离、低眼压、持续高眼压、黄斑水肿。

三、白内障术后黄斑水肿

1. 白内障术后黄斑水肿(pseudophakic cystoid macular edema,PCME)的发病率　白内障术后黄斑水肿(PCME)又称为 Irvine-Gass 综合征,是白内障手术后患者发生视力下降、视物变形症状最常见的原因,也是白内障术后最不具有预测性的并发症。以往在 ECCE 时代,PCME 的发病率很高,文献报道为 0.8%~20%,随着微创手术器械和技术的进步,白内障超声乳化术后 PCME 的发生率已有明显下降,发病率 0.1%~3.8%。2016 年,一例总结 81 984 只眼白内障手术的大型临床研究中,PCME 的发病率为 1.17%。近年来,飞秒激光辅助的白内障手术中 PCME 的发病率与传统超声乳化手术基本持平,文献报道大致发病率 0.7%~1.18%。荧光素眼底血管造影(FFA)可发现大量亚临床型 PCME 患者,目前,随着OCT 在临床的广泛应用,PCME 的诊断率较传统的眼底检查及 FFA 检查进一步升高,这将提高该并发症的早期诊断率。

2. PCME 的临床表现及诊断

(1)PCME 的临床表现:典型的 PCME 表现为白内障术后突发无痛性视力下降,多发生于术后 1~3 个月,特别是术后 4~6 周。患者自觉视力下降、视物变暗、变形、变小,可伴有对比度及色觉下降。眼底表现为黄斑中心凹反光消失,中心凹附近视网膜色泽变暗、小囊泡样水肿。部分 PCME 患者可伴有轻度视盘水肿。长期慢性 PCME 患者黄斑中心凹处多个小的水肿囊腔可相互融合形成大的囊肿,患者视力重度下降,预后较差。

(2)FFA 表现:FFA 检查早期,黄斑中心凹周围小血管壁染色渗漏,并逐渐聚集于外丛状层,形成晚期特征性花瓣状强荧光,并可见视盘轻度染色(图 9-6-4)。PCME 患者视力减退程度与 FFA 中荧光素的渗漏范围无明显相关性。

(3)OCT 表现:相比 FFA,OCT 可无创、快捷地对黄斑区厚度、形态、血流情况进行分析,目前在临床上应用广泛。典型的 PCME 在 OCT 中表现为中心凹附近局限性水肿,黄斑中心凹厚度增加,多 >300μm,内核层和外丛状层可见囊性空泡样改变,在中心凹两侧呈比较对称的形态(图 9-6-5)。偶尔,OCT 上表现为视网膜内层弥漫增厚,而缺乏明显的视网膜内囊泡样变,也可见视网膜神经上皮层脱离与视网膜下积液。

近年来,光学相干断层扫描血管成像(OCTA)技术的应用也越来越普遍。在 OCTA 中,可见 PCME 患者中心凹周围毛细血管拱环的破坏,视网膜深层毛细血管网附近因囊样水肿出现灌注降低,而视网膜浅层毛细血管网大多表现正常,治疗

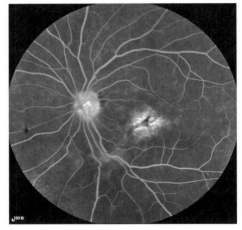

图 9-6-4   Irvine-Gass 综合征患者晚期荧光造影图像,显示典型的黄斑区囊样水肿

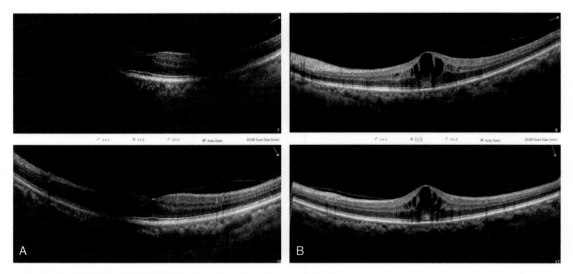

图 9-6-5   白内障术后黄斑囊样水肿,即 Irvine-Gass 综合征
A. 术前 OCT;B. 术后 2 个月,患者突发视力下降,视物变形,OCT 显示黄斑囊样水肿。

后随着水肿消退,深层毛细血管网灌注情况可得到明显改善,中心凹无灌注区随着中央厚度的降低而减小,但与术后最佳矫正视力无明确相关性。

目前,OCT(或结合 FFA)可发现大量亚临床症状的患者,有利于 PCME 的早期诊断和治疗。

3. PCME 的发病机制　目前,PCME 的发病机制尚不明确,但多数学者认为,白内障术后血-眼屏障的破坏及其引发的无菌性炎症反应是 PCME 的主要发病机制,特别是前列腺素在 PCME 的发病机制中占据重要地位。目前白内障手术切口越来越小,术中前房越来越稳定,手术损伤也越来越小,但即便是微创白内障超声乳化手术,术中术后仍有前列腺素、多种细胞因子等炎症介质的释放,不同程度地破坏血-房水屏障,经玻璃体腔弥散并破坏血-视网膜屏障,导致视网膜血管内皮细胞紧密连接、视网膜色素上皮与光感受器细胞间的连接受到破坏,视网膜毛细血管通透性升高,血浆成分从血管内溢出,积聚在视网膜内 Henle 纤维间或视网膜神经上皮下,形成黄斑水肿。

在临床工作中,前房型或睫状沟植入人工晶状体术后黄斑水肿发生率较囊袋内人工晶状体高,与人工晶状体襻持续刺激睫状沟或虹膜,导致虹膜、睫状体上皮细胞受损,释放更高水平的前列腺素有关。葡萄膜炎患者及使用前列腺素衍生物滴眼液治疗青光眼的患者在白内障术后 PCME 发生率高也是一样的机制。

另外,术中高强度的光照、术后蓝光、紫外线缺乏阻挡等光损伤因素可能是 PCME 发生的另一个原因。玻璃体黄斑牵引、术中眼压波动及术后低眼压也被认为是发病的重要机制。

4. PCME 发病的危险因素　研究发现,PCME 有一系列危险因素。其中,糖尿病是最主要的独立危险因素,术前糖尿病病程越长、越严重,术后发生 PCME 的可能性越大。Chu 等报告,糖尿病患者白内障术后 PCME 的发生率为 4.04%,是无糖尿病对照组的 4 倍。而伴有糖尿病视网膜病变的患者,术后更容易发生 PCME,特别是重度非增殖性糖尿病视网膜病变,发生黄斑水肿的概率甚至高于增殖性糖尿病视网膜病变。

葡萄膜炎患者白内障术后也有较正常人高很多倍的 PCME 发生率,特别是系统炎症控制不良的患者,PCME 是正常对照组的 6.19 倍。视网膜中央静脉阻塞患者白内障术后黄斑水肿发生率较正常人提高 4.47 倍,既往黄斑水肿、多次激素及抗 VEGF 注射均增加术后水肿风险。白内障术中后囊破裂是最常见的手术本身相关的危险因素,无论有无玻璃体脱出,PCME 风险均显著升高。其他危险因素包括:黄斑前膜、既往视网膜脱离复位手术史、高度近视、青光眼病史、前列腺素衍生物滴眼液应用者等。

5. PCME 的治疗　大多数 PCME 患者具有自限性特点,即使不治疗,黄斑水肿也可能在数周至数月内逐渐自行消退,最终不影响白内障手术的视力预后。但临床上仍有部分比较顽固的、严重的黄斑水肿即使积极治疗,仍可能反复发作并导致视力重度下降。

迄今为止,关于 PCME 的大型随机对照试验(RCT)研究较少,因此并无明确的标准治疗方案。通过大量临床实践,目前普遍将糖皮质激素及非甾体抗炎药物列为一线治疗药物。

（1）非甾体抗炎药物（non-steroidal anti-inflammatory drugs，NSAIDs）：双氯芬酸钠、普拉洛芬、奈帕芬胺等非甾体抗炎类滴眼液均可抑制前列腺素的合成，已被广泛应用于各种眼部手术术后减轻炎症反应和镇痛。在 PCME 的治疗中，多项研究证实，NSAIDs 应用后，可使 PCME 减轻、视力改善，但是多数患者在治疗结束时，仍然存在轻度黄斑水肿及视觉症状。其中，奈帕芬胺因为眼内穿透性好，可渗透进入玻璃体腔而治疗效果最好、最确切。Aaronson 等研究发现，通过应用奈帕芬胺，大多数患者不需要再进行其他治疗。不同医师和研究对药物使用方法不一，可术前 1 天~1 周开始应用，每日 3~4 次，可能对 PCME 的发生具有一定的防范作用，术后通常再联合应用糖皮质激素 2~6 周，部分患者水肿可完全消退。

（2）糖皮质激素

1）糖皮质激素类滴眼液：糖皮质激素类滴眼液通常在白内障术后与 NSAIDs 一起应用，两者也可单独应用，但是有研究证实，两种药物的协同作用并不明显。不过，也有研究证实，当常规每天 4 次应用糖皮质激素类滴眼液及 NSAIDs 达 12 周，黄斑水肿仍无减轻时，将糖皮质激素增加到每小时 1 次，将有利于水肿及视力恢复。

2）曲安奈德球旁及球后注射：当联合应用糖皮质激素及 NSAIDs 滴眼液效果不佳时，球旁、球后、后 Tenon 囊下注射 20mg 或 40mg 曲安奈德是另一种常用的治疗方法，应用后需要注意观测眼压变化。

一项 49 例持续 PCME 患者的回顾性研究显示，18 例患者球后注射曲安奈德 40mg，31 例患者每 2 周于后 Tenon 囊注射 1 次曲安奈德 40mg，连续 3 次。结果两组患者黄斑水肿都得到明显控制，视力改善，两组之间无明显差异。该组患者在球旁、球后注射曲安奈德后眼压也无明显异常。

3）玻璃体腔糖皮质激素的应用：另一种更直接作用于患处的治疗方法为玻璃体腔注射糖皮质激素。常用药物包括曲安奈德、地塞米松缓释剂、氟轻松缓释剂。

2021 年，Kuley 等的研究证实，玻璃体腔注射 2mg 曲安奈德与后 Tenon 囊注射 40mg 曲安奈德相比较，6 个月内视力改善效果相同，玻璃体腔用药组术后 1 个月时黄斑中心凹厚度明显低于 Tenon 囊注射组，术后 3 个月、6 个月时，两组黄斑厚度较基线均显著改善，组间无明显差异。6 个月内，玻璃体腔注射组 7% 患者出现高眼压，Tenon 囊注射组则为 12%，但统计学分析两组无差异。

地塞米松缓释剂（Ozurdex）近年来已广泛用于治疗多种疾病导致的黄斑水肿。相比曲安奈德等其他药物，Ozurdex 具有抗炎效力更强、缓释、可生物降解的特性，内含 $700\mu g$ 地塞米松，玻璃体腔内可维持治疗浓度约 3 个月。对一些顽固的、长期慢性 PCME 患者有良好的疗效，特别是合并糖尿病的患者。最主要的并发症也是眼压升高，但研究证明，多数可通过降眼压滴眼液得到良好控制，而且随着药物的逐渐吸收，眼压升高的情况可能自发好转。

氟轻松眼内植入物（fluocinolone acetonide implant，Iluvien）目前还未在国内广泛应用，但在欧美均已用于眼内炎症的控制，其可在玻璃体腔长期缓慢低剂量释放醋酸氟轻松达 2 年左右。在5例持续时间长达5年以上、经过反复曲安奈德及Ozurdex眼内注射仍效果不良的患者中应用氟轻松眼内植入剂,黄斑结构及最佳矫正视力均得到长期改善,其中4例患者眼压升高,但均可用抗青光眼滴眼液控制,患者反复治疗的负担明显减轻,因此可能是未来顽固PCME患者的有效治疗方法之一。

（3）抗血管内皮生长因子类药物(抗VEGF药物):抗血管内皮生长因子类药物是湿性老年黄斑变性、脉络膜新生血管、糖尿病性黄斑水肿等疾病的一线治疗方案,通过拮抗VEGF达到降低血管通透性、减轻黄斑水肿的目的。抗VEGF药物与炎症网络有密切的联系,同样具有一定的抗炎作用,在PCME治疗中达到改善血-视网膜屏障、降低中心凹厚度、改善解剖结构的目的。比如,单克隆抗体雷珠单抗0.05mL玻璃体腔注射,可使PCME患者水肿显著改善,视力恢复,效果与地塞米松缓释剂类似,并且两者可以交替应用。除了单克隆抗体,融合蛋白类药物阿柏西普也显示良好的临床效果。但是,由于抗VEGF药物作用的直接靶点并非前列腺素等炎症因子,而且存在半衰期短、需要反复多次注射、价格昂贵,因此在PCME治疗的安全性和有效性仍有待大样本病例的评估。

（4）激光治疗:阈值下或微脉冲光凝相比传统热激光,最大的优点在于相对无创、可反复进行,并可应用于黄斑区。通过激活视网膜色素上皮细胞的泵功能,达到促进黄斑区视网膜层间液体吸收的作用。2020年,Verdina等人用占空比为5%的阈值下微脉冲黄色激光治疗5例难治性白内障术后黄斑水肿的患者。结果显示,所有患者的视网膜水肿完全缓解,视力改善,无副作用,疗效持续6个月,激光治疗的平均次数为1.3次。由于其价格低廉、可多次反复进行且无创,因此阈值下激光未来可能成为PCME极具前景的治疗手段。

（5）手术治疗:玻璃体切除术可去除玻璃体中蓄积的大量炎症因子,可通过剥除视网膜前膜或玻璃体后皮质而解除因玻璃体视网膜牵引导致的PCME。通过剥除内界膜,降低内界膜对视网膜造成的潜在牵引力,同时增加视网膜氧供,改善黄斑水肿,其也被应用于顽固的PCME,与玻璃体腔注射曲安奈德效果相同,但经过12个月的观察,玻璃体切除手术组相比曲安奈德组在视网膜厚度及最佳矫正视力方面并无显著优势,因此作为一种有创的治疗手段,玻璃体切除手术在PCME治疗中的应用仍然十分有限。

四、白内障超声乳化术后视网膜脱离

1. 白内障超声乳化术后视网膜脱离(retinal detachment,RD)的发病率　视网膜脱离是白内障超声乳化术后最严重的并发症之一,一旦发生,可能导致严重的视力下降、视野缺损,近半数患者最终的最佳矫正视力低于0.5,严重者最终视力丧失,需要紧急处理。

随着白内障手术方式的改进和手术技术的进展,视网膜脱离的发生率已逐渐下降。Steel等总结,原发性孔源性视网膜脱离的发病率在整体人群中为0.010 4%~0.020 7%,白内障超声乳化术后12个月以内RD的发生率为0.036%~0.656%,术后20年RD的累积概率为1.79%,远高于正常人群,说明白内障超声乳化术后RD的发生与手术有明确的关系。韩国

一项研究对 2011—2015 年间进行的白内障手术进行回顾分析,研究显示,视网膜脱离发生率 1.19%。RD 平均发生于术后 200 天,绝大部分(89%)发生于白内障术后 1 年内,随着时间延长,发生率逐年降低。

2. 白内障术后视网膜脱离的危险因素　白内障术后发生视网膜脱离的危险因素主要有:男性、非高龄患者、眼外伤、高度近视或眼轴长、葡萄膜炎患者、白内障术中发生后囊破裂、白内障术后因后发性白内障行 YAG 激光后囊切开术等。

研究证实,白内障手术患者年龄越轻,术后发生 RD 的概率越高。40~54 岁、55~64 岁、65~74 岁以及 75 岁以上白内障手术患者 5 年内视网膜脱离的累积发生率分别为 4.26%、2.38%、0.94% 和 0.43%。高度近视患者视网膜脉络膜均显著变薄,玻璃体液化变性、不完全后脱离,视网膜广泛变性、视网膜裂孔发生率高,本身就是视网膜脱离的高发人群,白内障手术后,玻璃体前界膜前移,玻璃体活动幅度增大,对视网膜牵引力增强,特别是当发生后囊破裂或未植入人工晶状体时,视网膜脱离风险可能更大。眼外伤后,容易造成视网膜挫伤、玻璃体机化牵引,发生视网膜脱离。葡萄膜炎患者,玻璃体视网膜长期处于炎症状态,易发生玻璃体视网膜粘连、变性等改变,白内障术后加剧炎症反应导致视网膜脱离。

白内障手术操作本身也是视网膜脱离发生的确切危险因素,特别是后囊破裂时。当白内障操作时间过长、超声能量较大时,术后容易引发长时间的葡萄膜炎反应,促使玻璃体浓缩液化;若后囊破裂,引起玻璃体前界膜破坏,玻璃体前表面前移、丢失或嵌顿于瞳孔区、前房甚至切口内,都会对视网膜造成直接牵引作用,特别是周边部视网膜,导致视网膜脱离;术中若无法一期植入人工晶状体,玻璃体动度则显著加大,牵拉视网膜;人工晶状体若无法植入囊袋内,植入睫状沟,人工晶状体襻长期摩擦睫状上皮,可导致色素播散、血-眼屏障破坏、PVR 形成、视网膜前膜形成,可导致严重的视网膜脱离。另外,后发性白内障形成后,临床常应用 Nd ： YAG 激光行后囊切开术,同样可能破坏玻璃体前表面的正常形态,加速玻璃体液化,也可能造成视网膜损伤,增加 RD 的发生概率。

3. 白内障超声乳化术后视网膜脱离的临床特点　如前所述,超声乳化术后 RD 多数发生于术后 2 年内,特别是术后 6 个月内,术后 2 年时,发病率达到平台期,随着时间延长,累积发生率逐渐增加,直至术后 10 年仍远高于对侧眼。人工晶状体眼视网膜脱离或无晶状体眼视网膜脱离均属于复杂类型视网膜脱离,最主要的原因是白内障术后视网膜裂孔寻找困难。白内障超声乳化术后 RD 的裂孔往往是周边视网膜的小裂孔,本身就难以发现,术后周边残留皮质、晶状体囊膜混浊、人工晶状体折光等因素均遮挡视线,造成周边眼底观察困难;术后炎症反应可导致虹膜后粘连或瞳孔难以散大,无法视及周边视网膜;后囊破裂严重或人工晶状体位于睫状沟等情况,PVR 严重,玻璃体混浊,并可能发生脉络膜脱离,均降低视网膜裂孔的检出率。

由于上述原因,白内障超声乳化术后 RD 的手术成功率低于常规 RD 手术,是其另一个显著的临床特点。术前术中裂孔检出率低,造成裂孔遗漏,视网膜脱离难以复位;人工晶状体眼 RD 术前术后往往较常规视网膜脱离患者存在更严重的葡萄膜炎反应,术后 PVR 发生率高,视网膜解剖复位率较低,相应术后视力预后也较差。

4. 白内障超声乳化术后视网膜脱离的治疗 白内障超声乳化术后 RD,无论是人工晶状体眼 RD 还是无晶状体眼 RD,均属于复杂类型视网膜脱离,在治疗方式的选择中,药物保守治疗是无效的,多采用玻璃体视网膜手术,更多倾向于选择玻璃体切除术(图 9-6-6)。

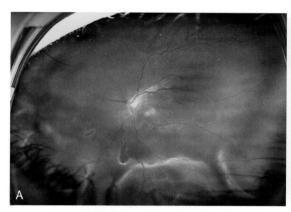 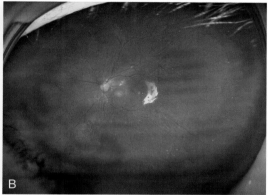

图 9-6-6 白内障术后视网膜脱离,玻璃体切除手术治疗前后
A. 手术前,全视网膜青灰色隆起,下方为著;B. 玻璃体切除手术后,硅油填充玻璃体腔,视网膜平复。

在白内障术后 RD 中,可采取的手术方式包括充气性视网膜固定术、巩膜扣带术、玻璃体切除术、玻璃体切除联合巩膜扣带术。目前在我国,充气性视网膜固定术较少采用,玻璃体视网膜手术医生多根据患者玻璃体视网膜条件、患者经济条件、手术者经验和能力以及手术设备等情况综合判断,选择适合患者的手术方式。

对于患者玻璃体增殖较轻、PVR 限于 A 级或 B 级、视网膜脱离范围比较局限、周边囊膜混浊不明显、可明确查到周边视网膜小裂孔的患者,可考虑进行巩膜外加压或环扎联合视网膜冷冻和 / 或放液术。但是由于前述原因,白内障术后 RD 患者有时难以查明裂孔或有裂孔遗漏可能,更多术者倾向于采用玻璃体切除方式,在眼内导光纤维照明直视下进行裂孔的寻找及封闭。另外,若患者玻璃体增殖明显,PVR 为 C 级以上,存在巨大裂孔、黄斑裂孔或伴有脉络膜脱离时,也需要采用玻璃体切除术。

白内障超声乳化术后 RD 患者在进行巩膜扣带术时,最重要的是在间接检眼镜或手术显微镜下进行全周周边视网膜地反复、仔细检查,确保不遗漏裂孔(二维码 9-6-3)。对周边广泛病变患者可以考虑联合环扎术。术中冷冻应在直视下进行,冷冻确实可靠但不过量,防止大量视网膜色素在冷冻过程中自裂孔溢出至玻璃体腔中,容易在术后引发炎症反应及PVR 加重,导致术后视网膜脱离复发。

对于采取玻璃体切除术的患者,同样需要仔细检查寻找所有裂孔,并彻底清除后极及周边玻璃体,周边视网膜僵硬、前部玻璃体增殖严重形成前部 PVR 时,可联合巩膜外环扎术。

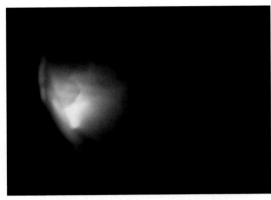

二维码 9-6-3　视频　白内障术后全视网膜脱离,手术显微镜下检查周边视网膜,可见锯齿缘截离,锯齿缘附近多发不规则裂孔

另外,人工晶状体眼患者在周边顶压时力度应合适,防止造成人工晶状体脱位或悬韧带损伤。对于需要进行硅油填充的严重 RD 患者,特别需要重视周边悬韧带及囊膜的检查,确保硅油不会经悬韧带松弛或损伤处进入前房而引发青光眼,必要时在术中可联合进行预防性下方虹膜周边切除术,减少术后硅油异位导致高眼压的可能性。

对于所有白内障术后 RD 的患者,首要的治疗目的是视网膜复位,若人工晶状体或残留囊膜严重影响手术操作和视网膜复位,并有较高的风险发生术后 PVR、视网膜脱离复发时,必要时需要取出人工晶状体及残留囊膜,除此之外,在不影响视网膜复位的前提下,人工晶状体及囊膜尽量保留,以利于视网膜复位后的视力恢复。同时在术中应注意保护角膜内皮及上皮,尽量不要刮除角膜上皮,防止术后长期角膜上皮不愈合,影响视力预后。

5. 白内障超声乳化术后视网膜脱离的预后　总的来说,白内障术后 RD 具有裂孔发现率更低、更容易累及黄斑中心凹等特点,因此视力预后普遍较有晶状体眼 RD 更差,特别是黄斑受累的患者,而无晶状体眼相对人工晶状体眼发生视网膜脱离患者,视力预后也更差。白内障术后 RD 一次手术复位率约 94%,术后视网膜脱离复发或不复位的首要原因是 PVR 发生和进展。若适应证选择合适,无裂孔的遗漏,传统的巩膜扣带术可以达到良好的手术效果,研究显示,两者并无显著差异。近年的研究也表明,在眼内填充物方面,玻璃体切除联合硅油填充、玻璃体切除联合惰性气体填充以及传统的巩膜扣带手术方式最终在视网膜复位率、视力预后方面均无显著差异。因此,在白内障超声乳化手术过程中,应注意保持后囊完整,减少手术损伤;术后注意及时对眼底情况进行复查;对于眼前闪光感、黑影飘动等 RD 的早期症状应高度重视,以早期发现视网膜脱离,尽早治疗,以最大程度保护患者视功能。

五、白内障超声乳化术后原有眼底病变加重或复发

1. 糖尿病视网膜病变及糖尿病性黄斑水肿加重　目前,随着糖尿病患病率的不断提

高,糖尿病性白内障手术患者逐年增多。在我国 2 型糖尿病患者中,白内障发病率高达 62%,糖尿病患者合并白内障的概率是非糖尿病患者的 2~4 倍。白内障不仅使患者视觉质量下降,也影响患者眼底病变的诊断和治疗,因此,大量糖尿病患者需要及时进行白内障手术。在著名的 Wisconsin 糖尿病视网膜病变流行病学研究中,1 型糖尿病患者 10 年白内障手术率为 8.3%,2 型糖尿病患者 10 年白内障手术率为 24.9%。随着糖化血红蛋白水平的升高和糖尿病病程的延长,患者白内障的发病率及手术率均显著升高,但是手术效果却不尽如人意。

众所周知,与无糖尿病的患者相比,糖尿病患者在白内障术后常会出现视力预后不佳的现象。与传统的白内障囊外摘除手术相比,现代白内障超声乳化吸除术手术切口小、效率高、损伤轻,即便如此,手术操作仍会导致血-眼屏障的破坏,在术中及术后早期即可观察到眼内炎症因子显著升高。研究发现,白内障超声乳化及人工晶状体植入术后 2 分钟,房水中前列腺素 E2 的含量就比术前增加了 88%;术后 18 小时,房水内 IL-1β、IL-6、IL-8、TNF-α、IFN-γ、VEGF、单核细胞趋化蛋白-1(MCP-1)等多种炎症因子含量明显升高;术后 1 个月 VEGF、HGF 继续升高;直至白内障术后 17 个月时,房水中 IL-8、TNF-α、MCP-1 的含量仍然显著高于术前水平。多种炎症因子及细胞因子的升高,可引发眼内持续的炎症反应,出现血管通透性增加,单核细胞及巨噬细胞等炎症细胞浸润,组织水肿以及新生血管形成,导致术前存在的 DME/DR 恶化或术后糖尿病性黄斑水肿新的发生(图 9-6-7)。另外,手术过程中眼压的波动、对玻璃体的干扰、术中术后光损伤等因素均会直接或间接加重血-视网膜屏障的破坏,诱导创伤修复过程。因此,糖尿病患者白内障术后 DME 及 DR 复发、加重或出现的风险均明显增加,直接影响患者术后视力的恢复。严重的患者甚至在术后迅速出现前房大量渗出等无菌性眼内炎表现,并刺激视网膜及虹膜迅速出现新生血管,直至发生新生血管性青光眼(图 9-6-8)。

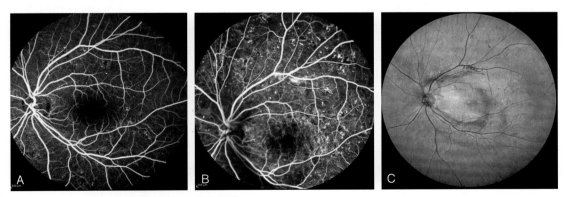

图 9-6-7 白内障术后糖尿病视网膜病变进展

A. 术前眼底造影,左眼后极部造影,35 秒显示散在微血管瘤呈点状强荧光,小片状出血呈遮蔽荧光;B. 术后 10 个月,左眼出现玻璃体积血,左眼后极部造影,43 秒时显示大量微血管瘤呈现密集点状强荧光,散在视网膜内微血管异常(IRMA),并见颞上大血管弓处出现新生血管;C. 术后 11 个月,左眼后极部仍见玻璃体积血,可见出血、硬性渗出、颞上大血管弓处新生血管芽。

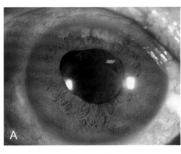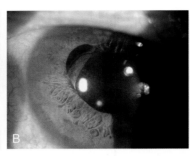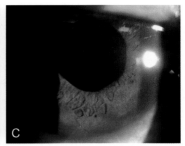

图 9-6-8   糖尿病患者白内障术后出现前房渗出、虹膜新生血管，抗 VEGF 后新生血管消退
A. 糖尿病患者白内障术后 3 天出现无菌性眼内炎，经抗炎 4 天后，仍可见虹膜后粘连、人工晶状体表面渗出膜、虹膜大量新生血管；B. 玻璃体腔注射抗 VEGF 药物后 2 天，颞侧虹膜新生血管消退；C. 玻璃体腔注射抗 VEGF 药物后 4 天，下方粗大的虹膜新生血管完全消退，人工晶状体表面渗出大部分吸收。

2016 年，在一项涵盖 81 984 只眼的回顾性研究中，即使在没有任何糖尿病视网膜病变（DR）的情况下，糖尿病患者在白内障手术后发生黄斑水肿的风险增加 4 倍以上，达到 4.04%。既往存在任何 DR 的患者，白内障术后 DME 的相对风险更高，达到 7.27%，这种风险与视网膜病变的严重程度呈正比，中、重度非增殖性糖尿病视网膜病变（non-proliferative diabetic retinopathy，NPDR）患者 DME 发生率分别为 9.43% 和 9.95%，而 PDR 患者则进一步升高达到 12.07%。糖尿病患者若术前即存在 DME，白内障手术后，黄斑水肿恶化的风险进一步增加，且与更差的术后视力显著相关。同时，糖尿病患者在白内障超声乳化术后，DR 进展非常普遍，术后 12 个月内 DR 恶化率较非手术眼升高至少 2 倍。一项为期 1 年的前瞻性研究发现，DR 患者白内障术后 DR 进展率高达 47.9%，其中，手术眼占比 85%，而非手术眼仅占 15%。特别是男性、糖尿病病程长、血糖控制不佳、糖化血红蛋白显著升高的患者白内障手术后 DR 进展的风险更高，视力提高更加有限。

但是，多数糖尿病患者即使出现一定程度眼底病变，白内障手术仍可提升视力。及时的白内障手术将有助于准确识别并对 DME、DR 进行全面评估，有利于及时进行充分的视网膜光凝，使视网膜病变快速进展的风险降低，从而改善长期视力预后。近年来，糖尿病患者的数量持续增加，并呈现年轻化趋势，更多患者对视觉质量有更高的要求。随着医疗水平的提高，糖尿病患者白内障手术时机越来越早，对术后视力的要求也越来越高。因此，规范糖尿病患者的白内障手术时机、预防术后黄斑水肿和视网膜病变进展已成为眼科医师共同关注的问题，也是我们需要面对和解决的主要问题。

2020 年 5 月，《中华眼科杂志》发表《中国糖尿病患者白内障围手术期管理策略专家共识（2020 年）》；2021 年，《糖尿病相关眼病防治多学科中国专家共识（2021 年）》问世，均指出，糖尿病性白内障手术后容易发生视网膜病变及黄斑水肿加重，并明确了糖尿病患者术前眼底存在中度非增殖性糖尿病视网膜病变及以上的患者，应先对眼底病变进行处理，若同时已伴有糖尿病性黄斑水肿，可先行局灶/格栅样光凝术或抗血管内皮生长因子（vascular endothelial growth factor，VEGF）药物玻璃体腔注射治疗，待眼底情况稳定后再考虑行白内障超声乳化手术,以降低术后 DR/DME 进展的风险;对于晶状体严重混浊无法观察眼底且眼底成像检查质量较差的患者,应先行白内障摘除手术,术后再及时对眼底进行评估治疗,根据眼底糖尿病视网膜病变的具体情况采取相应治疗措施,如视网膜光凝、抗 VEGF 玻璃体腔注射等。另外,在手术过程中轻柔操作,减少对虹膜的刺激,术后加强糖皮质激素及非甾体抗炎药物点眼,也是防止视网膜病变进展的重要措施。

2. 葡萄膜炎加重或复发　葡萄膜炎患者是一个比较特殊的白内障超声乳化手术患者群体。各种葡萄膜炎患者均容易并发白内障,其中不乏少年儿童。长期反复发作的前部及全葡萄膜炎容易出现瞳孔不规则后粘连、瞳孔膜闭或闭锁、晶状体混浊,甚至继发青光眼。对于葡萄膜炎患者,建议患者眼内炎症完全安静 3 个月后再行白内障手术,但即使如此,上述眼部异常无疑极大增加了白内障超声乳化手术难度,同时,容易导致患者白内障超声乳化术后葡萄膜炎复发或加重。

对并发明显的晶状体混浊的葡萄膜炎患者,白内障超声乳化术后大多数患者视力可得到明显改善,但是,也面临炎症复发、多种并发症发生甚至视力丧失的风险。2021 年,Palestine 等观察了 114 例共 149 只眼葡萄膜炎患者在白内障超声乳化术后 3 个月时葡萄膜炎的情况。结果发现,31 只眼(20.8%)出现葡萄膜炎复发,特别是术前葡萄膜炎完全安静 <30 天的患者,术后可能迅速出现炎症复发。而在另一项平均 35.2 个月的长期观察中,55.7% 的患者出现了葡萄膜炎的复发,另外,有很多相关并发症发生,比如,50.9% 的患者出现了后囊混浊(图 9-6-9),21.7% 虹膜后粘连,16% 出现黄斑囊样水肿,13.2% 患者观察到黄斑前膜形成,青光眼及高眼压分别发生于 11.3% 及 8.5% 的患者中,而术后严重的眼部炎症反应可见于 6.6% 的葡萄膜炎患者。以往的文献报道,术后严重眼前节反应可见于 3.7%~10.9% 的葡萄膜炎患者,最多见的是前部葡萄膜炎和白塞病(图 9-6-10),特别是术中

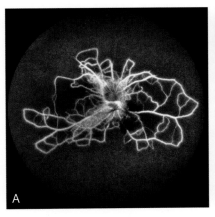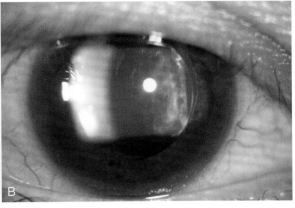

图 9-6-9　多发性大动脉炎患者白内障术后视力不提高
A. 荧光素眼底血管造影显示大动脉炎患者典型的后极部花环样血管吻合,周边血管广泛缺失;B. 该患者白内障术后瞳孔散大、眼部充血、房水混浊、后囊混浊。

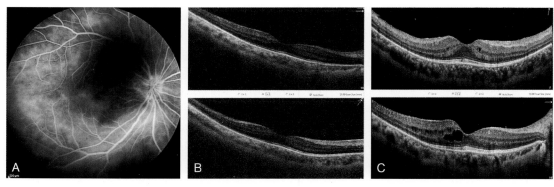

图 9-6-10　白塞病患者白内障术后黄斑水肿

A. 白塞病患者术前 FFA,可见因白内障后极部被遮挡,经长期治疗后,后极仍有轻度视网膜毛细血管弥漫荧光素渗漏; B. 白内障术前黄斑区 OCT,无明显黄斑水肿;C. 白内障术后 4 周,黄斑水肿,视力下降。

应用瞳孔扩张器的患者。另外,超声乳化术前炎症完全静止少于 1 年的患者,术后葡萄膜炎复发是炎症长期缓解患者的 2 倍以上。特别值得注意的是,白内障超声乳化术前即存在明显黄斑水肿及视神经病变的患者,术后视力丧失的风险明显增加。

因此,葡萄膜炎患者为减少术后复发及多种并发症的发生,术前应尽量实现患者葡萄膜炎完全静止 3 个月~1 年,术中减少虹膜骚扰及瞳孔扩张器的应用,选用疏水性人工晶状体,术后加强糖皮质激素及非甾体抗炎治疗,必要时可球周、球内、全身使用糖皮质激素或免疫抑制剂也利于炎症的控制。

(肖　迎)

参考文献

1. LING R,M COLE,C JAMES,et al. Suprachoroidal haemorrhage complicating cataract surgery in the UK: Epidemiology,clinical features,management,and outcomes. Br J Ophthalmol,2004,88(4):478-480.

2. SONG W,Y ZHANG,H CHEN,et al. Delayed suprachoroidal hemorrhage after cataract surgery:A case report and brief review of literature. Medicine(Baltimore),2018,97(2):e8697.

3. REYNOLDS MG,R HAIMOVICI,HW FLYNN,Jr.,et al. Suprachoroidal hemorrhage. Clinical features and results of secondary surgical management. Ophthalmology,1993,100(4):460-465.

4. NADARAJAH S,C KON,S RASSAM. Early controlled drainage of massive suprachoroidal hemorrhage with the aid of an expanding gas bubble and risk factors. Retina,2012,32(3):543-548.

5. OBUCHOWSKA I,Z MARIAK. Risk factors of massive suprachoroidal hemorrhage during extracapsular cataract extraction surgery. Eur J Ophthalmol,2005,15(6):712-717.

6. BENZIMRA JD,RL JOHNSTON,P JAYCOCK,et al. The cataract national dataset electronic multicentre audit of 55 567 operations:Antiplatelet and anticoagulant medications. Eye(Lond),2009,23(1):10-16.

7. BEYER CF,GA PEYMAN,JM HILL. Expulsive choroidal hemorrhage in rabbits. A histopathologic study. Arch Ophthalmol,1989,107(11):1648-1653.

8. 唐莉,罗清礼. 驱逐性脉络膜上腔出血临床病理观察一例. 中华眼底病杂志,2004,20(1):48.

9. ERIKSSON A,G KORANYI,S SEREGARD,et al. Risk of acute suprachoroidal hemorrhage with

phacoemulsification. J Cataract Refract Surg,1998,24(6):793-800.

10. CHU TG,RL GREEN. Suprachoroidal hemorrhage. Surv Ophthalmol,1999,43(6):471-486.

11. 魏文斌,杨文利,王景昭. 驱逐性脉络膜上腔出血的手术处理. 中华眼科杂志,1998,34(6):408-410.

12. HASSAN AS,MW JOHNSON,TE SCHNEIDERMAN,et al. Management of submacular hemorrhage with intravitreous tissue plasminogen activator injection and pneumatic displacement. Ophthalmology,1999,106(10):1900-1906.

13. TRANOS P,GN TSIROPOULOS,S KORONIS,et al. Comparison of subretinal versus intravitreal injection of recombinant tissue plasminogen activator with gas for submacular hemorrhage secondary to wet age-related macular degeneration:treatment outcomes and brief literature review. Int Ophthalmol,2021,41(12):4037-4046.

14. KWON OW,SJ KANG,JB LEE,et al. Treatment of suprachoroidal hemorrhage with tissue plasminogen activator. Ophthalmologica,1998,212(2):120-125.

15. KUNJUKUNJU N,CR GONZALES,WS RODDEN. Recombinant tissue plasminogen activator in the treatment of suprachoroidal hemorrhage. Clin Ophthalmol,2011,5:155-157.

16. MATSUMOTO K,CS MATSUMOTO,K SHINODA,et al. Tissue plasminogen activator-assisted vitrectomy for ruptured eye with suprachoroidal hemorrhage. Case Rep Ophthalmol,2012,3(2):258-261.

17. FEI P,HY JIN,Q ZHANG,et al. Tissue plasminogen activator-assisted vitrectomy in the early treatment of acute massive suprachoroidal hemorrhage complicating cataract surgery. Int J Ophthalmol,2018,11(1):170-171.

18. LIN WV,MN SCOTT,C TENDHAR,et al. Outcomes of cataract surgery complicated by retained lens fragments requiring pars plana vitrectomy. Clin Ophthalmol,2020,14:939-946.

19. VENKATESWARAN N,C MEDINA-MENDEZ,G AMESCUA. Perioperative management of dropped lenses:Anterior and posterior segment considerations and treatment options. Int Ophthalmol Clin,2020,60(3):61-69.

20. VANNER EA,MW STEWART. Vitrectomy timing for retained lens fragments after surgery for age-related cataracts:a systematic review and meta-analysis. Am J Ophthalmol,2011,152(3):345-357.

21. CHO M,RP CHAN. 23-gauge pars plana vitrectomy for management of posteriorly dislocated crystalline lens. Clin Ophthalmol,2011,5:1737-1743.

22. GRZYBOWSKI A,BL SIKORSKI,FJ ASCASO,et al. Pseudophakic cystoid macular edema:update 2016. Clin Interv Aging,2016,11:1221-1229.

23. HAN JV,DV PATEL,D SQUIRRELL,et al. Cystoid macular oedema following cataract surgery:A review. Clin Exp Ophthalmol,2019,47(3):346-356.

24. CHU CJ,RL JOHNSTON,C BUSCOMBE,et al. Risk factors and incidence of macular edema after cataract surgery:A database study of 81 984 eyes. Ophthalmology,2016,123(2):316-323.

25. LEVITZ L,J REICH,TV ROBERTS,et al. Incidence of cystoid macular edema:Femtosecond laser-assisted cataract surgery versus manual cataract surgery. J Cataract Refract Surg,2015,41(3):683-686.

26. DAY AC,DM GORE,C BUNCE,et al. Laser-assisted cataract surgery versus standard ultrasound phacoemulsification cataract surgery. Cochrane Database Syst Rev,2016,7:CD010735.

27. VAN NUFFEL S,MF CLAEYS,MH CLAEYS. Cystoid macular edema following cataract surgery with low-energy femtosecond laser versus conventional phacoemulsification. Clin Ophthalmol,2020,14:2873-2878.

28. OUYANG Y,PA KEANE,SR SADDA,et al. Detection of cystoid macular edema with three-dimensional optical coherence tomography versus fluorescein angiography. Invest Ophthalmol Vis Sci,2010,51(10):

5213-5218.

29. SACCONI R,E CORBELLI,A CARNEVALI,et al. Optical coherence tomography angiography in pseudophakic cystoid macular oedema compared to diabetic macular oedema:Qualitative and quantitative evaluation of retinal vasculature. Br J Ophthalmol,2018,102(12):1684-1690.

30. URSELL PG,DJ SPALTON,SM WHITCUP,et al. Cystoid macular edema after phacoemulsification: Relationship to blood-aqueous barrier damage and visual acuity. J Cataract Refract Surg,1999,25(11): 1492-1497.

31. FEIBEL RM. Glaucoma as a possible risk factor for the development of pseudophakic cystoid macular edema. J Cataract Refract Surg,2008,34(5):717-718.

32. SCHAUB F,W ADLER,P ENDERS,et al. Preexisting epiretinal membrane is associated with pseudophakic cystoid macular edema. Graefes Arch Clin Exp Ophthalmol,2018,256(5):909-917.

33. HENDERSON BA,JY KIM,CS AMENT,et al. Clinical pseudophakic cystoid macular edema. Risk factors for development and duration after treatment. J Cataract Refract Surg,2007,33(9):1550-1558.

34. CHO HJ,HJ HWANG,HS KIM,et al. Macular edema after cataract surgery in eyes with preoperative retinal vein occlusion. Retina,2018,38(6):1180-1186.

35. AARONSON A,A ACHIRON,R TUUMINEN. Clinical course of pseudophakic cystoid macular edema treated with nepafenac. J Clin Med,2020,9(9):3034.

36. YUKSEL B,O KARTI,T KUSBECI. Topical nepafenac for prevention of post-cataract surgery macular edema in diabetic patients:Patient selection and perspectives. Clin Ophthalmol,2017,11:2183-2190.

37. ORSKI M,M GAWECKI. Current management options in irvine-gass syndrome:A systemized review. J Clin Med,2021,10(19):4375.

38. YLINEN P,E HOLMSTROM,I LAINE,et al. Anti-inflammatory medication following cataract surgery: A randomized trial between preservative-free dexamethasone,diclofenac and their combination. Acta Ophthalmol,2018,96(5):486-493.

39. CAMPOCHIARO PA,YS HAN,TA MIR,et al. Increased frequency of topical steroids provides benefit in patients with recalcitrant postsurgical macular edema. Am J Ophthalmol,2017,178:163-175.

40. THACH AB,PU DUGEL,RJ FLINDALL,et al. A comparison of retrobulbar versus sub-Tenon's corticosteroid therapy for cystoid macular edema refractory to topical medications. Ophthalmology,1997, 104(12):2003-2008.

41. KULEY B,PP STOREY,TD WIBBELSMAN,et al. Resolution of pseudophakic cystoid macular edema: 2mg intravitreal triamcinolone acetonide versus 40mg posterior sub-Tenon triamcinolone acetonide. Curr Eye Res,2021,46(6):824-830.

42. BRYNSKOV T,CS LAUGESEN,J HALBORG,et al. Longstanding refractory pseudophakic cystoid macular edema resolved using intravitreal 0.7mg dexamethasone implants. Clin Ophthalmol,2013,7: 1171-1174.

43. AL ZAMIL WM. Short-term safety and efficacy of intravitreal 0.7mg dexamethasone implants for pseudophakic cystoid macular edema. Saudi J Ophthalmol,2015,29(2):130-134.

44. KHURANA RN,JD PALMER,TC PORCO,et al. Dexamethasone intravitreal implant for pseudophakic cystoid macular edema in patients with diabetes. Ophthalmic Surg Lasers Imaging Retina,2015,46(1): 56-61.

45. MARQUES JH,AC ABREU,N SILVA,et al. Fluocinolone acetonide 0.19mg implant in patients with cystoid macular edema due to Irvine-Gass syndrome. Int Med Case Rep J,2021,14:127-132.

46. FENICIA V,M BALESTRIERI,A PERDICCHI,et al. Intravitreal injection of dexamethasone implant and

ranibizumab in cystoid macular edema in the course of irvine-gass syndrome. Case Rep Ophthalmol,2014,5（2）:243-248.

47. MITROPOULOS PG,IP CHATZIRALLI,VG PEPONIS,et al. Intravitreal ranibizumab for the treatment of Irvine-Gass syndrome. Ocul Immunol Inflamm,2015,23（3）:225-231.

48. LIN CJ,YY TSAI. Use of aflibercept for the management of refractory pseudophakic macular edema in Irvine-Gass syndrome and literature review. Retin Cases Brief Rep,2018,12（1）:59-62.

49. VERDINA T,R D'ALOISIO,A LAZZERINI,et al. The role of subthreshold micropulse yellow laser as an alternative option for the treatment of refractory postoperative cystoid macular edema. J Clin Med,2020,9（4）: 1066.

50. SEVIM MS,H SANISOGLU,K TURKYILMAZ. Intravitreal triamcinolone acetonide versus pars plana vitrectomy for pseudophakic cystoid macular edema. Curr Eye Res,2012,37（12）:1165-1170.

51. QURESHI MH,DHW STEEL. Retinal detachment following cataract phacoemulsification-a review of the literature. Eye（Lond）,2020,34（4）:616-631.

52. ERIE JC,MA RAECKER,KH BARATZ,et al. Risk of retinal detachment after cataract extraction,1980—2004:A population-based study. Ophthalmology,2006,113（11）:2026-2032.

53. KIM J,SY RYU,JH HONG,et al. Incidence and risk factors for retinal detachment after cataract surgery in Korea:A nationwide population-based study from 2011 to 2015. Graefes Arch Clin Exp Ophthalmol,2019, 257（10）:2193-2202.

54. PETOUSIS V,AA SALLAM,RJ HAYNES,et al. Risk factors for retinal detachment following cataract surgery:The impact of posterior capsular rupture. Br J Ophthalmol,2016,100（11）:1461-1465.

55. WESOLOSKY JD,M TENNANT,CJ RUDNISKY. Rate of retinal tear and detachment after neodymium: YAG capsulotomy. J Cataract Refract Surg,2017,43（7）:923-928.

56. CHRISTENSEN U,J VILLUMSEN. Prognosis of pseudophakic retinal detachment. J Cataract Refract Surg, 2005,31（2）:354-358.

57. REZAR S,S SACU,R BLUM,et al. Macula-on versus macula-off pseudophakic rhegmatogenous retinal detachment following primary 23-gauge vitrectomy plus endotamponade. Curr Eye Res,2016,41（4）: 543-550.

58. HADDAD WM,C MONIN,C MOREL,et al. Retinal detachment after phacoemulsification:a study of 114 cases. Am J Ophthalmol,2002,133（5）:630-638.

59. BYANJU RN,S BAJIMAYA,I KANSAKAR,et al. Scleral buckle surgery for pseudophakic and aphakic retinal detachment in western Nepal. Nepal J Ophthalmol,2011,3（2）:109-117.

60. AHMADIEH H,S MORADIAN,H FAGHIHI,et al. Anatomic and visual outcomes of scleral buckling versus primary vitrectomy in pseudophakic and aphakic retinal detachment:Six-month follow-up results of a single operation-report no. 1. Ophthalmology,2005,112（8）:1421-1429.

61. CANKURTARAN V,M CITIRIK,M SIMSEK,et al. Anatomical and functional outcomes of scleral buckling versus primary vitrectomy in pseudophakic retinal detachment. Bosn J Basic Med Sci,2017,17（1）: 74-80.

62. 中华医学会糖尿病学分会视网膜病变学组. 糖尿病相关眼病防治多学科中国专家共识（2021 年版）. 中华糖尿病杂志,2021,13（11）:1026-1042.

63. KLEIN BE,R KLEIN,SE MOSS. Prevalence of cataracts in a population-based study of persons with diabetes mellitus. Ophthalmology,1985,92（9）:1191-1196.

64. KIZILTOPRAK H,K TEKIN,M INANC,et al. Cataract in diabetes mellitus. World J Diabetes,2019,10（3）: 140-153.

65. KLEIN BE,R KLEIN,SE MOSS. Incidence of cataract surgery in the wisconsin epidemiologic study of diabetic retinopathy. Am J Ophthalmol,1995,119(3):295-300.

66. KLEIN BE,R KLEIN,KE LEE. Diabetes,cardiovascular disease,selected cardiovascular disease risk factors,and the 5-year incidence of age-related cataract and progression of lens opacities:The beaver dam eye study. Am J Ophthalmol,1998,126(6):782-790.

67. PATEL JI,PG HYKIN,IA CREE. Diabetic cataract removal:Postoperative progression of maculopathy—growth factor and clinical analysis. Br J Ophthalmol,2006,90(6):697-701.

68. LIU YC,M SETIAWAN,M ANG,et al. Changes in aqueous oxidative stress,prostaglandins,and cytokines:Comparisons of low-energy femtosecond laser-assisted cataract surgery versus conventional phacoemulsification. J Cataract Refract Surg,2019,45(2):196-203.

69. DOWLER JG,KS SEHMI,PG HYKIN,et al. The natural history of macular edema after cataract surgery in diabetes. Ophthalmology,1999,106(4):663-668.

70. CHEW EY,WE BENSON,NA REMALEY,et al. Results after lens extraction in patients with diabetic retinopathy:early treatment diabetic retinopathy study report number 25. Arch Ophthalmol,1999,117(12):1600-1606.

71. XIE XW,L XU,JB JONAS,et al. Prevalence of diabetic retinopathy among subjects with known diabetes in China:The Beijing eye study. Eur J Ophthalmol,2009,19(1):91-99.

72. HONG T,P MITCHELL,T DE LORYN,et al. Development and progression of diabetic retinopathy 12 months after phacoemulsification cataract surgery. Ophthalmology,2009,116(8):1510-1514.

73. FONG CS,P MITCHELL,E ROCHTCHINA,et al. Visual outcomes 12 months after phacoemulsification cataract surgery in patients with diabetes. Acta Ophthalmol,2012,90(2):173-178.

74. ELGOHARY MA,PJ MCCLUSKEY,HM TOWLER,et al. Outcome of phacoemulsification in patients with uveitis. Br J Ophthalmol,2007,91(7):916-921.

75. 中华医学会眼科学分会白内障及人工晶状体学组. 中国糖尿病患者白内障围手术期管理策略专家共识（2020 年）. 中华眼科杂志,2020,56(5):337-342.

76. ROHL A,JL PATNAIK,D CLAIRE MILLER,et al. Timing of quiescence and uveitis recurrences after cataract surgery in patients with a history of uveitis. Ophthalmol Ther,2021,10(3):619-628.

77. ABBOUDA A,P TORTORELLA,L RESTIVO,et al. Follow-up study of over three years of patients with uveitis after cataract phacoemulsification:Outcomes and complications. Semin Ophthalmol,2016,31(6):532-541.

78. KAWAGUCHI T,M MOCHIZUKI,K MIYATA,et al. Phacoemulsification cataract extraction and intraocular lens implantation in patients with uveitis. J Cataract Refract Surg,2007,33(2):305-309.

79. MATSUO T,M TAKAHASHI,Y INOUE,et al. Ocular attacks after phacoemulsification and intraocular lens implantation in patients with Behcet disease. Ophthalmologica,2001,215(3):179-182.